中医养生保健基础理论与基本方法

主编　陈　岩

副主编　韩金荣　穆金海　杨雅喆　张　荣

学苑出版社

图书在版编目（CIP）数据

中医养生保健基础理论与基本方法 / 陈岩主编 . —
北京 : 学苑出版社 , 2023.12

ISBN 978−7−5077−6837−4

Ⅰ .①中⋯ Ⅱ .①陈⋯ Ⅲ .①养生（中医）—医学院校
—教材 Ⅳ .① R212

中国国家版本馆 CIP 数据核字（2023）第234377号

责任编辑：黄小龙

出版发行：学苑出版社

社　　　址：北京市丰台区南方庄2号院1号楼

邮政编码：100079

网　　　址：www.book001.com

电子信箱：xueyuanpress@163.com

联系电话：010-67601101（销售部）　010-67603091（总编室）

印　刷　厂：北京建宏印刷有限公司

开本尺寸：710 mm×1000 mm　1/16

印　　　张：20.75印张

字　　　数：301千字

版　　　次：2023年12月第1版

印　　　次：2023年12月第1次印刷

定　　　价：88.00元

编委会

主　编　陈　岩

副主编　韩金荣　穆金海　杨雅喆　张　荣

编　委　（按姓名汉语拼音排序）

陈　岩（宁夏职业技术学院）　陈继岩（宁夏师范学院）

韩金荣（宁夏医科大学）　李　红（宁夏职业技术学院）

穆金海（宁夏职业技术学院）　杨雅喆（宁夏医科大学）

杨　涛（宁夏职业技术学院）　岳婷婷（宁夏职业技术学院）

张天银（宁夏职业技术学院）　张　荣（固原市人民医院）

前　言

中医是指中华传统医学，是我国古老的自然科学，是具有浓郁中国文化特色的医学，是中华民族在长期的生活生产及医疗实践中逐渐积累的经验总结。其理论基础出自古老的医学巨著《黄帝内经》。《黄帝内经》内容广泛，博大精深，是一部集前人哲学、医学以及民族智慧典籍，以"天人相应"的观点研究人的生命，全方位地考查了人与人、人与天的关系，以医学、天文学、气象学、地理学、心理学、生理学、乐理学等学科的材料，论证并丰富了天人关系的理论。以《黄帝内经》为基础的中医学支撑着我们这个人口众多的文明古国几千年来的医疗和保健。经过三千多年的发展和磨砺，中医学的理论，已经不是一个单纯的用于说明人体生理病理的医学理论了。毛泽东主席曾经高度评价"中国医药学是一个伟大宝库"。习近平总书记高度重视中医药工作，要求把中医药工作摆在更加突出的位置："中医药学是中国古代科学的瑰宝，也是打开中华文明宝库的钥匙。"中华民族在不同时期的发展历程中，大到国家的发展策略，小到百姓的处世哲学，都和中医理论有着密切的关联。

近年来，中医学各科都有很大的进展，在理论方面注重于专科专项研究，注重于用中医的方法改善人的体质，注重于用中医的方法治疗疾病，也注重于中医的理论、临床与西医的结合，注重医学专业人群的中医养生理论和临床各科水平的提高，注重于中医思维方式的形成与构建研究。党的十八大以来，习近平总书记在多个场合谈到中国传统文化，表达了自己对传统文化、传统思想价值体系的认同与尊崇。2015年5月4日他与北京大学学子座谈，也多次提到核心价值观和文化自信。中医文化作为中国传统文化的一部分，近些年更加得到国家和民众的重视，尤其是2019年末暴发的新冠疫情，更凸显了中医药在防治大规模疫情中的优越性，更进一步提升了中国人民的文化自信。

传统的中医文化是中华民族的骄傲和自信。本书旨在把以《黄帝内经》为主要基础的中医养生保健理论，比较系统但又简单明了地介绍给读者，介绍给大学生。以《黄帝内经》为代表的中医学理论是国学的主要内容之一，其精髓有必要在全民族中普及、提高并广泛运用，"上以治民，下以治身，使百姓无病"。同时，传统中医文化的学习和普及，能够提高大家的人文素养，传承美德，对于我们处理人与人、人与社会、人与自然的关系，具有现实的指导意义，还可以健康体魄、健全人格、陶冶情操、培育民族精神。

本着这种理念，作为中医教育工作者，希望为祖国传统文化的传承及发扬光大、为健康中国尽一点微薄之力，特将2012年出版的《中医养生与保健概论》修正后再版。因时间仓促，错误之处难免，望大家批评指正。

本教材由宁夏职业技术学院（宁夏开放大学）"双高计划"打造技术技能创新服务平台建设项目建设经费支持。

编者

2023年9月12日

目 录

第一章 绪 论

养生产生于上古时期，是先民们为了抗御严酷的自然环境，调整体力，抗御疾病，防治疾病的需要而自然形成的，是一种最原始的手段和方法。它是中华民族传统文化的一个有机组成部分，是先民们在长期的生活实践中认真总结生命经验的结果。是在中医理论的指导下，探索和研究中国传统的颐养身心、增强体质、预防疾病、延年益寿的理论和方法，并用这种理论和方法指导人们保健活动的实用科学。

第一节 中医养生与保健的概念

养生就是根据生命的发展规律，达到保养生命、健康精神、增进智慧、延长寿命的目的的科学理论和方法。保健，即保护健康。养生与保健亦指为保护和增进人体健康、防治疾病，医疗机构或个人所采取的综合性措施就是养生，简而言之，所有促进健康、延长寿命的活动都是养生与保健活动，亦称养生。中医养生就是在中医理论指导下，研究人类生命规律、衰老机制以及养生原则和养生方法，以自我调摄为主要手段，以增进健康、推迟衰老、延年益寿为目的的多种保健方法的综合。

自古以来，人们把养生的理论和方法叫作"养生之道"。《素问·上古天真论》说："上古之人，其知道者，法于阴阳，和于术数，食饮有节，起居有常，不妄作劳，故能形与神俱，而尽终其天年，度百岁乃去"。此处的"道"，就是养生之道。能否健康长寿，不仅在于能否懂得养生之道，而更为重要的是能否把养生之道贯彻应用到日常生活中去。据资料统计，影响健康长寿有四大因素。一是内因，即父母的遗传因素，占15%；二是环境因素，其中社会因素占10%，自然环境占7%，共17%；三是医疗条件，占8%；四是个人生活方式，占60%。前两项占32分，是我们无法控制的，后两项共68分中，医疗8分，仅占12%，而生活方式60分，占88%，接近九成。历代养生家由于各自的实践和体会不同，他们的养生之道在静神、动形、固精、调气、食养及药饵等方面各有侧重，各有所长。从学术流派来看，又有道家养生、儒家养生、医家养生、释家养生和武术家养生之分，他们都从不同角度阐述了养生理论和方法，丰富了养生的内容。

在中医理论指导下，养生学吸取各学派之精华，提出了一系列养生原则。如形神共养、协调阴阳、顺应自然、饮食调养、谨慎起居、和调脏腑、通畅经络、节欲保精、益气调息、动静适宜等等，使养生活动有章可循、有法可依。例如，饮食养生强调食养、食节、食忌、食禁等；药物保健则注意药养、药治、药忌、药禁等；传统的运动养生更是功种繁多，如动功有太极拳、八段锦、易筋经、五禽戏、保健功法等，静功有放松功、内养功、强壮功、意气功、真气运行法等；动静结合功有空劲功、形神桩等，无论选学哪种功法，只要练功得法，持之以恒，都可收到健身防病、益寿延年之效。针灸、按摩、推拿、拔火罐等，亦都方便易行，效果显著。诸如此类的方法不仅深受中国人民喜爱，而且远传世界各地，为全人类的保健事业做出了应有的贡献。

第二节　中医养生与保健的性质和特点

中医养生与保健是从实践经验中总给出来的科学，是历代劳动人民智慧的结晶，它经历了五千年无数次实践，由实践上升为理论，归纳出方法，又回到实践中去验证，如此循环往复不断丰富和发展，进而形成一门独立的学科。从内容上来看，中医养生与保健涉及现代科学中预防医学、心理医学、行为科学、医学保健、天文气象学、地理医学、社会医学等多学科领域，实际上它是多学科领域的综合，是当代生命科学中的实用学科。

中医养生与保健以其博大精深的理论和丰富多彩的方法而闻名于世。它的形成和发展与数千年光辉灿烂的中国传统文化密切相关，因此具有独特的东方色彩和民族风格。自古以来，东方人、西方人对养生保健，都进行了长期的大量的实践和探讨。但由于各自的文化背景不同，其养生的观点也有差异。中医养生与保健是在中华民族文化为主体背景下发生发展起来的，故此有它自身特点，现略述其概要。

一、独特的理论体系

中医养生与保健理论，是以"天人相应""形神合一"的整体观念为出发点，去认识人体生命活动及其与自然、社会的关系。中医特别强调人与自然环境及社会环境的协调，讲究体内气化升降，心理与生理的协调一致，并用阴阳五行学说、脏腑经络理论来阐述人体生老病死的规律，并把精、气、神作为人体之三宝，作为养生保健的核心，进而确定了指导养生保健实践的种种原则。中医提出养生保健之道必须是"法于阴阳，和于术数""起居有常"，即顺应自然，保护生机、遵循自然变化的规律，使生命过程的节奏随着时间、空间的移易和四时气候的改变而进行调整。

二、和谐适度的宗旨

养生保健必须整体协调，寓养生于日常生活之中，贯串在衣、食、住、行、坐、卧之间，事事处处都有讲究。其中一个突出特点，就是和谐适度。使体内阴阳平衡，守其中正，保其冲和，则可健康长寿。例如，情绪保健要求不卑不亢，"不偏不倚"，中和适度。又如，节制饮食、节欲保精、睡眠适度、形劳而不倦等，都体现了这种思想。晋代养生家葛洪提出"养生以不伤为本"的观点，不伤的关键即在于遵循自然及生命过程的变化规律，掌握适度，注意调节。

三、综合、辨证的调摄

人类健康长寿并非靠一朝一夕、一功一法的摄养就能实现的，而是要针对人体的各个方面，采取多种调养方法，持之以恒地进行审因施养，才能达到目的。因此，中医养生学一方面强调从自然环境到衣食住行，从生活爱好到精神卫生，从药饵强身到运动保健等，进行较为全面的、综合的防病保健。另一方面又十分重视按照不同情况区别对待，反对千篇一律、一个模式，而是针对各自的不同特点有的放矢，体现中医养生的动态整体平衡和审因施养的思想。历代养生家都主张养生要因人、因时、因地制宜，全面配合。例如，因年龄而异，注意分阶段养生；顺乎自然变化，四时养生；重视环境与健康长寿的关系，注意环境养生等。又如传统健身术的运用原则，提倡根据各自的需要，既可分别选用动功、静功或动静结合之功，又可配合导引、按摩等法。这样，不但可补偏救弊、导气归经，有益寿延年之效，又有开发潜能和智慧之功，从而收到最佳摄生保健效果。

四、适应范围广泛

养生保健实可与每个人的一生相始终。人生自妊娠于母体之始，直至耄耋老年，每个年龄阶段都存在着养生保健的内容。人在未病之时，患病之际，病愈之后，都有养生保健的必要。不仅如此，对不同体质、不同性别、不同地区的人也都有相应的养生保健措施。因此，养生保健的适应范围是非常广泛的。它应引起人们的高度重视，进行全面普及，提高养生保健的自觉性，把养生保健活动看作是人生活动的一个重要组成部分。

第三节　中医养生保健的地位和任务

中医养生保健的基本思想是强身防病，强调正气作用，防微杜渐治未病；把握生命和健康的整体观念及辨证思想；重视心理因素，贯穿始终；把人类、社会和环境联系起来，去理解和对待人体的健康和疾病。当代医学模式已由生物医学模式演变为"生物、心理、社会医学模式"，主要任务是控制和降低慢性病的发病率。其特征是从治疗扩大到预防，从生理扩大到心理，从个体扩大到群体，从医院扩大到社会。中医养生保健的思维方式与现代科学发展的思维方法是一致的，中医养生保健将在今后人类防病保健事业中占有重要地位。

中医养生保健是着重研究和指导常人的保健问题，它的基本任务概括起来有三个方面：一是以科学的观点和方法全面地、系统地发掘、整理、研究、总结、提高传统养生保健的理论和方法；二是结合现代科学手段，对传统的行之有效的方法进行分析研究，探讨其实质；三是针对当前人们面临的新问题，结合现实情况，提出新理论，创立新方法，进行更大范围的推广，使之成为个体养生和群体保健的指导原则。

中医养生学是一门古老而又新兴的学科。由于历史条件的限制，它并非已完美无缺，如何运用现代科学技术成果，使其内容更加完整、更加科学化，尚须作深入的探讨。此外，还有很多散在民间的养生经验方法和措施，有待进一步收集、整理和提高。所以，我们不仅要把古人养生的宝贵遗产很好地继承下来，并且在养生实践中，运用现代科学知识与方法，进一步充实、丰富、发展中医养生学，把它提高到一个新的水平。

第四节　学习的方法和要求

要有明确的学习目的，即继承祖国医药学遗产，发展独具特色的预防保健科学，以便更好地为人类保健事业服务。学习养生学时，要以辩证唯物主义为指导思想，树立整体观念，全面掌握，不可偏废，本着理论联系实践的原则，按照循序渐进的规律，采用授课和自学自练相结合的方法。要深入理解、掌握本门课程的基本理论、基本知识。从而比较全面了解中医养生保健的理论体系和特点，加深对本学科的学习和理解。

对于传统养生保健方法的学习，不仅要全面掌握其机理、适用范围、注意事项，还要结合其他相关学科的学习，较熟练地掌握动作要领和技能。养生保健的基本着眼点在于指导人们的生活实践，提高健康水平。因此，要学以致用，身体力行，指导自己的和他人的养生保健实践活动。

第五节　中医养生保健的发展史

中医养生保健的形成和发展经历了漫长的岁月，历代养生家、医家和广大劳动人民通过长期的防病保健的实践，不断丰富和发展了养生保健的内容，逐步形成了一套较为完整的理论体系和系统的养生方法，对中华民族的繁衍生息做出了卓越贡献，并在世界范围内产生了深刻的影响

中医的养生与保健学说起源很早，据《史记》记载，早在尧舜时代，人们就知道用舞蹈预防关节疾病。《老子》《庄子》《吕氏春秋》等著作中，亦有不少的有关养生与保健理论和方法的论述。但形成较为完整、系统的养生与保健理论，则始于《黄帝内经》，后世医家和养生家虽有许多发展，并有许多养生著作问世，但就学术思想和理论体系来说，皆渊源于《黄帝内经》。

一、中医养生保健理论的萌芽时期

从原始群居的猿人起，到公元前21世纪的夏代，我们的祖先在与大自然斗争的过程中，逐渐地认识了自然界，并通过自己的劳动，努力创造条件，以适应自然、改造自然，维持自己的生存与种族发展。他们懂得了创造简单工具去寻觅、猎取食物以充饥；择居处、筑巢穴以避风寒、防野兽；存火种以照明、御寒、熟食；以及用语言、舞蹈等方式传递信息，表达感情等。这些都说明当时的人们已经懂得改变居住环境以适应寒暑之变，利用各种简单实用的方法改善和增强自己的体质。由此可以看出，在漫长的劳动实践中，人们逐步认识到人与自然的关系及生命规律，并学会运用自然规律去支配自然界，从而改善了人类生活环境，增长了智慧，强壮了身体，延长了寿命。在古老的医学思想的影响下，养生思想的原始萌芽在这个时期就已经萌发。

二、中医养生保健理论体系的形成阶段

中医养生保健理论体系的形成与古代的哲学思想的影响和生产力的发展是分不开的，其突出的标志是出现了"诸子蜂起，百家争鸣"的知识繁荣景象。在不同时期的学术争鸣中，人们关于世界本源、生命学说及人生现象等方面，有了较为客观的认识。其中《易经》的出现，对当时人们的思想、对自然和社会的认识起了决定性的作用。《易经》是对自然界发生、发展、变化规律的总结。它蕴藏着深邃的思想，以阴、阳来阐述宇宙间事物的变化规律，即所谓："一阴一阳之谓道"。宇宙万物时刻在运动着、变化着，天体的运转，地壳的变迁，四时寒暑，昼夜晨昏的更替，无一例外，人亦如此，《周易》将这种变化称为"变易"。然而，这种变化无论在宇宙，还是人体生命活动，都有一定的规律。这种规律是客观存在，不以任何人的主观意识而改变。因而，《周易》将这种规律称为"不易"。了解了变易与不易的基本规

律，就可以知道事物发展变化过程中渐变及突变的动向，因而可以遵循、掌握它。《周易》称此为"简易"。故《易经·系辞上》云："易与天地准，故能弥纶天地之道，仰以观于天文，俯以察于地理，是故知幽明之故。原始反终，故知死生之说"。《周易》着眼于宇宙天地，立足于人类自身，以求得在认识宇宙运动变化规律中，探讨生命的奥秘，从而懂得生与死的缘由和规律。

《周易》上通天文，下通地理，中通万物之情，穷天人之际，探讨宇宙、人生必变、所变、不变的机理，进而阐明人生知变、应变、适变的大法则。这种学术思想，也直接影响着祖国医学理论。诸如：阴阳学说，天人相应学说等等，即源于易理。养生学中，顺应自然、调和阴阳，未病先防等原则，亦源于易理。故自古以来，即有医易相通之说。《周易》立论的目的在于掌握自然变化规律，着眼于自身的安危，强调审时度势，顺应自然，力求主观与客观的协调统一，以防患于未然。恰如《易·系辞下》所说："君子安而不忘危，存而不忘亡；治而不忘乱，是以身安而国家可保也"。这种居安思危，未变先防的思想，正是中医养生思想的理论渊源。

公元前一世纪，《黄帝内经》的出现，总结了先秦时期医药学的丰富的实践经验，此时的道家、儒家、杂家的养生思想也为《黄帝内经》养生理论的形成做出了重要贡献。《黄帝内经》是集先秦诸子理论及医药学实践之大成，为中医养生学的形成奠定了理论基础。至此，不同年代的医家和养生家对养生理论都有所发展，并在此理论的基础上进行了实践。

《黄帝内经》奠定了养生学理论基础，其主要内容为：

（一）对生命起源的认识 《黄帝内经》认为生命与自然界息息相关，《素问·宝命全形论》指出："天地合气，命之曰人"，认为自然界的阴阳精气是生命之源，这种认识是符合实际的。

（二）天人相应，顺应自然 《黄帝内经》把人与自然界看成一个整体，自然界的种种变化，都会影响人体的生命活动，即天有所变，人有所应。因而，强调要适应自然变化，避免外邪侵袭。如《灵枢·本神篇》指出，要

"顺四时而适寒暑",《素问·四气调神大论》则提出了"春夏养阳，秋冬养阴"的四时顺养原则。《素问·上古天真论》又明确指出"虚邪贼风，避之有时"，从而开辟了中医防病养生的先河。

（三）**对生命规律的阐述** 《黄帝内经》对人体生、长、壮、老、已的生命规律有精妙的观察和科学的概括，不仅注意到年龄阶段的变化，也注意到了性别上的生理差异。如《素问·上古天真论》中，男子八岁为一生理阶段，女于七岁为一生理阶段的生理阶段递变规律，《灵枢·天年》以十岁为一阶段的递变规律，分别详细阐述了人的生理变化特点。

（四）**对衰老的认识** 《黄帝内经》详细论述了衰老的变化过程及衰老表现，并指出情志、起居、饮食，纵欲、过劳等方面调节失当，是导致早衰的重要原因，并提出"法于阴阳，和于术数，饮食有节，起居有常，不妄作劳，故能形与神俱，而尽终其天年，度百岁乃去"（《素问·上古天真论》），初步建立了抗老防衰及老年病防治的理论基础。

（五）**明确提出养生原则和方法** 《黄帝内经》不仅提出了许多重要的养生原则和行之有效的养生方法，如调和阴阳，濡养脏腑、疏通气血、形神兼养、顺应自然等原则，以及调情志、慎起居、适寒温、和五味、节房事、导引按跷、针灸等多种养生方法，特别强调"治未病"这一预防为主的原则，将养生和预防疾病密切结合在一起，这一点具有极其重要的现实意义和深远影响。

综上所述，《黄帝内经》集先秦诸子之说，参以大量医疗实践，形成了中医理论体系，为中医养生保健奠定了坚实的理论基础，做出了极其重要的贡献。

三、中医养生保健理论体系的发展壮大阶段

中医养生保健理论体系形成后，从汉唐开始对养生理论的阐述往往是融

医、儒、道、佛诸家养生思想于一体，各取其长。历代的养生家，往往也是著名的医学大家，不但具有丰富的医学理论及临床实践经验，也具有深厚的养生理论和实践经验。因而，对养生方法的论述，多具体、实际而有效。在理论上有了较为系统的论述，既承袭了先贤的学术思想，又有所创新和发展。现就此阶段有重要贡献的中医大家和养生主要思想叙述如下。

（一）张仲景的养生思想

东汉医家张仲景，博采众长，著成《伤寒杂病论》，奠定了中医辨证论治的理论基础。其中，也从病因学角度提出了自己的养生观点。

1.养慎　养慎即调护机体以顺应四时之变，仲景认为："若人能养慎，不令邪风干忤经络，……病则无由入其腠理。"明确指出，注意四时变化，外避虚邪贼风，是防病保健的一个重要方面。

2.调和五味　仲景特别强调饮食与养生的关系，"凡饮食滋味以养于身，食之有妨，反能为害，……若得宜则益体，害则成疾，以此致危"，因而"服食节其冷热、苦酸辛甘"。明确指出："饮食之冷热、五味之调和，以适宜为度"，方可起到养生作用，反之，"于身体有害"。

3.提倡导引　仲景对导引吐纳也十分重视，他主张用动形方法防病治病，如《金匮要略》中云："四肢才觉重滞，即导引吐纳……勿令九窍闭塞。"

仲景的上述养生思想，具体体现了中医防治结合、预防为主的原则。

（二）华佗的养生思想

华佗是与张仲景同时的医家，对导引健身术十分重视，在继承前人的基础上，总结归纳为模仿虎、鹿、熊、猿、鸟五种动物动作的导引法，称之为"五禽戏"。方法简便，行之有效，大大促进了导引健身的发展。

（三）《神农本草经》重药补

成书于东汉时代的《神农本草经》，共载中药365种，分为上、中、下三品。其中，上品药物为补养之品，计120种，多具有补益强身、抗老防衰之功效，提倡以药物增强身体健康，如人参、黄芪、茯苓、地黄、杜仲、枸杞等，均为强身益寿之品。后世医家据此创制了不少抗老防衰的方药。

（四）葛洪的养生思想

东晋医家葛洪，精研道教理论，在养生方面做出很大贡献。他从预防为主的思想出发，首先提出"养生以不伤为本"，认为良好的生活习惯有利于长寿。

葛洪对炼丹之术也进行了研究，他在《仙药》中论及的药物，如灵芝、茯苓、地黄、麦冬、巨胜子、楮实子、黄精、槐实、菊花等，经现代研究证实，确有抗衰防老、益寿延年的作用。当然，他的金丹长生之论在养生方面并不足取，但在化学上却是一大贡献。

（五）孙思邈的养生思想

唐代的孙思邈，精通道、佛，广集医、道、儒、佛诸家养生之说，结合自己多年丰富的实践经验，著成医疗保健专著《千金要方》《摄养枕中方》。其在养生学方面的贡献，大要有五：

1.继承和发展了《黄帝内经》"治未病"的思想，以此为养生原则，提出了"养性"之说，《千金要方·养性序》"善养性者，则治未病之病，是其义也"。

2.奠定了我国食养学的基础。他说："安身之本，必资于食"，"不知食宜者，不足以存生也"。认为饮食是养生防病的重要手段，他在《千金要方》中，列食养、食疗食物154种，分谷米、蔬菜、果实、鸟兽四类，多为日常食品，并论述其性味、功效，以供人们酌情选用。此外，他还提出了老人饮食的具体要求。孙思邈的食养、食疗学术思想，对后世产生了重大影响。

3.强调房中补益。在《千金要方·房中补益》中指出："凡觉阳事辄盛，必谨而抑之，不可纵心竭意，以自贼也"，强调不可纵欲。为防止性生活不当而诱发某些疾病，在《千金要方·养性禁忌》中指出："男女热病未差，女子月血，新产者，皆不可合阴阳"。这些观点，都是很科学的性保健内容。

4.重视妇幼保健。算得上是世界上从社会角度强调妇幼保健的第一人。

5.融道、佛、儒、医于一体，收集、整理、推广养生功法，使得诸家传统养生法得以流传于世。

（六）金元四大家养生思想　**1.刘完素**，金元时期医学大家之一，主张养生重在养气，强调"主性命者在乎人"，"修短寿夭，皆人自为"的思想。他重视气、神、精、形的调养，但尤其强调气的保养。对于养气方法，他认为当从调气、守气、交气三方面着手。他以："吹嘘呼吸，吐故纳新，熊经鸟伸，导引按跷，所以调气也；平气定息，握固凝神，神宫内视，五脏昭彻，所以守其气也；法则天地，顺理阴阳，交媾坎离，济用水火，所以交其气也"（《素问病机气宜保命集·原道论》）。这种调养之法可起到舒畅阴阳，灌溉五脏，调畅气血的作用。

2.张子和，金元时期医学大家之一，提倡祛邪扶正，认为祛邪可以扶正，邪去则正气自安，反对"唯人参、黄芪为补"的狭隘观点，他的养生保健的思想核心是"君子贵流不贵滞"的观点，并特别重视人与社会环境的整体观和机体与情志的整体观，从而丰富了中医学中有关心身医学、医学社会学的内容。

3.李东垣，金元时期医学大家之一，注重调理脾胃，他说："人寿应百岁，……其元气消耗不得终其天年"，说明调养脾胃之气，维护后天之本，是防病抗衰、延年益寿的一条重要原则。李东垣在防治疾病之立法遣药，处处考虑到脾胃之升降生化机能，用升发阳气之法，注重调补脾胃。其注重顾护脾胃而益寿延年的精辟理论别树一帜，另辟一途，为后世养生实践所肯定。

4. 朱丹溪，金元时期医学大家之一，强调阴气保养，力倡"阳常有余，阴常不足"的学说，在治疗与养生上，主张以滋阴为主。围绕保阴精，强调顺四时以调养神气，饮食清淡冲和以免升火助湿，节欲保精以息相火妄动，并为此而著《色欲箴》以戒众人。

综观刘、张、李、朱，都是金元时期的医学大家，这四大医家的学术观点虽异，然崇尚养生则一。尽管他们所研究的专题各有侧重，所得成果也不尽相同，但等到合流之后，终于汇集成比较完整的养生理论和方法的体系。金元四大医家的争鸣不但丰富了养生理论，更重要的是推动了当时医学和养生理论的发展和壮大。

明清时期，养生理论进一步向普及方向发展，日益专门化、实用化。反应在养生著作上，多以汇集前人养生法则，重新编纂为主，较少创见，但在内容的广度上有不少的收获。但是总体来说，中医的传统养生学发展到明清时期，已经是强弩之末了。进入晚清，伴随着西学东渐的浪潮，西方近代医学和近代体育开始在中国广泛传播，传统养生学就逐渐式微了。

四、中医养生保健理论体系的科学和文明发展阶段

现代文明的发展，虽然大大提高了人类的生活水平，改善了人类的养生条件，但是人类自身的生理结构并没有发生显著改变。因此，中国传统养生中尽管混杂有必须剔除的神秘成分，包含了某些尚未得到科学解说的内容，但传统养生学的很多理论和方法，对于今天人类的健身祛病、延年益寿仍然具有十分重要的意义。而且，随着人类社会的发展，日益显示出它的超越时空的价值，成为建设现代化养生学的重要文化资源。

现代社会中，由于复杂的社会关系和快速的生活节奏，以及诸如噪音、住房、交通拥挤等因素，在各种疾病的发生、发展中，人的心理、行为因素

所起的作用越来越突出。现代医学已经从单纯的"生物医学模式"向"生物心理社会医学模式"转变。这就使中国传统养生学中的"天人合一"的整体观和注重精神调养的丰富思想，日益显出超越时空的价值。20世纪中期，人们崇尚自然，期盼回归自然，使用与生存有直接关系的物质和方法，如食物、空气、水、阳光、体操、睡眠、清洁，以及有益于健康的精神因素如希望、信仰等，来保持或恢复健康，这也符合中医养生保健理论的观点，使得中医养生保健理论向更科学，更文明的方向发展。

五、典型养生门类的精华

在中国社会的不同时期，儒、佛、道三家是鼎足而立的，医、武诸家紧随其后，其养生理论和哲学理论一样，对中国社会的发展都有重要的影响，道教被公认为是最擅长于养生的。古人常说"以儒治世，以佛治心，以道治身"，被许多封建帝王奉为教条。儒家重视人伦，主张修身、齐家、治国、平天下，干一番惊天动地的事业，立千古不朽的功勋；佛家倾心般若，主张在自觉的基础上觉他，自度的基础上度他，普度众生，同臻西方极乐世界；道家则崇尚自然，主张通过这种修炼，达到长生久世，羽化登仙的境界。武家崇尚力度，崇尚运动。"生命在于运动"，物质是永恒运动着的。医家则重在和，重在调理，重在阴阳的平衡。本书重点在于介绍中医的养生观点和方法。

（一）道家养生思想

道家学说，是以老、庄为代表的。他们的学术思想主张的"道"，是指天地万物的本质及其自然循环的规律。所以，人的生命活动符合自然规律，即"是谓深根，固柢，长生久视之诺"，才能够使人长寿。这是道家养生思想的根本观点。

道家思想中，"清静无为""返朴归真""顺应自然""贵柔"及动形达郁的主张，对中医养生保健有很大影响和促进。

（二）儒家养生思想

在养生学方面，儒家具有代表性的学术思想和观点，大致有如下几个方面。

1.强调精神调摄　养心与养形是养生的重要内容，然而精神与形体之间，具有统率支配作用的是精神。养生首先要强调精神调摄，而最好的方法是减少物质欲望，即所谓："养心莫善于寡欲"。

2.注意身体护养　合理地安排生活，注意起居有时、劳逸适度、饮食有节等，是护养身体的基本原则。反之，如果不注意这些原则，"寝处不适，饮食不节，逸劳过度者，疾共杀之"。这是需要予以注意的。

3.倡导饮食卫生　即饮食保健的原则，《论语》说："食不厌精，脍不厌细"。饮食精，则营养丰富，脍宜细，则味美，可增进食欲，有利于消化吸收。并且，提醒人们一定要食新鲜、清洁的食物，以防止疾病的发生。强调了食品要精细、烹调要得当，进餐要定时，经久变味、腐败发臭的食物不宜食用等饮食卫生要求。也调和饮食五味，要顺应四时的原则。

儒家的这些养生原则，在中医养生学思想中得到了阐发和应用。

（三）佛家的养生思想

佛学讲求调理人与自然、社会的"互存关系"，因而十分重视环境调养，植树造林，行医施药等公益事业。

佛家有很多戒律，这些戒律多是对佛教信徒修行时的纪律约束，具体地说是对酒、色、食、财等诸方面欲念的节制和约束，以使人专心修禅，提高道德品质的修养。这种思想被吸收而融入养生学中，充实了养生学中"养神""固精"节欲"等方面内容。佛家的这些养生原则，也在中医养生学思想中得到了阐发和应用。

（四）武术家的养生思想

历代养生家都十分重视运动养生，导引、气功、按摩共同成为运动养生的三大支柱。导引之术就成为武术养生的精髓。马王堆的汉墓出土的《导引图》，就绘有40余种导引姿态的图像，内容十分丰富。后来的五禽戏、太极拳、八段锦、气功以及当今的舞蹈、广播体操等，都成了武术家养生的重要方法和思想体现。

第二章　中医学的特点

中医学是中国人民在几千年与疾病做斗争的过程中，逐渐摸索总结而形成的一个独立的学术体系，该体系以理法方药为主干，涉及预防、治疗、康复以及养生等诸多与健康相关内容，受到各个历史时期的自然科学、社会科学的影响，在反复的医疗实践过程中逐步形成并逐步发展，历经几千年的积累和"扬弃"而成为现在的学术体系。对中国人民战胜疾病、维护健康做出了不可磨灭的贡献。

中医学秉承了《黄帝内经》的精髓和精华，在对人体的生理功能和病理变化的认识上，在对疾病的诊断和治疗方面，在维护人体的健康和养生方法上，有许多特点，概括起来，主要有整体观念和辨证论治两个基本特点。

第一节　整体观念

整体就是统一性和完整性。中医学非常重视人体本身的统一性、完整性及其与自然界的相互关系，认为人体是一个有机的整体，构成人体的各个组成部分之间在结构上不可分割，在功能上相互协调、互为补充，在病理上则相互影响。而且人体与自然界也是密不可分的，自然界的变化随时影响着人体，人类在能动地适应自然和改造自然的过程中维持着正常的生命活动。这种机体自身整体性和内环境统一性的思想即整体观念。整体观念是中国古代唯物论和辩证法思想在中医学中的体现，它贯串于中医学的生理、病理、诊法、辨证和治疗等各个方面。

一、人体是一个有机的整体

人体是由若干脏腑、组织和器官所组成的。每个脏腑、组织或器官各有其独特的生理功能，而这些不同的功能又都是人体整体活动的一个组成部分，这就决定了人体内部的统一性。也就是说，人体各个组成部分之间，在结构上是不可分割的，在生理上是相互联系、相互支持而又相互制约的，在病理上也是相互影响的。人体的这种统一性，是以五脏为中心，配以六腑，通过经络系统"内属于腑脏，外络于肢节"的作用而实现的。五脏是代表着整个人体的五个系统，人体所有器官都可以包括在这个系统之中。人体以五脏为中心，通过经络系统，把六腑、五体、五官、九窍、四肢百骸等全身组织器官联系成有机的整体，并通过精、气、血、津液的作用，完成机体统一的机能活动。

中医学在整体观念指导下，认为人体正常的生理活动一方面依靠各脏腑组织发挥自己的功能作用，另一方面则又要靠脏腑组织之间相辅相成的协同作用和相反相成的制约作用，才能维持其生理上的平衡。每个脏腑都有其各自不同的功能，但又是在整体活动下的分工合作、有机配合，这就是人体局部与整体的统一。

在认识和分析疾病的病理状况时，中医学也是首先从整体出发，将重点放在局部病变引起的整体病理变化上，并把局部病理变化与整体病理反应统一起来。一般来说，人体某一局部的病理变化，往往与全身的脏腑、气血、阴阳的盛衰有关。由于脏腑、组织和器官在生理、病理上的相互联系和相互影响，因而就决定了在诊治疾病时，可以通过面色、形体、舌象、脉象等外在的变化，来了解和判断其内在的病变，以做出正确的诊断，从而进行适当的治疗。

人体是一个有机的整体，在治疗局部病变时，也必须从整体出发，采取适当的措施。如心开窍于舌，心与小肠相表里，所以可用清心热泻小肠火的方法治疗口舌糜烂。它如"从阴引阳，从阳引阴，以右治左，以左治右"（《素问·阴阳应象大论》），"病在上者下取之，病在下者高取之"（《灵枢·终始》）等等，都是在整体观指导下确定的治疗原则。

二、人与自然界具有统一性

人类生活在自然界中，自然界存在着人类赖以生存的必要条件。同时，自然界的变化又可以直接或间接地影响人体，而机体则相应地产生反应，属于生理范围内的，即是生理的适应性；超越了这个范围，即是病理性反应。故曰："人与天地相应也"（《灵枢·邪客》），"人与天地相参也，与日月相应也"（《灵枢·岁露》）。这种人与自然相统一的特点被中国古代学者称为"天人合一"。

季节气候对人体的影响：春温、夏热、长夏湿、秋燥、冬寒表示一年中气候变化的一般规律。生物在这种气候变化的影响下，就会有春生、夏长、长夏化、秋收、冬藏等相应的适应性变化。人体也与之相适应，如："天暑衣厚则腠理开，故汗出……天寒则腠理闭，气湿不行，水下留于膀胱，则为溺与气"（《灵枢·五癃津液别》），说明春夏阳气发泄，气血容易趋向于体表，表现为皮肤松弛、腠理开、汗多；而秋冬季阳气收藏，气血容易趋向于里，表现为皮肤致密、少汗多尿的变化。人体的脉象也有春弦、夏洪、秋浮、冬沉的不同。许多疾病的发生、发展和变化也与季节变化密切相关，如春季常见温病，夏季多发中暑，秋季常见燥症，冬季多有伤寒。

在昼夜晨昏的变化过程中，人体也必须与之相适应。白昼为阳，夜晚为阴，人体也是早晨阳气初生，中午阳气隆盛，到了夜晚则阳气内敛，便于人体休息，恢复精力。许多疾病的发病时间及引起死亡的时间也是有一定规律的。如研究表明，五脏衰竭所致死亡的高峰时间在下半夜至黎明前，春夏季时期急性心肌梗死多发生在子时至巳时，而秋冬季，该病的发作多在午时至亥时。此外据观察，人的脉搏、体温、耗氧量、二氧化碳的释放量、激素的分泌等，都具有24小时的节律变化。

根据中医运气学说，气候有着十二年和六十年的周期性变化，因而人体的发病也会受其影响。近年来，科学家们发现这种十二年或六十年的变化规律与太阳黑子活动周期（11年或12年）有关。太阳黑子的活动会使太阳光辐射产生周期性变化，并强烈干扰地磁，改变气候，从而对人体的生理、病理产生影响。

地域的差异，人们的生活习惯和身体状况也有很大不同。如江南多湿热，人体腠理多疏松；北方多燥寒，人体腠理从致密。因此每个地区也各有其特有的地方病。甚至不同地区人们的平均寿命也有很大的差别。早在两千多年前，中国古代医家就对此有所认识，在《素问》中就这个问题作了较详尽的论述。如《素问·五常政大论》说："高者其气寿，下者其气夭，地之小大异也，小者小异，大者大异。故治病者，必明天道地理……。"

三、人与社会具有紧密相关性

社会环境包括社会成员结成的社会群体和社会组织，以及人类创造的各种物质文化和精神文化。社会群体如家庭、邻里、工作班组及各种小团体；社会组织如企业、公司、商店、学校、政党、政府部门；物质文化如各种建筑、器皿、机械等；精神文化如各种科学技术、经验知识、价值观念、规章制度，以及政治、法律、道德、风俗、习惯、语言、教育、宗教、信仰、艺术和文学。随着人类社会的进步与发展，社会环境对人的影响显得日益突出和重要。

1. 社会环境与人的体质

良好的社会环境，有利于身心健康；而不利的社会环境，则会影响身心机能，危害身心健康。

中医治病除讲究因时、因地制宜外，还特别强调因人制宜。人不同，在于有男、女、老、少之别，而男女老少之中，又还有个体心理与体质的差异。个体体质主要禀受于先天或遗传，后天受自然环境的影响，也受着社会环境的制约。

人们生活在一定的社会环境中，处于不同的角色、地位和等级。角色、地位和等级决定了一定的生活条件和生活方式，个体的饮食结构和心理感受因而不同，其体质相应也就有所不同。如劳心之人，生活相对舒适安逸，受日晒风吹雨淋的时候少，则身体相应柔脆，肌肉软弱；富贵之家，常吃膏粱厚味或辛燥麻辣，则多形成痰湿肥胖体质或燥热多火体质；劳力平民，多吃粗粮杂食，且常在各种自然环境条件下劳作奔波，则身体相应健壮，肌肤坚实。

至于家庭条件对小孩体质状况的影响，更是人的体质与社会环境相应的一个典型。

2. 社会环境与人的心理

心理活动和生理活动一样，都是人的正常生命活动的表现。人的心理主要与社会环境相应，而受着社会环境的影响。

社会环境中，影响人心理的信息因素较多，其中最重要的有社会制度、政治变动、经济收入、人际关系、家庭状况、工作与生活节奏、冲突与竞争等等。其中，家庭对个体心理的影响是最先和最主要的。比如不良或不健全的家庭，孩子性格相应多孤僻或暴躁，因而难以适应更广的社会环境，往往容易发生心理障碍，或走上犯罪道路；健全或良好的家庭，则又使孩子具备相应良好的心理素质，自我调节能力相对较强，遇到恶劣的处境或灾难，很容易挺得过去。家庭也常被视作"心灵的港湾"，当人们寻求归宿或厌倦漂泊的时候，更多的是在其他社会环境中心理受挫的时候，就到这个"港湾"避"风"来了。

无疑的，包括家庭在内的社会环境是极为复杂的，人的心理因而相应也就显得复杂。生存生活于复杂的社会环境中，个体的心理能不以物喜、不以己悲，事实上是很难的。良好的社会环境，如社会安定、生活有保障、事业成功、人际关系和谐、家庭幸福美满，促使人精神愉快，心旷神怡；若处于恶劣不利的社会环境，如社会动乱、基本生活无保障、事业受挫、人际关系紧张、失业、失恋、家庭遭遇不幸等，又促使人忧愁焦虑，愤怒苦恼，悲哀抑郁。

详细揭示人的心理与社会环境的关系，主要应该是心理学的任务。

3.社会环境与人的生理

社会环境对人的生理的影响，多半不是直接的，而是通过心理作用于人的生理来实现的。社会环境影响人的心理，人的心理又往往表现在生理上。因而，人的生理与社会环境之间，心理是个特等重要的环节。

人的生理与心理是相应的关系。人的每一种心理活动，总是要通过一定的生理活动在外部尤其是面部表现出来，比如，社会环境中出现某种因素，使某一个体喜上心头，必定喜形于色，而见喜上眉梢，笑逐颜开；若喜不自禁而欣喜若狂，则又可见手舞足蹈，欢呼雀跃。这些欢喜的表情，久则定格凝固为喜眉笑脸或慈眉善目的相貌，所谓笑相、善相。相反，社会环境某一因素使人相应怒火中烧或怒不可遏，必定怒形于色，而见咬牙切齿，怒目圆睁，怒发冲冠，或者横眉冷对，久则多表现为满脸横肉、杀气冲天的相貌，所谓凶相、恶相。相由心生，即是指此。凡此等等，都是生理与心理相应，心理通过生理表现出来的例证。

社会环境就是这样通过心理来影响人的生理的，也就是说，人的生理多是通过心理而与社会环境相应。

4.社会环境与人的病理

人的生理和心理既与自然环境相应，也与社会环境相应，因而人的病理受到自然环境的影响，也受到社会环境的影响。

剧烈、骤然变化的社会环境，对人体脏腑经络的生理机能有较大的影响，从而损害人的身心健康。在预防和治疗疾病时，应尽量避免不利的社会因素对人的精神刺激，创造有利的社会环境，以维持身心健康，预防疾病的发生，并促进疾病向好的方面转化。

随着人类征服自然和适应自然的能力的增强，纯生理性的疾病已逐渐减少，至少对人类的健康，已很难再构成主要的威胁。而同时，由于社会生活的进步和发展，社会环境的日益复杂和多变，心理性疾病和以心理性疾病为主的身心疾病，以及以生理性为主的身心疾病却日益增多而普遍，其中生理性为主的身心疾病更成了人类个体非正常死亡的最大和最直接的危害。

心理性疾病，特别是以心理性为主的身心疾病，传统中医称之为情志疾病，并在临床或临证实践中给予了相当的重视。新中医还应特别重视以生理性为主的身心疾病。现在看来，传统上认定的不少纯生理性疾病，如肩背痹痛、腰腿疼痛、胃脘痛、久泄及各种妇科疾病等等，实际上也主要是由复杂的社会环境所引起的以生理性为主的身心疾病。比如，社会环境某些因素一旦促使人心理压力太大而不堪重负时，人体的主要负重部位——肩背便相应有痹痛的出现。稍稍留意，就会发现，受社会环境影响小的人，极少胃病。胃病跟个体的饮食匀调与否并无多大直接或必然的关系。个中原因，值得深思。

总之，随着社会的日益复杂化，社会环境对人的影响已越来越大，相应地，身心疾病也越来越多。为此，医家在对疾病进行诊断与治疗的时候，切不可忘了社会环境影响的巨大成分。

正是由于人体本身的统一性及人与自然界、社会之间存在着既对立又统一的关系，所以对待疾病因时、因地、因人制宜，就成为中医治疗学上的重要原则。因此在对病人作诊断和决定治疗方案时，必须注意分析和考虑外在环境与人体情况的有机联系以及人体局部病变与全身情况的有机联系，这就是中医学的重要特点——整体观念。

第二节　辨证论治

辨证论治是中医认识疾病和治疗疾病的基本原则，是中医学对疾病的一种特殊的研究和处理方法。是中医的特色，也是中医的精髓，更是中医有别于西医的关键，这是一个纯中医学的重要概念，而对于中医养生与保健来说，也是一个值得关注的话题。

辨证就是运用望、闻、问、切的诊断方法，收集病人的症状、体征以及病史有关情况，进行分析、综合、辨明病理变化的性质和部位，判断为何种性质的"证候"，这个过程就是"辨证"。"论治"，就是在辨证基础上，根据正邪情况而确立的治疗法则。因此辨证是治疗的前提和依据，论治是治疗疾病的手段和方法，亦为辨证的目的，又是对辨证正确与否的检验。辨证论治的过程，就是认识疾病和解决疾病的过程。辨证和论治，是诊治疾病过程中相互联系不可分割的两个方面，是理论和实践相结合的体现，是理法方药在临床上的具体运用，是指导中医临床的基本原则。

证，是机体在疾病发展过程中的某一阶段的病理概括。由于它包括了病变的部位、原因、性质，以及邪正关系，反映出疾病发展过程中某一阶段的病理变化的本质，因而它比症状更全面、更深刻、更正确地揭示了疾病的本质。

中医临床认识和治疗疾病，既辨病又辨证，但主要不是着眼于"病"的异同，而是将重点放在"证"的区别上，通过辨证而进一步认识疾病。例如，感冒是一种疾病，临床可见恶寒、发热、头身疼痛等症状，但由于引发疾病的原因和机体反应性有所不同，又表现为风寒感冒、风热感冒、暑湿感冒等不同的证型。只有辨清了感冒属于何种证型，才能正确选择不同的治疗原则，分别采用辛温解表、辛凉解表或清暑祛湿解表等治疗方法给予适当的治疗。辨证与那种对于头痛给予止痛药、对于发热给予退烧药、仅针对某一症状采取具体对策的对症治疗完全不同，也根本不同于用同样的方药治疗所有患同一疾病的患者的单纯辨病治疗。

中医认为，同一疾病在不同的发展阶段，可以出现不同的证型；而不同的疾病在其发展过程中又可能出现同样的证型。因此在治疗疾病时就可以分别采取"同病异治"或"异病同治"的原则。"同病异治"即对同一疾病不同阶段出现的不同证型，采用不同的治法。例如，麻疹初期，疹未出透时，应当用发表透疹的治疗方法；麻疹中期通常肺热明显，治疗则须清解肺热；而至麻疹后期，多有余热未尽，伤及肺阴胃阴，此时治疗则应以养阴清热为主。"异病同治"是指不同的疾病在发展过程中出现性质相同的证型，因而可以采用同样的治疗方法。比如，心律失常与闭经是两种完全不同的疾病，但均可出现血瘀的证型，治疗都可用血府逐瘀汤进行活血化瘀。这种针对疾病发展过程中不同质的矛盾用不同的方法去解决的原则，正是辨证论治实质的体现。

第三节 中医重要古籍介绍

中医学博大精深，犹如浩瀚的大海。寻根求源，数以万计的经典著作和数千年的临床实践所创造的丰富经验成为这一大海中最为宝贵的财富。中医古籍数量之多，汗牛充栋，有资料说，现存于世的大体在3万种上下。它们不仅为中华民族的防病健身、繁衍昌盛发挥了重大作用，而且承载着中华民族传统文化的精髓，使中医学的独特理论体系得以生命永驻。

中医学的生命力，最主要的表现在其学术的科学性的本质和其有效的传承手段上。从《黄帝内经》到《伤寒杂病论》、从《千金要方》到《本草纲目》、从金元四大家到近代医家，浩瀚的中医典籍、无数的名医名家创造和记录了这一历史进程、支撑着中医学术的无际穹隆。其中形成的中医学在立论上的"天人相应"和多向思维、在理论上的整体观念和脏象学说、在治疗上的辨证论治和知常达变思想、在养生上的扶正祛邪观念，既显露了中医学的学术特色，又构成了中医学的学术精髓。现就最重要的中医古籍介绍如下：

1.《黄帝内经》

《黄帝内经》是中国传统医学四大经典著作之一，它是研究人的生理学、病理学、诊断学、治疗学和药物学的巨著。在理论上建立了中医学上的"阴阳五行学说""脉象学说""脏象学说""经络学说""病因学说""病机学说""病症""诊法""辨证论治"及"养生学""运气学"等学说。其医学理论是建立在我国古代道家理论的基础之上的，反映了我国古代天人合一思想。

《黄帝内经》包括《素问》9卷和《灵枢》9卷，各81篇，最晚成书于2000年前的秦汉时期，对于《黄帝内经》的成书年代归纳起来有三种学说：第一，黄帝时代成书（尧之前，为黄帝时期，距今5000年左右）。第二，成书于春秋战国及秦汉之际（前770—220年）。第三，汇编成书于西汉（前202—8年），三千年的中医史也由此而来。《黄帝内经》博大精深的科学阐述，不仅涉及医学，而且包罗天文学、地理学、哲学、人类学、社会学、军事学、数学、生态学等各项人类所获的科学成就。令人颇感惊讶的是，中华先祖们在《黄帝内经》里的一些深奥精辟的阐述，虽然提出于2000年前，却揭示了许多现代科学正试图证实的与将要证实的成就，确立了中医学独特的理论体系，成为中国医药学发展的理论基础和源泉。此书收载的成方13首中，中成药10种，并有丸、散、酒、丹等剂型。相关专家认为，《黄帝内经》可以用三个"第一"作一概括。

（1）《黄帝内经》是第一部中医理论经典。《黄帝内经》是中医学的奠基之作。这部著作第一次系统讲述了人的生理、病理、疾病、治疗的原则和方法，为人类健康做出了巨大的贡献。中医学形成以后，就庇佑着我们中华民族，使我们中华民族生生不息，使我们中华儿女能够战胜疾患、灾难，绵延至今。可以说没有中医、没有《黄帝内经》的中华民族，是难以想象的。

（2）《黄帝内经》是第一部养生宝典。《黄帝内经》中讲到了怎样治病，但更侧重讲的是怎样不得病，怎样使我们在不吃药的情况下就能够健康、能够长寿、能够"度百岁"。它的重要思想之一是"治未病"，"不治已病治未病，不治已乱治未乱"是其核心。

（3）《黄帝内经》是第一部关于生命的百科全书。《黄帝内经》以生命为中心，里面讲了医学、天文学、地理学、心理学、社会学，还有哲学、历史等，是一部围绕生命问题而展开的百科全书。中国古代有三大以"经"命名的奇书：第一部是《易经》，第二部是《道德经》，第三部就是《黄帝内经》。现在，这三部奇书不仅在炎黄子孙中传承，而且引起了世界各国人民的极大关注，因为它的价值在当今社会已经越来越凸显出来。

据《汉书·艺文志·方技略》载有医经家、经方家、神仙家和房中术四类中医典籍。除《黄帝内经》外，其他医经均已亡佚。因此，《黄帝内经》便成了现存最早的中医经典（1973年湖南长沙马王堆出土的《五十二病方》是现存最早的医学方书，从历史断代上来说要比《黄帝内经》早）。该书是根据人身的血脉、经络、骨髓、阴阳、表里等情况，用以阐发百病的根源、死生的界限，而度用适当的针灸汤药等治疗方法。

《黄帝内经》不是黄帝所作，纯属后人伪托，冠以"黄帝"之名，意在溯源崇本，借以说明我国医药文化发祥甚早。《黄帝内经》吸收了我国古代唯物的气一元论的哲学思想，将人看作整个物质世界的一部分，宇宙万物皆是由其原初物质"气"形成的。在"人与天地相参""与日月相应"的观念指导下，将人与自然紧密地联系在一起。

2.《神农本草经》

《神农本草经》简称《本草经》或《本经》，是中国现存最早的药物学专著。《神农本草经》成书于东汉，也并非出自一时一人之手，而是秦汉时期众多医学家总结、搜集、整理当时药物学经验成果的专著，是对中国中药的第一次系统总结。记载药物365种（植物药252种，动物药67种，矿物药46种），分为上中下三品，是中药学按功用分类之始。其中规定的大部分药物学理论和配伍规则以及提出的"七情合和"原则在几千年的用药实践中发挥了巨大作用。书中还对每一味药的产地、性质、采集和主治病症都有详细记载；对各种药物怎样相互配合应用，以及简单的制剂，都做了概述；更可贵的是早在2000年前，我们的祖先通过大量的治疗实践，已经发现了许多特效药物，如麻黄可以治疗哮喘，大黄可以泻火，常山可以治疗疟疾等等，这些都已用现代科学分析的方法得到证实。《神农本草经》被誉为中药学经典著作，它的主要贡献有：

（1）规定了药物的剂型。

《神农本草经·序录》认为："药性有宜丸者，宜散者，宜水煮者，宜酒渍者，宜膏煎者，亦有一物兼主者，亦有不可入汤、酒者，并随药性，不得违越。"此处一方面体现了在2000年前中药剂型已有的成就，另一方面也体现了药物剂型工艺以及对哪些药宜用哪种剂型的研究经验，既讲了药物炮制加工方法，同时也说明了不同药物在具体应用时要适宜于不同的剂型，才能更有效地发挥其治疗效果。

（2）对药物治病取效的客观评价。

《神农本草经·序录》认为凡"欲治病，先察其源，先候病机，五脏未虚，六腑未竭，血脉未乱，精神未散，服药必治。若病已成，可得半愈。病势已过，命将难全"。首先告诫人们，有病必须早治；其次强调了疾病的痊愈与否，不能完全依赖药物的作用，主要是机体的防御机能和在药物干预下机体驱邪愈病的内在能力。

（3）强调辨证施药。

《神农本草经·序录》提出"疗寒以热药，疗热以寒药，饮食不消，以吐下药，鬼疰蛊毒以毒药，痈肿疮瘤以疮药，风湿以风湿药，各随其所宜"。此语不但突出了辨证施治用药的主旨，还提示在辨证施治用药的前提下，务必要辨别疾病的性质（寒、热）用药，辨别病因而审因论治（如"饮食不消""风湿"），辨别病情轻重并根据病情轻重而施以用药（如"鬼疰蛊毒"均为重危病证），还要辨别躯体病（如"痈肿疮疡""风湿症"）与内脏病（如"鬼疰蛊毒"）的差异而用药。前者用"疮药""风湿药"，后者用"毒药"，体现其重视辨证施治的用药思想。

（4）重视服药时间与疗效的关系。

《神农本草经·序录》认为："病在胸膈以上者，先食后服药；病在腹以下者，先服药而后食；病在四肢血脉者，宜空腹而在旦；病在骨髓者，宜饱满而在夜。"这说明《神农本草经》在认真总结前人用药经验的基础上，认识到服药时间与药物疗效之间的密切关系。

（5）践行"药有阴阳"理论的价值。

《黄帝内经》是"药有阴阳"理论的创立者，《神农本草经》对这一理论予以践行。所谓"药有阴阳"，其含义甚广。若仅从植物药与矿物药分阴阳，矿物药质地沉重而主降，属性为阴，植物药质地轻清而属阳。"气味辛苦发散为阳，酸苦涌泄为阴"（《素问·阴阳应象大论》）。四气，又称"四性"，药物之寒、热、温、凉是也，四气之中又有阴阳属性之分，具有温、热之性者为阳，具有寒、凉之性者属阴等等，皆属于经文所言"药有阴阳"之意及其意义。

（6）药有酸、咸、甘、苦、辛五味。

《神农本草经·序例》所谓"药有酸、咸、甘、苦、辛五味"，其本义是指人们可以品尝到的药物真实滋味。药物真实滋味不止五种，由于受事物五行属性归类理论的影响，于是自古至今，将药物之滋味统统纳之于五味之中，并将涩味附之于酸，淡味附之于甘，以合药物五味的五行属性归类。

（7）药物有寒、热、温、凉四气。

《神农本草经》所言药物有寒热温凉四气。四气，即四性，是药物或食物的寒热温凉四种性质，与人们味觉可感知的"有形"五味对言，四气属阳，五味属阴，此即"阳为气，阴为味"（《素问·阴阳应象大论》）之意。而事物之阴阳属性是可分的，"阳中有阴，阴中有阳"，故属阳的药物寒热温凉之性还可再分阴阳。温性、热性为阳，凉性、寒性属阴。热甚于温，寒甚于凉，其中只是程度的差异。就温热而言，常又有微温、温、热、大热的不同量级；寒凉又有凉、微寒、寒、大寒的不同量级，如果在性质上没有寒热温凉明显的性质差异，于是就用"平"标定其性质。

（8）认为药"有毒无毒，斟酌其宜"。

"有毒无毒，斟酌其宜"（《神农本草经·序录》）是指临证用药时，务必要先知道哪些药物有毒，哪些药物无毒。有毒之药，其毒性之大小如何等等，然后再根据临证实际情况，斟酌用药。

（9）认为药有"七情和合"。

《神农本草经·序录》认为：药"有单行者，有相须者，有相使者，有相畏者，有相恶者，有相反者，有相杀者。凡此七情，合和视之"。这就是药物配伍理论中"七情和合"的源头。"七情和合"是指药物配伍中的特殊关系。

3.《难经》

《黄帝八十一难经》，一般称为《难经》，共三卷。中医理论著作。原题秦越人撰。"难"是"问难"之义，或作"疑难"解。"经"乃指《黄帝内经》，即问难《黄帝内经》。作者把自己认为难点和疑点提出，然后逐一解释阐发，部分问题做出了发挥性阐解。全书共分八十一难，对人体腑脏功能形态、诊法脉象、经脉针法等诸多问题逐一论述。该书以问难的形式，亦即假设问答，解释疑难的体例予以编纂，故名为《难经》。内容包括脉诊、经络、脏腑、阴阳、病因、病理、营卫、腧穴，针刺等基础理论，同时也列述了一些病证。

秦越人即扁鹊，是战国时渤海郡郑地的人。"扁鹊"一词原本为古代传说中能为人解除病痛的一种鸟，秦越人医术高超，百姓敬他为神医，便说他是"扁鹊"，渐渐地就把这个名字用在秦越人的身上了。扁鹊云游各国，为君侯看病，也为百姓除疾，名扬天下。他的技术十分全面，无所不通。在邯郸听说当地尊重妇女，便做了带下医（妇科医生）；在洛阳，因为那里很尊重老人，他就做了专治老年病的医生；秦国人最爱儿童，他又在那里做了儿科大夫，不论在哪里，都是声名大振。

4.《伤寒杂病论》

公元3世纪初，张仲景博览群书，广采众方，凝聚毕生心血，写就《伤寒杂病论》一书。这里所说的"伤寒"实际上是一切外感病的总称，它包括瘟疫这类传染病。该书成书约在公元200年—210年，后世分为《伤寒论》和《金匮要略》两书。

《伤寒杂病论》是后世业医者必修的经典著作，历代医家对其推崇备至，赞誉有加，至今仍是我国中医院校开设的主要基础课程之一，仍是中医学习的源泉。在"非典"时期及2019年末的疫情期间，该书和张仲景便再次成为人们关注的焦点。这在西医是不可想象的，因为不可能有哪本19世纪的解剖学著作可以作为今天的教科书，现在西医的治疗也不可能到几百年前的老祖先那里找根据。

在这部著作中，张仲景创造了三个世界第一：首次记载了人工呼吸、药物灌肠和胆道蛔虫治疗方法。

《伤寒杂病论》成书近2000年的时间里，一直拥有很强的生命力，它被公认为中国医学方书的鼻祖，并被学术界誉为讲究辨证论治而又自成一家的最有影响的临床经典著作。书中所列药方，大都配伍精当，有不少已经现代科学证实，后世医家按法施用，每能取得很好疗效。历史上曾有四五百位中医学者对其理论方药进行探索，留下了近千种专著、专论，从而形成了中医学术史上甚为辉煌独特的伤寒学派。

《伤寒杂病论》是我国最早的理论联系实际的临床诊疗专书。它系统地分析了伤寒的原因、症状、发展阶段和处理方法，创造性地确立了对伤寒病的"六经分类"的辨证施治原则，奠定了理、法、方、药的理论基础。书中还精选了三百多方，这些方剂的药物配伍比较精练，主治明确。如麻黄汤、桂枝汤、小柴胡汤、白虎汤、小青龙汤、麻杏石甘汤等，这些著名方剂，经过千百年临床实践的检验，都证实有较高的疗效，并为中医方剂学提供了发展的依据。后来不少药方都是从它发展变化而来。名医华佗读了这本书，啧啧赞叹说："此真活人书也。"喻嘉言高度赞扬张仲景的《伤寒论》，说其"为众方之宗、群方之祖""如日月之光华，旦而复旦，万古常明"。历代有关注释、阐发此书的著作很多，特别是注释、阐发《伤寒论》的著作，竟达三四百种。

5.《饮膳正要》

《饮膳正要》为元忽思慧所撰，成于元朝天历三年（公元1320年），全书共三卷。卷一讲的是诸般禁忌，聚珍品撰；卷二讲的是诸般汤煎，食疗诸病及食物相反中毒等；卷三讲的是米谷品，兽品、禽品、鱼品、果菜品和料物等。

该书记载药膳方和食疗方非常丰富，特别注重阐述各种饮馔的性味与滋补作用，并有妊娠食忌、乳母食忌、饮酒避忌等内容。它从健康人的实际饮食需要出发，以正常人膳食标准立论，制定了一套饮食卫生法则。书中还具体阐发了饮食卫生，营养疗法，乃至食物中毒的防治等。附录版画二十余幅，文图并茂，为我国现存第一部完整的饮食卫生和食疗专书，也是一部颇有价值的古代食谱。

忽思慧在该书中深刻地论述了养生之道，特别是饮食与健身的辩证关系。他说："心为一身之主宰，万事之根本，故身安则心能应万变，主宰万事，非保养何以能安其身……。病调顺，四时节慎饮食，起居不妄，使以五味调和五藏，五藏和平……，人乃怡安。夫上古圣人治未病不治已病……。故云，食不厌精，脍不厌细……。盖以养气养体不以伤也……。有大毒者治病，十去其六……，然后谷肉、果菜，食养尽之。"孙思邈曰："谓其医者，先晓病源，知其所犯，先以食疗，食疗不愈，然后命药，十去其九。"

6.《针灸甲乙经》

《针灸甲乙经》是中国现存最早的一部针灸学专著。也是最早将针灸学理论与腧穴学相结合的一部著作。原名《黄帝三部针灸甲乙经》，简称《甲乙经》，晋皇甫谧（215—282年）编撰于魏甘露四年（259年），共10卷，南北朝时期改为12卷本。"洞明医术，遂成其妙"，该书集《素问》《针经》与《明堂孔穴针灸治要》三书中之有关针灸学内容等分类合编而成。皇甫谧本是一位史学家，年近50岁时，因患关节炎，加之耳聋，开始钻研针灸医术，学习上述三书，并将其中"事类相从，删其浮辞，除其重复，论其精要"而成书。人称其"习览经方，手不辍卷，遂尽其妙"，或誉之为"晋朝高秀，洞明医术"。可知其为因病习医针灸而成功者。

该书在针灸理论上，强调"上工治未病"，即要求一位高明的针灸医生要学会运用针灸来达到保健预防疾病之目的。"中工刺未成"，则是强调仅能做到疾病早期治疗者，也只能算作一位比较好的针灸医生——中工。这表现了该书对预防疾病和提倡早期治疗的重视。然后，他以"下工刺已衰，下工刺方袭"，将不能做到预见和早期诊断治疗的针灸医生则一概称之为下工、下下工，视之为不合格的针灸医生。这一先进思想促成了中国历代针灸医生的勤奋学习和为发展针灸做出了重要贡献。同时，该书还对针灸用针之形状制作、针灸之禁忌、针灸经络、腧穴部位之考订、针灸的临床适应证、针灸操作方法，以及临床经验的总结等进行了系统的论述。该书对针灸穴位之名称、部位、取穴方法等，逐一进行考订，使全书定位腧穴达到349个，其中双穴300个，单穴49个，比《黄帝内经》增加189个穴位，即全身共有针灸穴位649个。

《甲乙经》在前人经验的基础上，提出适合针灸治疗的疾病和症状等共计800多种。强调："用针之理，必知形气之所在、左右上下、阴阳表里、血气多少、行之逆顺、出入之合。"提示针灸医生为病人施治时，必须掌握时机，根据病人的不同体质、不同病情，采用不同的针刺艾灸的手法和技术。

要求选穴适宜，定穴准确，操作严谨，补泻手法适当等等。

现代人考证：皇甫谧是今宁夏回族自治区固原市彭阳县古城镇人，也有大量的资料可证实，比如有"朝那古城遗址方位及朝那鼎""朝那湫渊遗址""皇甫谧家族生活迁徙史"等等。但皇甫谧早已被甘肃省灵台县指认为该县籍人，并在灵台县修建了中国皇甫谧纪念馆、皇甫谧陵园、公园和纪念亭，建造了皇甫谧雕像，还成立了皇甫谧文化交流协会。

第三章　阴阳五行学说

阴阳五行学说是阴阳学说和五行学说的总称，是我国古代思想家在对自然现象及其相互关系的观察中总结出来的哲学思想，是古人用以认识自然现象，探求自然规律的方法论，是中国古代朴素的唯物论和自发的辩证法思想。它认为世界是物质的，物质世界在阴阳二气作用的推动下孳生、发展和变化；并认为木、火、土、金、水五种最基本的物质是构成世界不可缺少的元素。这五种物质相互资生、相互制约，处于不断的运动变化之中。这种学说对后来古代唯物主义哲学有着深远的影响，如古代的天文学、气象学、化学、算学、音乐和医学，都是在阴阳五行学说的影响下发展起来的。

我国古代医学家，在长期医疗实践的基础上，将阴阳五行学说广泛地运用于医学领域，用以说明人类生命起源，人体生理现象、病理变化，指导临床的诊断和防治。阴阳五行学说成为中医理论的重要组成部分，对中医学理论体系的形成和发展，起着极为深刻的影响。

第一节　阴阳学说

阴阳学说，是研究自然界事物的运动规律，并用以解释宇宙间事物的发生发展变化的一种古代哲学思想。

阴阳学说，是建立在古代唯物论基础上的朴素的辩证法思想。它认为：世界是物质性的整体，世界本身是阴阳二气对立统一的结果。由于阴阳二气的相互作用，促成了事物的发生，推动着事物的发展。正如《素问·阴阳应象大论》说"阴阳者，天地之道也，万物之纲纪，变化之父母，生杀之本始"。阴阳的对立统一运动，是自然界一切事物发生、发展、变化及消亡的根本原因。

阴阳学说渗透到医学领域，与中医学的理论和实践相结合，逐渐与中医学的具体内容融为一体，形成了中医学的阴阳学说。中医学的阴阳学说，是用阴阳的运动规律解释人体的生理活动和病理变化，指导临床实践的一种基本理论。它作为中医学所特有的论理方法，指导着历代医家的认识和实践活动。

一、阴阳的基本概念

阴阳是中国古代哲学的一对范畴。阴阳的最初含义是很朴素的，表示阳光的向背，向日为阳，背日为阴，后来引申为气候的寒暖，方位的上下、左右、内外，运动状态的躁动和宁静等。中国古代的哲学家们进而体会到自然界中的一切现象都存在着相互对立而又相互作用的关系，就用阴阳这个概念来解释自然界两种对立和相互消长的物质势力，并认为阴阳的对立和消长是事物本身所固有的，进而认为阴阳的对立和消长是宇宙的基本规律。如《易传·系辞上》说："一阴一阳之谓道。"

阴阳是对自然界相互关联的某些事物和现象对立双方属性的概括。它既可以代表相互关联而性质相反的两种事物或现象，又可用以说明同一事物内部相互对立的两个方面。如《类经·阴阳类》说："阳阳者，一分为二也。"

阴阳学说认为，世界是物质性的整体，自然界的任何事物都包括阴和阳相互对立的两个方面，而对立的双方又是相互统一的。《素问·阴阳应象大论》："清阳为天，浊阴为地，地气上为云，天气下为雨。"所以说，阴阳的矛盾对立统一运动规律是自然界一切事物运动变化固有的规律，世界本身就是阴阳二气对立统一运动的结果。

阴和阳，既可以表示相互对立的事物，又可用来分析一个事物内部所存在着的相互对立的两个方面。而它们之间何者属阴，何者属阳，是根据双方的形质、动态、位置、发展状态等不同因素来区分的。一般来说，凡是剧烈运动着的、外向的、上升的、温热的、明亮的，都属于阳；相对静止着的、内守的、下降的、寒冷的、晦暗的，都属于阴。如以天地而言，则以天为阳，地为阴。因天气轻清在上，故为阳，地气重浊在下，故为阴。以动静言，则动者为阳，静者为阴。动示生机旺盛，故属阳；静示生机沉寂，故属阴。以物质的运动变化而言，则阳化气，阴成形。因气态时物质运动剧烈，而液态或固态时相对安静，故当某一物质出现蒸腾气化的运动状态时，属阳，而出现凝聚成形的运动状态时，属阴。对生命过程而言，具有推动、温煦、兴奋等作用的物质和功能，统属于阳；具有凝聚、滋润、抑制等作用的物质和功能，统属于阴。（见表3-1）

表3-1　事物和现象的阴阳属性归类表

阳	天	日	火	上	左	昼	春夏	温热	明亮	运动	上升	兴奋	亢进	功能
阴	地	月	水	下	右	夜	秋冬	寒冷	晦暗	静止	下降	抑制	衰退	物质

古人通过长期观察，认为水与火这一对事物的矛盾最为突出，最为典型，水具有寒凉、幽暗、趋下等特性，可作为阴性事物或现象的代表；火具有温暖、光亮、向上等特性，可作为阳性事物或现象的代表。用水火的特性来说明阴阳，最具代表性，故《素问·阴阳应象大论》说："水火者，阴阳之征兆也。"阴阳虽不可见，但水火可见，通过观察水火的不同特性来理解阴阳这一抽象概念，无疑起到执简驭繁的作用。

任何事物均可以阴阳的属性来划分，但必须是针对相互关联的一对事物，或是一个事物的两个方面，这种划分才有实际意义。如果被分析的两个事物互不关联，或不是统一体的两个对立方面，就不能用阴阳来区分其相对属性及其相互关系。

阴阳是个抽象的概念，事物的阴阳属性，并不是绝对的，而是相对的。

这种相对性主要表现在以下两个方面：

一方面，表现为阴阳两方在一定的条件下可以各自向相反方面转化，即阴可以转化为阳，阳也可以转化为阴。本来具有光明、向上、运动、温热等特征阳性事物，可在一定条件下转为具有晦暗、向下、静止、寒凉等特征的阴性事物，反之亦然。如昼夜的转化与四季的更替。再如功能上的兴奋与抑制，兴奋属阳，抑制属阴，从兴奋转为抑制，则为由阳转阴，反之则为由阴转阳。可见，事物的性质变了，其阴阳属性亦随之改变。

另一方面，体现于事物的无限可分性，阴阳之中可再分阴阳。两种相互关联而性质相反的事物可分阴阳，而其中的某一事物又可再分为阴阳两个方面，即所谓阴阳之中复有阴阳。如昼为阳，夜为阴，昼又分上午和下午，上午阳益趋旺而为阳中之阳，下午阳渐衰减而为阳中之阴；夜又分前半夜与后半夜，前半夜阴益趋盛而为阴中之阴，后半夜则阴渐衰而阳渐复而为阴中之阳。阴阳双方中的任何一方都不是绝对的、纯粹的，而是相互包含着对方，即所谓"阴阳互藏"。

总之，阴阳的相对性，一方面表现为阴阳双方在一定条件下可以相互转化，即阴转化为阳，阳转化为阴，另一方面表现为阴阳的无限可分性，故《素问·阴阳离合论》："阴阳者，数之可十，推之可百，数之可千，推之可万，万之大不可胜数，然其要一也。"

阴阳学说的基本内容包括阴阳对立、阴阳互根、阴阳消长和阴阳转化四个方面。

二、阴阳学说的基本内容

阴阳学说的基本内容包括阴阳对立、阴阳互根、阴阳消长和阴阳转化四个方面。阴阳之间，既相互对立，又相互依存、促进，这是中医学中阴阳之间最基本的关系。而阴阳的相互消长与相互转化，是阴阳的基本运动形式。

在阴阳对立、互根、消长、转化的过程中，不断发生由量的变化到质的变化，从而推动事物向前发展，维持着阴阳之间的相对协调与平衡。

（一）阴阳对立

阴阳对立即指自然界的一切事物或现象都存在着相互对立的阴阳两个方面，而相反的阴阳之间具有相互斗争、相互抑制与相互排斥的关系。如上与下、天与地、动与静、升与降、左与右、出与入、昼与夜、明与暗、寒与热、水与火等等。其中上属阳，下属阴；天为阳，地为阴；动为阳，静为阴，升属阳，降属阴；左为阳，右为阴；出为阳，入为阴；昼为阳，夜为阴；明为阳，暗为阴；热为阳，寒为阴；火为阳，水为阴。正是由于阴阳的对立斗争、相互抑制与相互排斥，才使事物取得了统一，即阴阳的相对协调平衡。在自然界则可表现为季节气候的正常变化规律，在人体则体现为正常的生命活动。

如以一年之中四时气候的寒热温凉为例，由春至夏，阳气渐盛，抑制了阴气，使阴气日益消减或潜藏，气候由温转热；由秋至冬，阴气渐盛，抑制了阳气，使阳气日益消减或潜藏，气候就由凉转寒。阴阳之气的互相斗争、抑制与相互排斥，形成了年复一年的四季气候变化。

如以人体机能的兴奋与抑制过程而言，两者互相对立、互相抑制、互相排斥。兴奋属阳，抑制属阴。白天阳气充盛，机体得时气之助，兴奋占主导地位，因而人在白天工作学习，精力充沛；入夜阴气旺，机体受到日节律阴气偏盛的影响，则抑制占主导地位，人体则进入休息睡眠状态。说明阴阳之间的对立斗争、相互抑制与排斥，使兴奋与抑制取得了协调统一，从而得以维持人体生命活动的正常进行。

阴阳的对立斗争，贯穿于一切事物发展过程的始终，并体现于生物体生长化收藏和生长壮老已的全过程之中。在对立、斗争的基础上才能取得双方的统一，才能维持阴阳的动态平衡，事物才能发展变化，自然界才能生生不息。如果阴阳的对立斗争、抑制与排斥的关系失常，则常导致阴阳失调。例如：相互对立的阴阳双方，若一方过于强盛，则会对另一方过度抑制而致对方的不足；反之，一方过于虚弱，则对另一方抑制不足，从而导致对方的相对偏亢。这些都是阴阳对立斗争、抑制排斥的关系失常所致。

阴阳的对立，表现为它们之间的相互斗争、相互抑制与相互排斥的关系，但阴阳之间还有相互统一、相反相成的另一个方面，具体表现为阴阳的互根互用。

（二）阴阳互根

阴阳互根，系指相互对立的阴阳双方相互依存、互为促进、互相贯通的关系。

阴或阳任何一方都不能脱离对方而单独存在，每一方都以对方的存在作为自己存在的条件和依据。前人所说的"阴根于阳，阳根于阴"，"无阴则阳无以生，无阳则阴无以化"，"孤阴不生，独阳不长"，均含此义。以自然界的事物或现象而言，上为阳，下为阴，没有上就无所谓下，没有下也就无所谓上；热为阳，寒为阴，无热就无所谓寒，无寒亦无所谓热；动为阳，静为阴，无动就无所谓静，无静就无所谓动。再如：升与降，快与慢，内与外等等，均可划分阴阳，每一方均以对方的存在为前提和依据。

阴阳之间不仅相互依存，而且是相互促进的。如以人体的质能关系而言，构成人体的生命物质（如脏腑组织器官等）属阴，其机能活动属阳，两者之间既相互依存，且互为促进。若人体消化吸收的功能旺盛，则水谷精微充足，化生的精气血津液等生命物质充盈，机体得其所养，则形体脏腑生长发育健壮，此即"阴根于阳"，阳能促阴；从另一个方面看，脏腑身形发育良好，体格健壮，生命物质充沛，则能相应地产生或表现出旺盛的生理机能，此即"阳根于阴"，阴能促阳之义。这就是生理方面体现了阴阳之间相互依存和促进的关系。

阴阳互根还包含阴阳之间相互渗透、贯通与相互包含的关系。如以人体的气血而言，气属阳，血属阴，气是血液的生成来源和循行的动力，血是气的依附根据和物质基础。这种关系，中医学常用气能生血、行血、摄血和血能养气、载气来加以表述。也就是说，气中有血（阳中有阴），血中有气（阴中有阳），气血之间具有相互依存、相互渗透、互为贯通的特性。

如果阴阳互根的关系异常，可出现下述两种情况：一是阴阳互损。若阴或阳的一方虚损，必然导致对方的不足，出现阴损及阳或阳损及阴的异常变化，最终导致阴阳俱损。如人体机能（阳）的衰减，导致生命物质（阴）的匮乏，或营养物质（阴）的不足，而导致生理功能（阳）的衰减，就是阴阳互损的实例。二是阴阳离决。如果阴阳互根关系遭到彻底破坏，有阴无阳，称为"孤阴"，有阳无阴，称为"独阳"，"孤阴不生，独阳不长"。在机体而言，生生不息之机也就遭到严重的损害，以致"阴阳离决，精气乃绝"，亦即意味着生命的终止。

总之，阴阳对立与阴阳互根是阴阳基本关系的两个方面。阴阳对立，体现了阴阳的不可调和性；阴阳互根，体现了阴阳的不可分离性。它们之间，互为根据与前提，体现了一定意义上矛盾对立统一的思想。

（三）阴阳消长

阴阳消长，是指事物或现象中对立着的阴阳两个方面，并不是处于静止不变的状态，而始终处于此消彼长或此长彼消的不断运动变化之中。消，即消减、衰弱之义；长，即增长、盛大之义。也就是说事物内部的阴阳双方始终存在着一消一长、一盛一衰、一进一退的运动状态和发展趋向。

阴阳消长是由于同一体中对立双方的相互斗争、相互抑制与排斥所引起。另一方面，这种消长又因阴阳的互根互用而使之保持在统一体中。阴消阳长，阳消阴长，一盛一衰，一进一退，使对立着的阴阳双方始终处于不断运动的状态。消长本身就是不平衡，但从总体上来说，阴阳消长又维持着相对的平衡。所谓的阴阳平衡，是指阴阳双方在一定限度、一定时间内，在相互斗争的基础上，通过彼此间的消长运动而维持着相对的平衡。阴阳的正常消长必须在一定的限度内进行，即以维持统一体的存在为条件，否则，这种阴阳消长的结果就会使原来的事物解体消亡。

古人对阴阳消长的认识，是从对自然界的观察开始的。如一年四季的气候变化，由夏至秋及冬，气候由炎热逐渐转凉变寒，这是"阳消阴长"的变化过程；从冬至春及夏，气候从寒冷逐渐转暖变热，这又是"阴消阳长"的变化过程。由此可见，在四季之中，阴阳都处于消长运动的不平衡状态，但就一年中气候寒热变化的总体而言，阴与阳又是相对平衡的。又如，中午至黄昏及夜半，是阳消阴长的过程；夜半至清晨及中午，是阴消阳长的过程。所以，就一定的具体时刻而言，阴阳始终处于不平衡状态，但就昼夜变化的总体来说，"阴消阳长"与"阳消阴长"两者之间又是大体平衡的。若进一步分析，就一日而言，白天与黑夜的时间尚有一定的差异，并不是每天平均。由冬至到春分及夏至，白昼渐长，黑夜渐短，这是四季中阳长阴消的过程；而夏至到秋分及冬至，白昼渐短，黑夜渐长，这是阴长阳消的过程。这是造成一日之中白天与黑夜的时间不完全相等的原因。然而就一年的总体时间来说，白天与夜间是平均的，即阴阳是平衡的。

阴阳消长与平衡，符合事物运动变化的一般规律，即运动是绝对的，静止是相对的；消长是绝对的，平衡是相对的。也就是说，在绝对的运动之中包含着相对的静止，在相对的静止中又包含着绝对的运动；在绝对的消长之中维持着相对的平衡，在相对的平衡中又存在着绝对的消长。一切事物都是在绝对的运动和相对的静止及绝对的消长和相对的平衡中发展变化的。

以人体的生理功能而言，由于人体与自然界相适应的原理，白天阳盛，故机体生理功能也以兴奋为主；黑夜阴盛，故机体的生理功能也以抑制为主。子夜一阳生，日中阳气隆，机体的生理功能由抑制为主逐渐转向兴奋为主，此即阴消阳长的过程；日中至黄昏及夜半，阳气渐衰，阴气渐盛，机体的生理功能也从兴奋为主逐渐转向抑制为主，此即阳消阴长的过程。所以，无论白天还是黑夜，人体生理活动的兴奋与抑制总处于一消一长、一盛一衰的绝对的不平衡状态之中，但从昼夜的总体时间内来说，人体的兴奋过程与抑制过程又是相对平衡的。以人体的物质与功能而言，机体在进行各种功能活动的时候，必然要消耗一定数量的营养物质，此即阴消阳长的过程；在化生各种营养物质的时候，又必须消耗一定的能量，此即阳消阴长的过程。前者是异化作用（阳），后者为同化作用（阴）。对于正常的人体而言，无论是阴消阳长与阳消阴长，还是异化与同化，总体上维持着相对的平衡。古人称为"阴阳均平"或"阴平阳秘"。由此可见，阴阳的消长与平衡是维持人体生命和进行正常生理活动的必要条件。

阴阳的消长是阴阳双方在数量上的变化，是事物阴阳运动的量变过程。如果这一消长运动是在一定范围、一定限度内进行，即消而不偏衰，长而不偏亢，那么事物在总体上仍旧呈现出相对稳定状态，即阴阳双方处于相对的平衡状态。如果因某种原因阴阳之间的消长变化超越了一定限度、一定范围，使一方太过，而另一方不及，或只有"阴消阳长"而无"阳消阴长"，或只有"阳消阴长"而无"阴消阳长"，即是破坏了阴阳的相对平衡，形成阴或阳的偏盛偏衰，在自然界则标志着气候的异常变化，在人体即是病理状态。

（四）阴阳转化

阴阳的相互转化，是指相互对立的阴阳双方在一定的条件下可以向其对立的方面转化，即阴可以转化为阳，阳可以转化为阴。

阴阳双方在斗争抑制和互根互用基础上的消长运动发展到一定阶段时所出现的转化，是事物运动变化的又一种基本形式。经过两次转化，即表现为一个周期，从而使自然界一些事物的发展变化具有一定的周期性和节律性特点。例如四时寒暑的更迭，昼与夜的交替，以及人体的呼吸、心脏跳动等等，无不是阴阳相互转化而表现为周期性和节律性运动变化的特征。

阴阳双方的相互转化，体现了事物从化到变的规律。阴阳之所以转化，是由于对立着的阴阳双方本来就存在着相互包涵、相互依存、相互为用的内在联系的缘故。也就是说阴阳对立的双方相互倚伏着向对立面转化的因素。《素问·六微旨大论》说："夫物之生，从于化，物之极，由乎变，变化之相薄，成败之所由也……成败倚伏生乎动，动而不已，则变作矣。"说明新事物生成之时，已倚伏着败亡之因；旧事物败亡之际，也孕育着新事物产生的萌芽。所有这些变化，都是在动而不已的消长过程中实现的。因此，阴阳的对立斗争与互根互藏是阴阳可能转化的内在根据，而不停顿的消长变化是转化得以进行的基础。

阴阳转化，一般都出现在事物变化的"物极"阶段，即所谓"物极必反"。《灵枢·论疾诊尺》说："已时之变，寒暑之胜，重阴必阳，重阳必阴，故阴主寒，阳主热，故寒甚则热，热甚则寒。故曰：寒生热，热生寒，此阴阳之变也。"《素问·阴阳应象大论》也说"重阴必阳，重阳必阴"，"寒极生热，热极生寒"。这里的"重""极"是促使阴阳转化的条件，即事物的阴阳消长变化达到极点时，就会出现阴阳的相互转化。

阴阳的转化与阴阳的消长是密切相关的。如果说阴阳的消长是一个量变过程的话，那么阴阳转化往往表现为量变基础上的质变。阴阳的转化既可以表现为突变的形式，也可表现为渐变的形式。所谓突变，是指在阴阳的消长过程中，当阴阳消长发展到极点时，阴阳即快速向其反面转化。如夏季炎热之时，突然雷电暴雨，从而转凉，即是突变的例子。所谓渐变，是指阴阳双方在消长过程中，随着阴长阳消的变化而渐变为阴，随着阳长阴消的变化而渐变为阳。如四时寒暑的更迭，昼夜交替等，即是渐变的例子。

就人体生理而言，机体的物质与功能之间的相互关系，亦表现为阴阳的相互转化过程。在此过程中，营养物质（阴）不断地转化为功能活动（阳）；功能活动（阳）又不断地转化为营养物质（阴）。再如气与血、兴奋与抑制、物质的分解与合成、情绪的高涨与低落等，都呈现出相互转化、相互交替的过程，也都是阴阳消长发展到一定限度而出现的相互转化。这种转化一般以渐变为主，故"极"与"重"有时表现得不甚明显。

在疾病的发生发展过程中，由阳转阴或由阴转阳的证候变化过程也很常见。机能亢盛之阳证，可以转化为机能衰竭之阴证。如某些急性热病，由于热毒极重，大量耗伤机体元气，在持续高热与汗出的情况下，可以突然出现体温下降、面色苍白、四肢厥冷、脉微欲绝等阳气暴脱的危候，疾病由阳证急剧转化为阴证。

综上所述，阴阳学说的基本内容主要有阴阳对立、阴阳互根、阴阳消长与阴阳转化等几个方面。阴阳的对立与互根，阐明事物的对立统一关系；阴阳的消长与转化，使事物运动变化的基本形式。阴阳的对立统一是在阴阳的不断消长、转化过程中实现的；而阴阳的消长与转化是以阴阳对立互根为基础的。阴阳消长是在阴阳对立、互根基础上表现出的量变过程；阴阳转化是在量变基础上的质变。阴阳之间的这些关系既相互区别，又相互联系，不可分割。理解这些基本观点，有助于认识错综复杂的自然现象和掌握中医学的主要学术内容。

兹将阴阳学说的基本内容归纳成简表如下（表3-2）。

表3-2　阴阳学说基本内容表

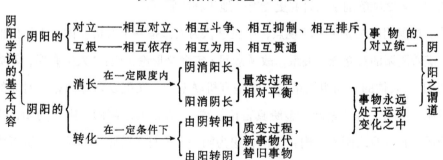

三、阴阳学说在中医学中的应用

古代自然哲学的阴阳学说被引用到医学领域之后，得到了高度灵活的应用，它作为中医学的论理方法，成为古代医学构筑中医学理论体系的基石，并贯穿于中医学理论和临床的各个方面，用以说明人体的组织结构、生理功能、病理变化，并有效地指导疾病的诊断与治疗。

这种应用本身就说明中医学体现了自发的辩证法思想，也使阴阳学说在中医学中专业化，并得到了创造性发展。它使哲学与医学有机地结合，成为中医学理论体系中的一个组成部分。

（一）说明人体的组织结构

古人在长期的生活、生产及与疾病做斗争的过程中，通过长期的观察与实践，其中包括对动物与人体的解剖，积累了相当的解剖学知识和丰富的医疗经验，对人体的宏观结构，如毛发、皮肤、肌肉、血管、血液、肌腱、关节、骨骼、九窍、五脏、六腑、脑等已有概略的认识。但是，仅靠这些粗略的解剖学知识，在当时的条件很难说明机体各部的有机联系和阐明复杂的生理与病理现象。于是在整体思想的指导下，借用阴阳理论来认识人体的组织结构，较之纯解剖学的研究更能有效地为临床服务。

根据阴阳对立统一的观点，中医学认为人体是一个有机整体，人体内部充满着阴阳的对立统一关系，故《素问·宝命全形论》说："人生有形，不离阴阳。"人体的一切组织结构，既是有机联系的，又可以划分为相互对立的阴阳两部分。如《素问·金匮真言论》说："夫言人之阴阳，则外为阳，内为阴。言人身之阴阳，则背为阳，腹为阴。言人身之脏腑中阴阳，则脏者为阴，腑者为阳。肝、心、脾、肾、肺、肾，五脏皆为阴，胆、胃、大肠、小肠、膀胱、三焦，六腑皆为阳。"（表3-3）

人体是一个多层次、多方面的阴阳对立统一的有机体。由于层次不同，人体脏腑经络组织的阴阳所指有所不同。就大体部位而言，上部为阳，下部为阴；体表属阳，体内属阴。就其躯体和四肢内外侧而言，则背部属阳，腹部属阴；四肢外侧为阳，四肢内侧为阴。根据阴阳之中各有阴阳的道理，躯壳为阳，皮肤为阳中之阳，筋骨为阳中之阴；体内脏器属阴，五脏为阴中之阴，六腑为阴中之阳。五脏之中，又可再分阴阳：心肺居上属阳，其中心为阳中之阳，肺为阳中为阴；肝肾居下属阴，肝为阴中之阳，肾为阴中之阴。具体到每一脏，又可进一步再分阴阳，如心有心阴、心阳，肝有肝阴、肝阳等等。

表3-3　人体组织结构的阴阳属性归纳表

类别	人体部位				脏腑组织			
阳	上部	体外	背	四肢外侧	六腑	络脉	气	皮毛
阴	下部	体内	腹	四肢内侧	五脏	经脉	血	筋骨

另外，分布于全身的经脉和络脉，亦有阴阳之分。由于脏为阴，腑为阳，故隶属于脏的经脉为阴经，隶属于腑的经脉称为阳经。由于外为阳，内为阴，上为阳，下为阴，故分布于体表及身体上部的络脉称为阳络，分布于内脏、肢体深层及下部的络脉称为阴络。以此类推，只要人体相对而又相互联系的两个方面，都可用阴阳来概括。

总之，人体组织结构的上下、内外、表里、前后各部分之间，以及内脏、经络之间，无不包含着阴阳的对立与统一。

（二）说明人体的生理功能

中医学成功地运用阴阳学说，从整体、系统方面来深刻阐述人体的生理功能，并达到了较为完善的程度。

阴阳的对立、互根、消长、转化内容，之所以能用来解释说明人体正常的生命活动和生理功能，是由于体内对立着的阴阳两个方面，本来就存在着相互制约、相互依存的关系，并在相互消长和相互转化的运动中，保持协调平衡的结果。

如前面已经讲到的人体物质与功能之间的内在联系，就是一个明显的例证。气、血、精、津液等人体物质，是由脏腑的生理活动所化生；而脏腑的生理活动，又是以气、血、精、津液等物质为基础的。没有物质（阴），就不能产生功能（阳）；没有一定的功能（阳），也就不能化生物质（阴）。人体进行功能活动时，必然要消耗一定的物质，这是阴消阳长的过程；而在化生营养物质时，又必然消耗一定的能量，这是阴消阳长的过程。消长之中，又包含转化的过程，即功能转化为物质，而物质又转化为功能。于是，在一定的限度内，物质与功能，即阴与阳，处于相互对立、依存、消长和转化的统一体中，并从总体上保持相对的动态平衡，从而保证了人体生命活动和生理功能的正常进行。

以人体的呼吸功能而言，呼气属阳，吸气属阴。两者是对立的、相反的，但又是相互依存、相互为用的。没有呼，就没有吸；没有吸，也就没有呼。呼有助于吸，吸有助于呼。两者之间存在着相反相成的关系。就每一次呼吸运动而言，呼气是阳长阴消的过程，吸气是阴长阳消的过程。呼气至极，就开始转化为吸气；吸气至极，又开始转化为呼气。每一次呼气的极点，也就是下一次吸气的起点；每一次吸气的极点，也就是下一次呼气的起点。呼与吸的两次转化，成为一个周期。呼气与吸气运动，就是在阴阳消长与转化中循环往复，并保持着相对的平衡状态。如果以呼吸运动的频率而言，兴奋呼吸功能，促进呼吸加快的方面属阳；抑制呼吸功能，使呼吸减慢的方面属阴。阴阳相互制约，并保持协调平衡，则呼吸不快不慢，维持在一个常度。人在睡眠休息时，处于阴长阳消的过程中，阴相对占主导地位，故呼吸的频率适当减慢；当白昼人在生活活动时，处于阳长阴消的过程中，阳相对占主导地位，故呼吸的频率比夜间睡眠时要快一些。若人在体力劳动时或进行强烈的体育运动时，"动则生阳"，阳气处于亢奋的状态，阴的抑制相对不足，故呼吸运动加快，甚至喘气；但当人体停止体力劳动和激烈的体育活动，休息下来后，"静则生阴"，由于阴的抑制约束作用与阳气的不再亢奋，阴阳之间又重新回到相对的平衡状态，呼吸即平静下来而恢复常态。由此可见，在一定的限度内，正常的人体有使生理功能的阴阳两方面恢复相对平衡的自动调节能力。（表3-4）

表3-4　人体生理功能的阴阳属性归纳表

类别	生理活动				气机运动	
阳	兴奋	亢进	温煦	功能活动	升	出
阴	抑制	衰退	滋润	营养物质	降	入

至于人体的物质代谢、心脏的跳动与脉搏、大致恒定的体温、四肢的运动、各脏腑组织器官的功能活动等等，无不可以用阴阳的对立统一、消长转化和相对平衡的原理，给以合理的和较为满意的说明。

人体本身是一个统一的整体，人体与自然环境也是一个统一的整体。外界环境的阴阳变化，也影响到人体的阴阳变化。故人体的生理功能与自然界四时、昼夜的阴阳变化相适应。如白天为阳，所以人在白天阳气盛，活动多，物质代谢以异化作用为主；夜间为阴，此时人体的阴气盛，睡眠休息，物质代谢以同化作用为主。同样，春夏气候处于阴消阳长阶段，人体的阳气以升发为主；秋冬气候处于阳消阴长阶段，人体的阳气以潜藏为主。

总之，人体是由多层次、多方面的阴阳对立组成的统一体。其阴阳两方的相互抑制约束、互根互用以及在此基础上的相互消长与转化所维持着的相对平衡，不仅用来说明人体生命活动的正常进行，还可用来说明人与自然界的统一关系。如果人体的阴阳相对平衡协调遭到破坏，则标志着人体处于疾病状态；若人体阴阳双方不能相互维系而分离，则标志着生命活动的终止。

故《素问·生气通天论》说："阴平阳秘，精神乃治；阴阳离决，精气乃绝"。

（三）说明人体的病理变化

人体的内外、表里、上下各部分之间，以及机体的物质与物质、物质与功能、功能与功能之间，必须处于平衡协调状态，方能维持人体正常的生命活动。因而机体阴阳双方的协调平衡是健康的标志，而阴阳失去协调平衡，则标志着机体处于疾病状态。

一切疾病的发生及其发展变化的过程，都是机体因正邪斗争而伴随着的阴阳异常消长的过程，实际上是机体功能失常后反映出来的阴阳偏盛偏衰的状态。邪气，泛指一切致病因素，可分为阴邪和阳邪两类。如六淫中的寒、湿为阴邪；暑、火为阳邪。正气，是指人体的机能活动及其抗病康复能力，亦可分为阴阳。阳气与阴液就是相对的两个方面。疾病的发生，就是邪气作用于人体正气，而正气奋起抗邪，引起邪正斗争的结果。若用阴阳学说来解释，实际上就是邪气侵入人体，引起了阳邪与阴液、阴邪与阳气之间的相互作用、相互斗争，邪正斗争则有胜负，因而导致了机体阴阳失去平衡协调，临床上出现阴阳的偏盛、偏衰、互损、转化等各种病理变化（图3-1）。故中医学常用邪正盛衰、阴阳失调来概括疾病的病理变化，把阴阳失调作为疾病的基本病机。

阳邪致病，可导致阳偏盛而阴伤的热证；阴邪致病，则导致阴偏盛而阳损的寒证。阳气虚则不能制阴，而出现虚寒证；阴液不足则不能制阳，而出现虚热证。所以《素问·阴阳应象大论》说："阳盛则热，阴盛则寒。"《素问·调经论》也说："阳虚则外寒，阴虚则内热，阳盛则外热，阴盛则内寒。"

阴阳的偏盛与偏衰既是临床常见疾病的病理变化，也是阴阳失调病机中的重要内容，故中医学把"阳胜则热，阴胜则寒，阳虚则寒，阴虚则热"称为病理总纲。阴阳的平衡协调主要是以阴阳的对立制约以及阴阳在一定限度内的相互消长来维持的，故阴阳对立制约关系失调，或一方偏盛，对另一方过度制约，或一方不足，不能制约另一方，以及在此基础上出现的阴阳超过正常限度的消长，则表现为以阴阳的偏盛偏衰为特征的阴阳失调。

此外，机体内的阴或阳虚损到一定程度，常常会导致另一方的不足，即所谓"阳损及阴""阴损及阳"，甚至出现"阴阳两虚""阴阳互损"。如某些慢性疾病，在其发展过程中，由于阳气虚弱而累及阴精的生化不足，或由于阴精的亏虚而导致阳气的生化无源，最终引起阴阳两虚，都是临床常见的病理变化。

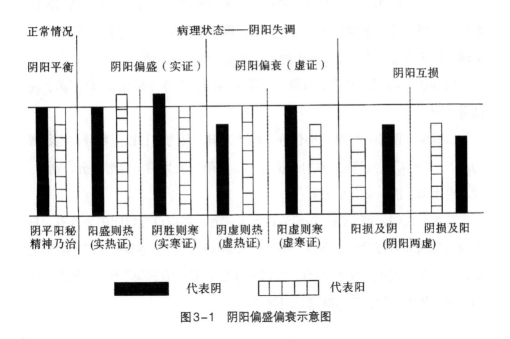

图3-1　阴阳偏盛偏衰示意图

（四）用于疾病的诊断

由于疾病的发生和发展是正邪相争以致阴阳失去平衡协调所致，阴阳失调是疾病的基本病机，所以，任何疾病，尽管其临床表现错综复杂，千变万化，但都可用阴阳来加以概括说明。中医诊察疾病时，若能善于运用阴阳两分法，就能抓住疾病的关键。故《素问·阴阳应象大论》说："善诊者，察色按脉，先别阴阳。"

在辨证上，虽有阴阳、表里、寒热、虚实八纲，但八纲中又以阴阳为总纲。表、实、热属阳，里、虚、寒属阴。只有首先分清阴阳，才能抓住疾病的本质，做到执简驭繁。从大的方面，可以概括整个病情是属于阴证还是阳证；从小的方面，则可以分析四诊中一个个具体的症状和体征。例如：

以色泽分阴阳：从色泽的明暗可以辨别病情的阴阳属性及深浅轻重。色泽鲜明为病在阳，其病轻浅；色泽晦暗为病在阴，其病深重。

以声息分阴阳：从呼吸气息的动态，发出的声音，可以区别病情的阴阳属性。呼吸气粗、语声高亢洪亮、多言而躁动者，属实、属热，为阳；呼吸微弱、语声低怯无力、少言而沉静者，属虚、属寒，为阴。

以症状分阴阳：发热、口渴、便秘等为阳；恶寒（畏寒）、口不渴、便溏等为阴。

以脉象分阴阳：以脉的部位分，则寸为阳，尺为阴；以至数分，则数者为阳，迟者为阴；以脉显现的部位分，浮为阳，沉为阴；以形态分，则大、洪、滑为阳，涩、细、小为阴。

总之，用望、闻、问、切四诊诊察疾病时，都应以分辨阴阳为首务。只有辨明症状和体征的阴阳属性，进而弄清楚疾病的病机是哪种形式的阴阳失调，才能辨证准确，治疗得当。所以《景岳全书·传忠录》说："凡诊病施治，必须先审阴阳，乃为医道之纲领。"

（五）用于疾病的治疗

1.确定治疗原则

由于阴阳偏盛偏衰是疾病发生发展的根本原因，因此调整阴阳，补偏救弊，补其不足，泻其有余，恢复阴阳的相对平衡状态，就是治疗的基本原则。

阳盛者泻热，阴盛者祛寒，阳虚者扶阳，阴虚者补阴。不论阴阳的偏盛或偏衰，其基本原则都是：寒者热之，热者寒之；虚者补之，实者泻之。

2.归纳药物的性能

阴阳用于疾病的治疗，不仅用以确立治疗原则，而且也用来概括药物的性味功能，作为指导临床用药的依据。药物的性能，一般来说是根据其气（即寒、热、温、凉四气）、味（即辛、甘、酸、苦、咸五味）和升降浮沉来决定。而药物的气味和升降浮沉，都可以用阴阳来归纳说明（表3-5）。

表3-5 药物性能的阴阳属性归纳表

类别	四气	五味	升降浮沉
阳	温 热	辛 甘	升 浮
阴	寒 凉	酸 苦 咸	沉 降

治疗疾病，就是根据病情的阴阳偏盛、偏衰情况，确定治疗原则，再结合药物的阴阳属性和作用，选择使用相应的药物，从而达到治疗的目的。

（六）用于指导疾病的预防

阴阳学说认为，人体内部的阴阳变化如能保持与天地间阴阳变化协调一致，就能够祛病延年。《素问·四气调神大论》指出："夫四时阴阳者，万物之根本也。所以圣人春夏养阳，秋冬养阴，以从其根。"这就是说，人们在春夏季节不要一味贪凉，要注意保养阳气，以为秋冬之用；在秋冬之季，不要总是补阳，而要注意保存阴精，以为春夏之用，这是防病摄生的根本。在一年四季中，顺其四时，调其阴阳，可使人体健康，并增强预防疾病的能力。相反，如果不能分别四时，把握阴阳，便会导致疾病的发生。

第二节　五行学说

五行学说，是运用木、火、土、金、水五种基本物质及其运动变化规律，阐释宇宙间事物的相互联系和运动变化的一种古代哲学理论，它属于我国古代朴素的唯物辩证法范畴。

五行学说不仅认为，宇宙间的一切事物是由木、火、土、金、水五种基本质之间的运动变化所生成，宇宙间的事物可以根据不同性质和作用分为木、火、土、金、水五类，以木、火、土、金、水为中心构成五大系统，而且认为宇宙间的任何事物都不是孤立的、静止的，而是在五行的生克运动中维持着系统内部和系统之间的相对稳定性。

古代自然哲学的五行学说渗透到中医学中，与中医学的理论和实践相结合，则形成了中医学的五行学说。中医学的五行学说是以五行的属性及其运动规律来阐释人体生理、病理及其与外在环境的相互联系，指导临床诊断治疗的一种中医学的独特理论，与阴阳学说一样帮助古代医家在整体、系统观思想指导下，构筑中医学理论体系，并成为中医学理论体系的一个组成部分。

一、五行的基本概念

五行，是木、火、土、金、水五类基本物质及其运动变化。五行的"行"，是指运动变化，即运动不息之义。

五行最初曾称为"五材"。五材是指人们日常生产和生活中不可缺少的五种物质，即木、火、土、金、水，因而五材并非一个抽象的哲学概念。

五行是一个较抽象的哲学概念，它不再特指木、火、土、金、水五种物质本身，而是指这五种物质的性质和作用，因而宇宙中的万物也可以这五种物质的性质和作用为理论根据而分别归属五行之中，从而构成五行系统。

二、五行学说的基本内容

五行学说不仅探讨五行的特性和各类事物的属性，而且还以五行之间的相生相克来探索和阐释各事物之间的相互联系，以及在此基础上体现出的统一性、完整性和自我调控机制。五行学说的基本内容主要有五行的特性、事物的五行归类及五行的生克乘侮关系。

（一）五行的特性

五行的特性，是古人在长期的生活和生产实践中，对木、火、土、金、水五种物质细心观察，在积累大量朴素认识的基础上，进行抽象而逐渐形成的理性概念。它是分析各种事物的五行属性的理论依据，又是研究事物之间相互联系的基本法规。

根据五行学说，"木曰曲直"，凡是具有生长、升发、条达舒畅等作用或性质的事物，均归属于木；"火曰炎上"，凡具有温热、升腾作用的事物，均归属于火；"土爰稼穑"，凡具有生化、承载、受纳作用的事物，均归属于土；"金曰从革"，凡具有清洁、肃降、收敛等作用的事物则归属于金；"水曰润下"，凡具有寒凉、滋润、向下运动的事物则归属于水。

（二）对事物五行属性的推演和归类

五行学说以五行的特性来推演和归类事物的五行属性的。事物的五行属性，并不等同于木、火、土、金、水本身，而是将事物的性质和作用与五行的特性相类比，而得出事物的五行属性。如事物的特性与木的特性相近，则归属于木；与火的特性相类似的事物，则归属于火。也就是说，根据五行的特性，采用取象比类、援物比类的方法，凡具有相似属性或作用的事物，就分别归属于各行之中。于是自然界的万事万物都相应地分成五类，构成了大大小小不同层次的五行结构系统。古代医家在引进五行学说时，也以五行的特性来归类人体的组织结构、生理与病理现象，从而形成五行配五脏，以五脏为中心的人体内部各个层次的五行系统。自然界的大五行系统与人体的小五行系统之间，又是相互联系的。

按照五行学说，自然界及人体等可分别归类如下（表3-6）。

表3-6　五行属性推演归类表

自然界						五行	人 体					
五味	五色	五化	五气	五方	五季		五脏	六腑	五官	形体	情志	五声
酸	青	生	风	东	春	木	肝	胆	目	筋	怒	呼
苦	赤	长	暑	南	夏	火	心	小肠	舌	脉	喜	笑
甘	黄	化	湿	中	长夏	土	脾	胃	口	肉	思	歌
辛	白	收	燥	西	秋	金	肺	大肠	鼻	皮毛	悲	哭
咸	黑	藏	寒	北	冬	水	肾	膀胱	耳	骨	恐	呻

自然界是以四季（五季）、五方为中心展开的一个大的五行系统，人体是以五脏为中心展开的一个小五行系统。

方位配属五行，则由于日出东方，与木的升发特性相类，故归属于木；南方炎热，与火的特性相类，故归属于火；日落于西，与金的肃降特性相类，故归属于金；北方寒冷，与水的特性相类，故归属于水。以季节配五行，因春季温暖，草木生长，与木的特性相类，故归属于木；夏季炎热，与火的特性相类，故归属于火；秋季凉爽，草木摇落，与金的特性相类，故归属于金；冬季寒冷，与水的特性相类，故归属于水。

以五方五时为中心展开的五行图式，初看起来很难理解，或带有某些神秘感，但只要考虑到我国的自然条件，就会发现它的客观性。我国地处北温带，五方气候有很大的差异，长期的观察使古人认识到，春季多东风，其风柔和温煦，万木荣发，大地一片翠绿，东、春、风、生、青就自然地联系起来了；夏季酷热，多南风，烈日炎炎，好似赤火，动植物均得充分的长养，南、夏、暑、长、赤很自然地联系起来了；秋季气候凉而燥，西风扫落叶，犹如金戈挥舞，一派肃杀，田里庄稼收割，大地脱下绿装，给人以白空之感，西、秋、燥、收、白就自然地联系起来了；冬季严寒，北风凛冽，千里冰封，生物都闭藏起来，昼短夜长，阳光很弱，使人有暗昧之感，北、冬、寒、黑、藏就联系起来了……

五行配人体的脏腑、组织、器官和人体的生理与病理，最初并不一致，这不仅在先秦时期以至西汉时期不同书中配法有差异，即使在《黄帝内经》的不同篇章中也不尽相同。大概是经过许多医家逐步整理而逐渐统一起来的。以五脏配五行，由于肝主升而归属于木，心主温煦而归属于火，脾主运化而归属于土，肺主清肃而归属于金，肾主水液代谢而归属于水。进而以五脏为中心，推演络绎，肝主筋，开窍于目，故筋与目亦属于木；心主血脉，开窍于舌，故脉与舌亦属于火；脾主肉，开窍于口，故肉与口亦属于土；肺主皮毛，开窍于鼻，故皮毛与鼻亦属于金；肾主骨，开窍于耳，故骨与耳亦属于水。凡属同一行的事物之间有着相互联系。如"东方生风，风生木，木生酸，酸生肝，肝生筋……"（《素问·阴阳应象大论》），这是同行事物之间的相互感应表现，为同气相求、同类相长的关系；另一方面，"怒伤肝""风伤筋""酸伤筋"，则是同类事物的太过，过则自伤，表现为同类相残的关系。其他各行的事物亦依此类推。

对人体做出五行属性的推演和归类，是古代医家在长期的观察与临床实践的基础上完成的。如古人观察到长夏多湿，湿邪最易伤脾，以致纳差食少，胸闷呕恶，口中黏腻，肌肉酸重而困乏，湿热甚还可见口甜，黄疸，甘味为脾所喜好，适当的甘味是生脾、补脾的，但味过于甘，又能呆胃滞脾，壅中腻膈，于是将长夏、湿、甘、黄、脾、胃、口、肉等事物联系起来，归于土这一行。五行属性归类的积极意义在于：一方面，它把人体归纳为以五脏为中心的相互联系的五个生理、病理系统，使机体成为一个统一的整体；另一方面，人体与自然界之间由于同一行的事物相互贯通、相互感应，而具备统一性。

（三）五行的生克乘侮关系

五行学说不仅以五行特性来推演和归类事物，使同属一行的事物之间相互联系起来，而且以五行之间相生和相克的关系来探索和阐释事物之间相互联系、相互协调平衡的整体性和统一性，以五行之间的相乘和相侮来探索和阐释事物之间协调平衡被破坏后的相互影响，这便是五行生克乘侮的主要意义。

1.五行的生克

五行之间存在着相生与相克的关系。生，即资生、助长的意思。相生，是指这一事物对另一事物具有促进、助长和资生的作用。克即克服、抑制、制约的意思。相克，是指这一事物对另一事物的生长和功能具有抑制和制约的作用。相克与相生关系的结合，称为制化。相生和相克是自然界普遍存在的正常现象，对人体来说，也是属于正常的生理现象。正因为事物之间存在着相生和相克的联系，才能在自然界维持生态平衡，在人体维持生理平衡。

（1）相生：相生的顺序是：木生火，火生土，土生金，金生水，水生木。依次资生，循环无穷。五行中的任何一行，都有"生我"和"我生"两个方面的联系，《难经》比喻为"母"与"子"的关系。"生我"者为我之"母"，"我生"者为我之"子"。如以火为例，生火者为木，故木为火之母；火生土，故土为火之子。余可类推。若以火与土两行的关系来说，由于火生土，故火为土之母，土为火之子。因此，五行相生，实际上是指五行中的某一行对其子行的资生、促进和助长作用。

（2）相克：相克的顺序是：木克土，土克水，水克火，火克金，金克木。依次克制，循环无穷。五行中的任何一行，都有"克我"和"我克"两个方面的联系，《黄帝内经》中称为"所胜"与"所不胜"。"克我"者为我之"所不胜"，"我克"者为我之"所胜"。余可类推。若以火与金两行的关系来说，因火克金，故火为金之"所不胜"，金为火之"所胜"。因此，五行相克，实际上是指五行中的某一行对其所胜行的克制和制约作用。

（3）相生与相克的关系：从五行中的任何一行来说，都存在"生我""我生"和"克我""我克"四个方面的关系。"生我""我生"虽是五行中的相生，但生中的制。如木的"生我"为水，木的"我生"为火，而水又能制火。"克我"和"我克"虽是五行的相克，但克中有生，制中有化。如木的"克我"为金，木的"我克"为土，而土又生金。可见，相生与相克是不可分割的两个方面。没有生，就没有事物的发生和成长；没有克，就不能维持正常协调关系下的发展与变化。因此，必须生中有克（化中有制），克中有生（制中有化），相反相成，才能维持事物协调平衡的发展与变化。诚如《类经图翼·运气上》所说："造化之机，不可无生，亦不可无制，无生则发育无由，无制则亢而为害。"这就表明，在五行系统中，各个部分不是孤立的而是密切相关的，每一部分的变化必然影响着其他所有部分，同时，它也受五行整体的影响和制约。任何两部分之间，由于总有相胜或相生的关系，所以是不平衡的，从而处于运动之中；然而就整体来看，生和胜却在总体之中表现出相对的平衡。五行中的每一行，由于既有所生，又被生，既有所克，又被克，在总体上也呈现出动态的均势（图3-2）。

可见，五行所达到的平衡不是绝对静止，而是建立在不断运动的基础上。五行学说就这样以相生、相克及制化不息来说明任何一个事物都是受到整体调节，防止其太过或不及，以此维持事物之间相对的动态平衡。用之来阐释自然，即能说明自然气候的正常变化和自然界的生态平衡；以此来阐释人体，即是机体的生理平衡。

五行的生克关系

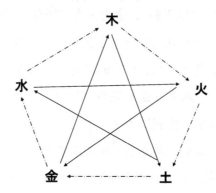

相克：木 ——→ 土 ——→ 水 ——→ 火 ——→ 金 ——→ 木

相生：木 ——→ 火 ——→ 土 ——→ 金 ——→ 水 ——→ 木

图3-2　五行的生克关系

2.五行的乘侮

五行之间正常的生克制化关系遭到破坏时，就会出现异常的乘侮现象。相乘、相侮，实际上是反常情况下的相克现象。

（1）相乘：乘，即欺凌之意。相乘，是指五行中的某一行对其"所胜"一行的过度克制。由于相克太过，超过正常制约的程度，使事物之间失去了正常的协调平衡关系。五行之间相乘的次序与相克同，即木乘土，土乘水，水乘火，火乘金，金乘木。

相乘现象的出现，主要有两个方面的原因：一是五行中的某一行本身过于强盛，因而造成对其"所胜"一行克制太过，引起制化异常。如木过于强盛，则克土太过，而造成土的不足，即称为"木亢乘土"。二是五行中某一行本身的虚弱，使原来克它的一行乘虚侵袭，克制太过。如木并不过于强盛，但由于土的不足，因而造成木克制土的力量相对增强，使土更加虚弱，即称为"土虚木乘"。

"相克"与"相乘"的区别是："相克"是正常情况下的制约关系；"相

乘"是正常制约关系遭到破坏后的异常相克现象。在人体，前者为生理现象，而后者为病理现象。

（2）相侮：侮，即欺负凌辱之意。相侮，是指五行中的某一行对其"所不胜"一行的反克。即某一行不仅不被"所不胜"一行克制和制约，反而对其"所不胜"一行进行克制和欺凌，从而导致事物间正常协调平衡关系的破坏。所以，相侮又称"反克"或"反侮"。五行之间相侮的次序与相克的次序相反，即木侮金，金侮火，火侮水，水侮土，土侮木。

相侮现象的出现，也主要有两个方面的原因：一是由于五行中的某一行特别强盛，因而造成对其"所不胜"（即"克我"）一行进行反克。如火本受水克，由于火的特别旺盛，使火不仅不受水的克制，反而对水进行反克，称为"火亢侮水"。二是由于五行中的某一行特别虚弱，因而造成其"所胜"行的反克。如由于水的特别虚弱，不仅不能克火，反而受到火的反克，称为"水虚火侮"。

（3）相乘与相侮的关系：相乘与相侮，都是不正常的相克现象，两者之间既有区别，又有联系。

相乘与相侮的主要区别是：相乘是按五行相克顺序发生过强的克制，从而形成五行间的制化异常；相侮是与五行相克顺序相反发生的克制现象，从而形成五行间的制化异常。

相乘与相侮之间联系是：在发生相乘时，也可同时发生相侮；发生相侮时，也可同时发生相乘。如木过强时，既可以乘土，又可以侮金；金虚时，既可受到木的反侮，又可受到火乘。因而相乘与相侮之间存在着密切的联系。故《素问·五运行大论》说："气有余，则制己所胜而侮所不胜；其不及，则己所不胜侮而乘之，己所胜轻而侮之。"

综上所述，相反相成的生克制化，维持着五行之间相对的协调平衡状态。相生相克的过程，即事物发展变化的过程。在这些过程中，无论哪一行，只要是在一定限度内的增强与减弱，皆可由再一次相生相克加以调节，从而出现新的协调平衡，以此不断地推动事物的发展与变化。但是，五行中某一行的增强与减弱超过了一定的限度，出现了太过或不及，就会引起相乘、相侮的异常状态，此时相对的协调平衡就被破坏。在医学上，生克（制化）表现为生理现象，乘侮则表现为病理现象。

兹将五行相互关系的基本内容归纳成简表（表3-7）：

表3-7　五行相互关系基本内容表

五行间的关系
- 相生——相互资生
- 相克——相互制约
} 生克制化——事物发展变化的正常现象，于人体为生理状态

- 相乘——对所胜的过度克制
- 相侮——对所不胜的反克
} 强弱相残 亢者无制——事物发展变化的异常现象，于人体为病理状态

三、五行学说在中医学中的应用

中医学运用五行学说的原理，首先从五行特性出发，将五脏与五行配合，建立了人体以五脏为中心的五大系统，每个系统内各种组织器官之间都是有机联系的整体。进而运用五行之间生克制化规律，来分析研究人体脏腑、经络之间和各个生理功能之间的相互关系，以五行间的乘侮规律来阐释病理情况下的相互影响。因此，五行学说在中医学中不仅被用作理论上的阐释，而且亦有指导临床的实际意义。

1.说明脏腑的生理功能与相互关系

（1）说明五脏的生理功能

五行学说在将人体的内脏分属于五行的同时，还以五行的特性来解释五脏的生理活动。如肝喜条达而恶抑郁，有疏泄的功能，木性舒展、升发，故以肝属"木"；心阳有温煦之功，火性炎热，故以心属"火"；脾为气血津液生化之源，土有生化万物的特性，故以脾属"土"；肺气主肃降，金有清肃、收敛的特性，故以肺属"金"；肾有主水藏精滋养生全身的作用，水有滋润

万物的特性，故以肾属"水"。

（2）说明五脏之间的相互关系

人体是一个统一的整体，各脏腑组织之间相互联系、相互影响，五行学说可用五行生克制化规律来说明脏腑之间生理功能的内在联系。如肾（水）之精以养肝，肝（木）藏血以济心，心（火）之热以温脾，脾（土）之化生水谷精微以充肺（金）清肃下行以助肾水。这就是五脏相互资生的关系。肺（金）气清肃下降，制约肝阳上亢；肝（木）和达，可以疏泄脾土的壅滞；脾（土）之运化，可制止肾水泛滥；肾（水）之滋润，可防止心火的亢烈；心（火）的阳热，可制约肺金清肃太过。这就是五脏相互制约的关系。

此外，五行学说还将人体的组织结构，分别配属五行，同时又奖自然界的五方、五时、五气、五味、五色等与人体的五脏、六腑、五体、五官、精神、情志等联系起来，组成以五脏为中心的五大系统，以五行的特性和联系来说明它们之间的特性和联系，进一步体现了中医学人体内部及人体与外部环境之间的整体性。

2.说明脏腑间的病理影响

五行学说不仅可用于说明生理情况下脏腑间的相互联系，而且还可说明病理情况下脏腑间的相互影响，一脏有病，可以传至他脏，这种病理上的影响叫作"传变"。传变可分为相生关系的传变和相克关系的传变两种。

（1）相生关系的传变　相生关系的传变主要有"母病及子"和"子病犯母"两个方面。

母病及子：是指疾病由母脏传至子脏。如肾属水，肝属木，水生木，肾为母脏，肝为子脏，肾病传肝，即是母病及子。临床上多表现为肾阴虚，没有滋养于肝，导致肝阴虚，阴不制阳，而出现肝阳上亢的病证，这一过程又称为"水不涵木"。

子病犯母：是指疾病由子脏传于母脏，又叫"子盗母气"。如肝属木，心属火，木生火，肝为母脏，心为子脏，心病及肝即是子病犯母。临床上常见心血不足，累及肝脏，导致肝血不足而形成心肝血虚；或是先见心火旺，累及肝脏，导致心肝火旺，均属于子病犯母。

（2）相克关系的传变　相克关系的传变包括"相乘"和"相侮"两个方面。

相乘是指相克太过而为病；相侮是指逆向克制而为病。相乘和相侮形成的原因是一致的，都是由于一方的力量过强或者是另一方的力量过弱。如肝属木，脾属土，正常是木克土，即肝气的疏泄功能，可以制约脾气的壅滞，若肝气亢盛，影响到脾气的运化功能，即是"木乘土"，或叫"木旺乘土"；脾气先虚，不能耐受肝气的克制，叫"土虚木乘"。肺属肺金，导致肝火灼肺，称为"木火刑金"或"木火侮金"；若是由于肺金不足，不能制约肝气，反受其侮，则称为"金虚木侮"。

需要明确的是，五脏之间在生理功能上相互影响，相互配合，达到协调平衡的目的，但是他们之间的联系并不是单纯地运用五行学说的生克制化理论来说明，同样离不开脏腑、经络、气血的理论。在病理情况下，五脏疾病的传变也并不是完全按照五行的生克乘侮规律依次相传，而是受到病邪的性质、程度、患者体质的强弱等方面因素的影响。

3.用于疾病的诊断

人体是一个有机的整体，内脏有病可以反映到体表，所谓"有诸内者，必形诸外"（《灵枢·本脏》）。因此，人罹染疾病之后，可从其面色、声音、口味、脉象等方面反映出来，借以作为诊断的依据。而五脏与五色、五音、五味以及相关脉象的变化，在五行分类归属上有着一定的联系，所以，在临床诊断疾病时，就可以根据四诊所得的资料，联系五行所属及其生克乘侮的变化规律，来推断病情，如面色青、喜食酸、脉弦，就可诊为肝病；面赤、口苦、脉洪数，就可以诊断为心火亢盛；脾虚病人，面色青黄，多火木乘土；心病面见黑色，多为水乘火；肺病患者，面色萎黄，多属"土不生金"等等。

4.用于疾病的治疗

（1）控制疾病的传变　疾病的发生发展有时与脏腑生克关系异常有关，因此在临床治疗疾病时，除对所病之脏进行治疗外，还应根据五行的生克乘侮规律来考虑和其他脏腑之间的相互关系，控制其传变，以达到治疗的目的。如肝病容易传给脾，《难经·七十七难》说："见肝之病，则知肝当传之于脾，故先实其脾气。"就是说，肝病时，木旺则必克脾土，根据木乘土的规律，治疗时必须预先补脾，以防肝病传脾。

（2）确定治则和治法　根据五行学说确定治则和治法，有相生和相克关系的不同。

① 根据相生规律确定治则　临床上运用相生规律防治疾病，其基本治则是补母和泻子，即"虚则补其母，实则泻其子"。补母用于母子关系的虚证，泻子用于母子关系的实证。

根据相生规律确定的治疗方法，常用的有四个方面：a. 滋水涵木法：即滋养肝肾法。是通过滋补肾阴来养肝阴，适用于肝肾阴虚以及肝阳上亢之证。b. 培土生金法：即补脾益肺法。是通过培补脾气来补肺气，适用于脾肺气虚证。c. 金水相生法：即滋养肺肾法。是通过肺肾同补以滋养肺肾之阴，适用于肺肾阴虚证。d. 益火补土法：即温肾健脾法。是通过温壮肾阳来补脾阳，适用于脾肾阳虚证。

② 根据相克规律确定治则　临床上无论出现何种相克规律异常的病理变化，总的说来，无非是"强""弱"两个方面，即克者属强，被克者属弱。所以治则不外乎两个方面，即"抑强"和"扶弱"。抑强用于相克太过，扶弱用于相克不及。

根据相克规律确定的治疗方法，常用的也有四个方面：a. 抑木扶土法：即疏肝健脾法。是通过疏肝健脾来治疗肝旺脾虚的一种方法，适用于木旺乘土的肝郁脾虚证。b. 泻南补北法：即泻火补水法或滋阴降火法。是通过泻心火与补肾水相结合的一种治法，适用于心肾不交证。c. 培土制水法：即补脾制水法。是通过温运脾阳来治疗脾虚水停的一种方法，适用于脾虚水泛证。

d.佐金平木法：即泻肝清肺法。是通过清肃肺气以抑制肝气的一种治疗方法，适用肝火偏盛，影响肺气清肃证。

（3）指导情志疾病的治疗　情志产生于五脏，分属于五行，故情志之间也存在着相生和相克的关系。因此可以根据情志之间相抑制的关系来治疗某些情志疾病。

综上所述，五行学说对于疾病的治疗，确有很大的价值，但是并非所有的疾病都完全适用于五行的生克规律。中医学确定疾病的治则治法理论依据是多方面的，除了五行之外，还有阴阳学说、藏象学说、经络学说、病因学说等，所以临床上要针对具体病情辨证施治，绝不可机械地套用五行学说。

第四章 人与自然社会的关系

第一节 人与社会环境

人生活在纷纭复杂的社会环境中，其生命活动必然受到社会环境的影响。人与社会环境是统一的，相互联系的。

人不单是生物个体，而且是社会中的一员，具备社会属性。人体的生命活动，不仅受到自然环境变化的影响，而且受到社会环境变化的制约。政治、经济、文化、宗教、法律、婚姻、人际关系等社会因素，必然通过与人的信息交换影响着人体的各种生理、心理活动和病理变化，而人也在认识世界和改造世界的交流中，维持着生命活动的稳定、有序、平衡、协调，此即人与社会环境的统一性。

一、社会环境对人体生理的影响

社会环境不同，造就了个人的身心机能与体质的差异。这是因为社会的变迁，会给人们的生活条件、生产方式、思想意识和精神状态带来相应的变化，从而影响人的身心机能的改变。一般说来，良好的社会环境，有力的社会支持，融洽的人际关系，可使人精神振奋，勇于进取，有利于身心健康；而不利的社会环境，可使人精神压抑，或紧张、恐惧，从而影响身心机能，危害身心健康。金元时期的李杲曾指出处于战乱时期的人民，身心健康受到严重损害："向者壬辰改元，京师戒严，迨三月下旬，受敌者凡半月。解围之后，都人之有不病者，万无一二；既病而死者，继踵不绝。"

政治、经济地位的高低，对人的身心机能有重要影响。政治、经济地位过高，易使人骄傲、霸道、目空一切，如《灵枢·师传》指出养尊处优的"王公大人，血食之君，骄恣纵欲，轻人"。政治、经济地位低下，容易使人产生自卑心理和颓丧情绪，从而影响人体脏腑的机能和气血的流通。政治、经济地位的不同，又可影响个体体质的形成。如明李中梓指出："大抵富贵之人多劳心，贫贱之人多劳力；富贵者膏粱自奉，贫贱者藜藿苟充；富贵者曲房广厦，贫贱者陋巷茅茨；劳心则中虚而筋柔骨脆，劳力则中实而骨劲筋强；膏粱自奉者脏腑恒娇，藜藿苟充者脏腑坚固；曲房广厦者玄府疏而六淫易客，茅茨陋巷者腠理密而外邪难干。"（《医宗必读·富贵贫贱治病有别论》）因此，由于个人所处的环境不同，政治经济地位不同，因而在身心机能和体质特点上有一定差异。

二、社会环境对人体病理的影响

社会环境常有变更，人的社会地位、经济条件也随之而变。剧烈、骤然变化的社会环境，对人体脏腑经络的生理机能有较大的影响，从而损害人的身心健康。《素问·疏五过论》指出："尝贵后贱"可致"脱营"病，"尝富后贫"可致"失精"病，并解释说："故贵脱势，虽不中邪，精神内伤，身必败亡；始富后贫，虽不伤邪，皮焦筋屈，痿躄为挛。"这说明社会地位及经济状况的剧烈变化，常可导致人的精神情志的不稳定，从而影响人体脏腑精气的机能而致某些身心疾病的发生。不利的社会环境，如家庭纠纷，邻里不和，亲人亡故，同事之间或上下级之间的关系紧张等，可破坏人体原有的生理和心理的协调和稳定，不仅易引发某些身心疾病，而且常使某些原发疾病如冠心病、高血压、糖尿病、肿瘤的病情加重或恶化，甚至死亡。故《素问·玉机真脏论》说："忧恐悲喜怒，令不得以其次，故令人有大病矣。"

社会医学与医学社会学的研究说明，社会因素是造成紧张状态的重要原因，在许多精神疾病和躯体疾病的发生、发展和转归中起着极其重要的作用。所谓紧张状态，是指人们在社会生活中的紧张状态，是人在整个生活情景中对有威胁性和不愉快因素的情绪反应和身体反应。人体处于紧张状态时的反应本来是要防止身体受损，是一种防御机制，但若这种防御反应不适当，反因此而生病。此类疾病统称为"紧张状态病"。如心血管病、糖尿病、消化性溃疡、神经官能症等身心疾病都属于这一类疾病。紧张状态是非特异性致病因素，可与许多疾病的发生有关。但由于各种人体内部及外部条件因素的制约，个体对疾病的易感性不同，所以有的人在紧张状态时易引起精神情志方面的反应，有的则易引起生理机能方面的反应；有的人对紧张状态的反应发展为冠心病，而另外的人可能发展为糖尿病或其他身心疾病。值得注意的是，随着现代社会的发展，生活的提高，也出现了人口增长、资源减少、环境污染、人事日繁、失业待岗等困扰，致紧张因素也日趋多样化，精神紧张、情绪压抑、安全感与稳定感的低下或缺失，在疾病的发生和发展变化中所起的作用越来越显著。在中医学整体观念的指导下，以中医学的理论和方法研究社会因素对生命、健康和疾病的影响，越来越具有现实意义。

三、社会环境与疾病防治的关系

由于社会环境的改变主要通过影响人体的精神情志而对人体的生命活动和病理变化产生影响，因而预防和治疗疾病时，必须充分考虑社会因素对人体身心机能的影响，尽量避免不利的社会因素对人的精神刺激，创造有利的社会环境，获得有力的社会支持，并通过精神调摄提高对社会环境的适应能力，以维持身心健康，预防疾病的发生，并促进疾病向好的方面转化。

第二节　人与自然环境

人类生活在自然界中，自然界存在着人类赖以生存的必要条件。大自然存在的阳光、空气、水、温度、磁场、引力、生物圈等，构成了人类赖以生存、繁衍的最佳环境。同时，自然环境的变化又可直接或间接地影响人体的生命活动。这种人与自然环境息息相关的认识，即是"天人一体"的整体观。

人类是宇宙万物之一，与天地万物有着共同的生成本原。人体的生命过程，必然受到大自然的规定和影响，而自然环境的各种变化，如寒暑的更替、地域的差异也必然对人体的生理病理产生直接或间接的影响。故《灵枢·邪客》说："人与天地相应也。"

一、自然环境对人体生理的影响

自然环境主要包括自然气候和地理环境，古人以"天地"名之。天地阴阳二气处于不断的运动变化之中，故人体的生理活动必受天地之气的影响而有相应的变化。

（一）自然气候对人体生理的影响

气候是由自然界阴阳二气的运动变化而产生的阶段性天气征象。一年间气候变化的规律一般是春温、夏热、秋凉、冬寒。自然界的生物在这种规律性气候变化的影响下，出现春生、夏长、秋收、冬藏等相应的适应性变化，而人体生理也随季节气候的规律性变化而出现相应的适应性调节。如《灵枢·五癃津液别》说："天暑衣厚则腠理开，故汗出……天寒则腠理闭，气湿不行，水下留于膀胱，则为溺与气。"同样，气血的运行，在不同季节气候的影响下也有相应的适应性改变。人体的脉象可随季节气候的变化而有相应的春弦、夏洪、秋毛、冬石的规律性变化，如《素问·脉要精微论》说："四变之动，脉与之上下。""春日浮，如鱼之游在波；夏日在肤，泛泛乎万物有余；秋日下肤，蛰虫将去；冬日在骨，蛰虫周密。"明李时珍《濒湖脉学》也指出了四时脉象的规律性变化："春弦夏洪，秋毛冬石，四季和缓，谓之平脉。"表明人体的生理机能随季节气候的变化自有相应的适应性调节。另外，人体经络气血的运行还受风雨晦明的影响。据《素问·八正神明论》所言，天温日明，阳盛阴衰，人体阳气也随之充盛，故气血无凝滞而易运行；天寒日阴，阴盛阳衰，人体阳气亦弱，故气血凝涩而难行。

（二）昼夜晨昏对人体生理的影响

不仅四季气候变化对人体生理活动有影响，一日之内的昼夜晨昏变化，对人体生理也有不同影响，而人体也要与之相适应。《素问·生气通天论》说："故阳气者，一日而主外，平旦人气生，日中而阳气隆，日西而阳气已虚，气门乃闭。"这种人体阳气白天趋于体表，夜间潜于内里的运动趋向，反映了人体随昼夜阴阳二气的盛衰变化而出现的适应性调节，与现代生理学研究所揭示的体温日波动曲线吻合，说明人体功能随着昼夜的寒温变化出现节律性的改变。

（三）地域环境对人体生理的影响

地域环境是人类生存环境的要素之一，主要指地势的高低、地域性气候、水土、物产及人文地理、风俗习惯等。地域气候的差异，地理环境和生活习惯的不同，在一定程度上也影响着人体的生理活动和脏腑机能，进而影响体质的形成。如江南多湿热，人体腠理多稀疏；北方多燥寒，人体腠理多致密。长期居住某地的人，一旦迁居异地，常感到不适应，或生皮疹，或生腹泻，习惯上称为"水土不服"。这是由于地域环境的改变，机体暂时不能适应之故，但经过一段时间后，就逐渐适应了。这说明地域环境对人体生理确有一定影响，而人体的脏腑也具有适应自然环境的能力。

人对生存环境的适应不是消极的、被动的，而是积极的，主动的。随着科学技术的发展，人们对客观世界的认识逐渐深入，人类自身不仅能主动地适应自然，而且能在一定程度上改造自然、美化环境，使大自然为人类服务。

二、自然环境对人体病理的影响

人类适应自然环境的能力是有限的，如果气候变化过于剧烈或急骤，超越了人体的适应能力，或机体的调节机能失常，不能对自然环境的变化做出适应性调节时，就会导致疾病的发生。因此，疾病的发生关系到人体正气的适应、调节、抗邪等能力与自然界邪气的致病能力两个方面。若人体正气充沛，适应、调节及抗病能力强，能抵御邪气的侵袭，一般不会发病；若气候特别恶劣，而人体正气相对不足，抵御病邪的能力相对减退，病邪就会乘虚侵入而致病。

在四时气候的异常变化中，每一季节都有其不同特点。因此，除一般性疾病外，常可发生一些季节性多发病或时令性流行病。自然界气候变化对人体的影响因素有以下几种。

（一）六淫

六淫为外感病因之一。当自然界气候异常变化，或人体抵抗力下降时，六淫则可侵害人体，导致外感病的发生。

1.六淫的概念及共同致病特点

（1）六淫的基本概念

六淫，即风、寒、暑、湿、燥、火（热）六种外感病邪的统称。在正常情况下，风、寒、暑、湿、燥、火是自然界六种不同的气候变化，是万物生长化收藏和人类赖以生存的必要条件，称为"六气"。人类长期生活在六气交互更替的环境中，对其产生了一定的适应能力，一般不会致病。但在自然界气候异常变化，超过了人体的适应能力，或人体的正气不足，抵抗力下降，不能适应气候变化而发病时，六气则成为病因。此时，伤人致病的六气便称之为"六淫"。淫，有太过和浸淫之意。由于六淫是致病邪气，所以又称其为"六邪"。

自然界气候变化的异常与否是相对的。这种相对性表现在两个方面：一是与该地区常年同期气候变化相比，或太过，或不及，或非其时而有其气，如冬应寒而暖，或夏应热而寒等，或气候变化过于剧烈急骤，如严寒酷热，或暴冷暴热等。此时六气则变为六淫而致人发病。二是气候变化作为致病条件，主要是与人体正气的强弱及调节适应能力相对而言的。若气候剧变，正气充盛者则可自我调节而不病，正气虚弱之人则可发病；气候正常，个体正气不足，仍可发病，这时对于病人而言，六气即成为致病邪气，所致病证也属六淫致病范畴。

（2）六淫的共同致病特点

六淫致病一般有以下共同特点：

①外感性

六淫致病，其致病途径多从肌表、口鼻而入，或两者同时受邪。如风寒湿邪易犯人肌表，温热燥邪易自口鼻而入。由于六淫病邪均自外界侵犯人体，故称外感致病因素，所致疾病即称为"外感病"。

②季节性

六淫致病常有明显的季节性。如春季多风病，夏季多暑病，长夏多湿病，秋季多燥病，冬季多寒病。六淫致病与时令气候变化密切相关，故又称之为"时令病"。由于气候异常变化的相对性，故夏季也可见寒病，冬季也可有热病。

③地域性

六淫致病与生活、工作的区域环境密切相关。如西北多燥病、东北多寒病、江南多湿热为病；久居潮湿环境多湿病；长期高温环境作业者，多燥热或火邪为病等。

④ 相兼性

六淫邪气既可单独伤人致病，又可两种以上同时侵犯人体而为病。如风热感冒、暑湿感冒、湿热泄泻、风寒湿痹等。《素问·痹论》说："风寒湿三气杂至，合而为痹也。其风气胜者为行痹，寒气胜者为痛痹，湿气胜者为著（着）痹也。"

六淫致病，除气候因素外，还包括了生物（如细菌、病毒等）、物理、化学等多种致病因素作用于机体所引起的病理反映在内。

2.六淫各自的性质和致病特征

风、寒、暑、湿、燥、火各自的性质和致病特征，主要是运用类比和演绎的思维方法，即以自然界之气象、物象与人体临床表现相类比，经过反复临床实践的验证，不断推演、归纳、总结出来的。

（1）风邪

① 风邪的基本概念

凡致病具有善动不居、轻扬开泄等特性的外邪，称为风邪。

风为春季的主气。风气淫胜，伤人致病，则为风邪。风虽为春季的主气，但终岁常在。风邪为病，四季常有，以春季为多见。风邪来去疾速，善动不居，变幻无常；其性轻扬开泄、动摇，且无孔不入。风邪侵人多从皮毛而入，引起外风病证。风邪是外感病极为重要的致病因素，称为"百病之长"。

② 风邪的性质和致病特征

a 风为阳邪，轻扬开泄，易袭阳位。风邪善动不居，具有轻扬、升发、向上、向外的特性，故属于阳邪。其性开泄，指其易使腠理宣泄开张而有汗出。故风邪侵袭，常伤及人体的上部（头、面）、阳经和肌表，使皮毛腠理开泄，出现头痛、汗出、恶风等症。故《素问·太阴阳明论》说："伤于风者，上先受之。"

b 风性善行而数变。"善行"，指风性善动不居，游移不定。故其致病具有病位游移、行无定处的特征。如风寒湿三气杂至而引起的痹证，若见游走性关节疼痛，痛无定处，则属于风邪偏盛的表现，称为"行痹"或"风痹"。"数变"，指风邪致病变幻无常，发病迅速。如风疹块（荨麻疹）就表现为皮肤瘙痒时作，疹块发无定处，此起彼伏，时隐时现等特征。同时，以风邪为先导的外感病，一般发病急，传变也较快。如风中于头面，可突发口眼歪斜；小儿风水证，起病仅有表证，但短时间内即可现头面一身俱肿、小便短少等。故《素问·风论》说："风者，善行而数变。"

c 风性主动。"主动"，指风邪致病具有动摇不定的特征。如风邪入侵，常现颜面肌肉抽搐，或眩晕、震颤、抽搐、颈项强直、角弓反张、两目上视等。临床上因受风而面部肌肉颤动，或口眼歪斜，为风中经络；因金刃外伤，复受风毒之邪而出现四肢抽搐、角弓反张等症，也属于风性主动的临床表现。故《素问·阴阳应象大论》说："风胜则动。"

d 风为百病之长。长者，始也，首也。风为百病之长，一是指风邪常兼他邪合而伤人，为外邪致病的先导。因风性开泄，凡寒、湿、暑、燥、热诸邪，常依附于风而侵犯人体，从而形成外感风寒、风湿、风热、风燥等证。二是指风邪袭人致病最多。风邪终岁常在，故发病机会多；风邪侵入，无孔不入，表里内外均可遍及，侵害不同的脏腑组织，可发生多种病证。古人甚至将风邪作为外感致病因素的总称。故《素问·骨空论》说："风者，百病之始也。"《素问·风论》曰："风者，百病之长也。"

（2）寒邪

① 寒邪的基本概念

凡致病具有寒冷、凝结、收引特性的外邪，称为寒邪。

寒乃冬季之主气。若寒冷太过，伤人致病则为寒邪。寒邪常见于冬季，当水冰地坼之时，伤于寒者为多，故冬多寒病。但寒邪为病也可见于其他季节，如气温骤降、涉水淋雨、汗出当风、空调过凉，亦常为感受寒邪的重要原因。寒邪侵入所致病证，称为外寒病证。寒客肌表，郁遏卫阳者，称为"伤寒"；寒邪直中于里，伤及脏腑阳气者，称为"中寒"。

②寒邪的性质和致病特征

a 寒为阴邪，易伤阳气。寒为阴气盛的表现，故称为阴邪。寒邪侵入后，机体的阳气奋起抵抗。阳气本可制阴祛寒，但若寒邪亢盛，则阳气不仅不足以驱除寒邪，反为寒邪所侵害。所以，感受寒邪，最易损伤人体阳气。寒邪伤阳，可致寒遏卫阳的实寒证，或阳气衰退的虚寒证。如外寒侵袭肌表，卫阳被遏，可见恶寒、发热、无汗、鼻塞、流清涕等症；寒邪直中脾胃，脾阳受损，可见脘腹冷痛、呕吐、腹泻等症；若心肾阳虚，寒邪直中于少阴，则可见恶寒蜷卧、手足厥冷、下利清谷、小便清长、精神萎靡、脉微细等症。

b 寒性凝滞。凝滞，即凝结阻滞。寒性凝滞，即指寒邪侵入，易使气血津液凝结、经脉阻滞之意。人身气血津液之所以畅行不息，全赖一身阳和之气的温煦推动。一旦阴寒之邪侵犯，阳气受损，失其温煦，易使经脉气血运行不畅，甚或凝结阻滞不通，不通则痛。故疼痛是寒邪致病的重要临床表现。因寒而痛：一则有明显的受寒原因；二是其痛得温则减，遇寒增剧。由于寒邪侵犯部位不同，因而可出现多种疼痛症状。如寒客肌表经络，气血凝滞不通，则头身肢体关节疼痛，痹证中若以关节冷痛为主者，称为"寒痹"或"痛痹"；寒邪直中胃肠，则脘腹剧痛；寒客肝脉，可见少腹或阴部冷痛等。正如《素问·痹论》说："痛者，寒气多也，有寒故痛也。"因此又有"寒性凝滞而主痛"之说。若寒遏阳气，温煦蒸化失司，则津液凝结而为痰饮。

c 寒性收引。"收引"，有收缩牵引之意。寒性收引，即指寒邪侵袭人体，可使气机收敛，腠理、经络、筋脉收缩而挛急。如寒邪侵及肌表，毛窍腠理闭塞，卫阳被郁不得宣泄，可见恶寒、发热、无汗等；寒客血脉，则气血凝滞，血脉挛缩，可见头身疼痛，脉紧；寒客经络关节，则经脉收缩拘急，甚则挛急作痛，屈伸不利，或冷厥不仁等。

（3）暑邪

① 暑邪的基本概念

凡夏至之后，立秋以前，致病具有炎热、升散、兼湿特性的外邪，称为暑邪。

暑乃夏季的主气。暑为火热之气所化，暑气太过，伤人致病，则为暑邪。暑邪致病，有明显的季节性，主要发生于夏至以后，立秋之前。

暑邪致病，有伤暑和中暑之别。起病缓，病情轻者为"伤暑"；发病急，病情重者，为"中暑"。

② 暑邪的性质和致病特征

a 暑为阳邪，其性炎热。暑为盛夏火热之气所化，火热属阳，故暑邪为阳邪。暑邪伤人多表现为一系列阳热症状，如高热、心烦、面赤、脉洪大等。

b 暑性升散，扰神伤津耗气。升，即升发、向上。暑为阳邪，其性升发，故易上扰心神，或侵犯头目，出现心胸烦闷不宁、头昏、目眩、面赤等。"散"，指暑邪侵犯人体，可致腠理开泄而多汗。汗出过多，不仅伤津，而且耗气，故临床除见口渴喜饮、尿赤短少等津伤之症外，往往可见气短、乏力，甚则气津耗伤太过，清窍失养而突然昏倒、不省人事。

c 暑多挟湿。暑季气候炎热，且常多雨而潮湿，热蒸湿动，水气弥漫，故暑邪致病，多挟湿邪为患。其临床表现除发热、烦渴等暑热症状外，常兼见身热不扬、四肢困倦、胸闷呕恶、大便溏泄不爽等湿滞症状。如夏季的感冒病，多属暑邪兼挟湿邪而致，治疗当用"湿去热孤"之法。

（4）湿邪

① 湿邪的基本概念

凡致病具有重浊、黏滞、趋下特性的外邪，称为湿邪。

湿为长夏的主气。长夏即农历六月，时值夏秋之交，阳热尚盛，雨水且多，热蒸水腾，潮湿充斥，为一年中湿气最盛的季节。若湿气淫胜，伤人致病，则为湿邪。湿邪为病，长夏居多，但四季均可发生。湿邪侵入所致的病证，称为外湿病证，多由气候潮湿、涉水淋雨、居处潮湿、水中作业等环境中感受湿邪所致。

②湿邪的性质和致病特征

a 湿为阴邪，易损伤阳气，阻遏气机。湿为重浊有质之邪，与水同类，故属阴邪。阴邪侵入，机体阳气与之抗争，故湿邪侵入，易伤阳气。脾主运化水液，性喜燥而恶湿，故外感湿邪，常易困脾，致脾阳不振，运化无权，从而使水湿内生、停聚，发为泄泻、水肿、尿少等症。清·叶桂《温热论·外感温热篇》说："湿胜则阳微。"因湿为重浊有质之邪，侵入最易留滞于脏腑经络，阻遏气机，使脏腑气机升降失常，经络阻滞不畅。如湿阻胸膈，气机不畅则胸膈满闷；湿阻中焦，脾胃气机升降失常，纳运失司，则脘痞腹胀，食欲减退；湿停下焦，肾与膀胱气机不利，则小腹胀满、小便淋涩不畅。

b 湿性重浊。"重"，即沉重、重着，指湿邪致病，出现以沉重感为特征的临床表现，如头身困重、四肢酸楚沉重等。若湿邪外袭肌表，困遏清阳，清阳不升，则头重如束布帛，如《素问·生气通天论》说："因于湿，首如裹。"湿邪阻滞经络关节，阳气不得布达，则可见肌肤不仁、关节疼痛重着等，称之为"湿痹"或"着痹"。"浊"，即秽浊不清，指湿邪为患，易呈现分泌物和排泄物秽浊不清的现象。如湿浊在上则面垢、眵多；湿滞大肠，则大便溏泄、下痢脓血；湿浊下注，则小便浑浊、妇女白带过多；湿邪浸淫肌肤，则可见湿疹浸淫流水等。

c 湿性黏滞。"黏"，即黏腻；"滞"，即停滞。湿邪致病，其黏腻停滞的特性主要表现在两个方面：一是症状的黏滞性。湿病症状多表现为黏滞而不爽，如排泄物和分泌物多滞涩不畅，痢疾的大便排泄不爽，淋证的小便滞涩不畅，以及口黏口甘和舌苔厚滑黏腻等，皆为湿邪为病的常见症状。二是病程的缠绵性。因湿性黏滞，易阻气机，气不行则湿不化，其体胶着难解，故起病隐缓，病程较长，反复发作，或缠绵难愈。如湿温、湿疹、湿痹（着痹）等，皆因其湿而不易速愈，或反复发作。

d 湿性趋下，易袭阴位。湿邪为重浊有质之邪，类水属阴而有趋下之势，人体下部亦属阴，同类相求，故湿邪为病，多易伤及人体下部。如水肿、湿疹等病以下肢较为多见，故《素问·太阴阳明论》说："伤于湿者，下先受之。"另外，寒邪也属阴邪，同气相求，侵入也常伤及下部。

（5）燥邪

①燥邪的基本概念

凡致病具有干燥、收敛等特性的外邪，称为燥邪。

燥为秋季的主气。秋季天气收敛，其气清肃，气候干燥，失于水分滋润，自然界呈现一派肃杀之景象。燥气太过，伤人致病，则为燥邪。燥邪伤人，多自口鼻而入，首犯肺卫，发为外燥病证。初秋尚有夏末之余热，久晴无雨，秋阳以曝，燥与热合，侵犯人体，发为温燥；深秋近冬之寒气与燥相合，侵犯人体，则发为凉燥。

②燥邪的性质和致病特征

a 燥性干涩，易伤津液。燥邪为干涩之病邪，侵犯人体，最易损伤津液，出现各种干燥、涩滞的症状，如口鼻干燥，咽干口渴，皮肤干涩，甚则皲裂，毛发不荣，小便短少，大便干结等。故《素问·阴阳应象大论》说："燥胜则干。"

b 燥易伤肺。肺为娇脏，喜清润而恶燥。肺主气司呼吸，直接与自然界大气相通，且外合皮毛，开窍于鼻，燥邪多从口鼻而入，故最易损伤肺津，从而影响肺气之宣降，甚或燥伤肺络，出现干咳少痰，或痰黏难咯，或痰中带血，甚则喘息胸痛等。由于肺与大肠相表里，肺津耗伤，大肠失润，传导失司，可现大便干涩不畅等症。

（6）火（热）邪

①火（热）邪的基本概念

凡致病具有炎热升腾等特性的外邪，称为火热之邪。

火热旺于夏季，但既不像暑那样具有明显的季节性，也不受季节气候的限制，故火热之气太过，变为火热之邪，伤人致病，一年四季均可发生。火热之邪侵入所致的病证，称为外感火热病证或外火证。

② 火热之邪的性质和致病特征

a 火热为阳邪，其性趋上。火热之性燔灼、升腾，故为阳邪。阳邪侵入，人体之阴气与之相搏，邪气亢盛则致人体阳气病理性偏亢，"阳胜则热"，故发为实热性病证，临床多见高热、恶热、烦渴、汗出、脉洪数等症。火性趋上，火热之邪易侵害人体上部，故火热病证，多发生在人体上部，尤以头面部为多见。如目赤肿痛、咽喉肿痛、口舌生疮糜烂、牙龈肿痛、耳内肿痛或流脓等。

b 火热易扰心神。火热与心相通应，故火热之邪入于营血，尤易影响心神，轻者心神不宁而心烦、失眠；重者可扰乱心神，出现狂躁不安，或神昏、谵语等症。

c 火热易伤津耗气。火热之邪侵入，热淫于内，一方面迫津外泄，因气随津泄而致津亏气耗；另一方面则直接消灼煎熬津液，耗伤人体的阴气，即所谓热盛伤阴。故火热之邪致病，临床表现除热象显著外，往往伴有口渴喜冷饮，咽干舌燥，小便短赤，大便秘结等津伤阴亏的征象。阳热太盛，大量伤津耗气，临床可兼见体倦乏力、少气懒言等气虚症状，重则可致全身津气脱失的气脱证。

d 火热易生风动血。"生风"，是指火热之邪侵犯人体，燔灼肝经，耗劫津液，筋脉失养失润，易引起肝风内动的病证。由于此肝风为热甚引起，故又称"热极生风"。临床表现为高热神昏、四肢抽搐、两目上视、角弓反张等。"动血"，指火热入于血脉，易迫血妄行。火热之邪侵犯血脉，轻则加速血行，甚则可灼伤脉络，迫血妄行，引起各种出血证，如吐血、衄血、便血、尿血、皮肤发斑、妇女月经过多、崩漏等。

e 火邪易致疮痈。火邪入于血分，可聚于局部，腐蚀血肉，发为痈肿疮疡。由火毒壅聚所致之痈疡，其临床表现以疮疡局部红肿热痛为特征。

（二）疠气

疠气是有别于六淫而具有强烈传染性的外感病邪。自然环境变化剧烈时，疠气易产生流行，侵入发为疫疠病。

1.疠气的基本概念

疠气，指一类具有强烈致病性和传染性的外感病邪。在中医文献中，疠气又称为"疫毒""疫气""异气""戾气""毒气""乖戾之气"等。明吴又可《温疫论·原序》说："夫瘟疫之为病，非风非寒非暑非湿，乃天地间别有一种异气所感。"指出疠气是有别于六淫而具有强烈传染性的外感病邪。

疠气既可以通过空气传染，经口鼻侵入致病；也可以随饮食、蚊虫叮咬、虫兽咬伤、皮肤接触等途径传染而发病。

疠气侵入，导致多种疫疠病，又称疫病，瘟病，或瘟疫病。如痄腮（腮腺炎）、猩红热（烂喉丹痧）、疫毒痢、白喉、天花、肠伤寒、霍乱、鼠疫，以及疫黄（急性传染性肝炎）、流行性出血热、艾滋病等，都属感染疠气引起的疫病，实际上包括了现代临床许多传染病。

2.疠气的致病特点

（1）发病急骤，病情危笃

一般而言，由于疠气多属热毒之邪，其性疾速，而且常挟毒雾、瘴气等秽浊之邪侵犯人体，故其致病比六淫更显发病急骤，来势凶猛，变化多端，病情险恶。因而发病过程中常出现发热、扰神、动血、生风、剧烈吐泻等危重症状。《温疫论》述及某些疫病，"缓者朝发夕死，重者顷刻而亡"，足见疠气致病来势凶猛，病情危笃。

（2）传染性强，易于流行

疠气具有强烈的传染性和流行性，可通过空气、食物等多种途径在人群中传播。当处在疠气流行的地域时，无论男女老少，体质强弱，凡触之者，多可发病。疠气发病，既可大面积流行，也可散在发生。

（3）一气一病，症状相似

疠气作用于脏腑组织器官，发为何病，具有一定的特异性，而且其临床表现也基本相似。疠气对机体作用部位具有一定选择性，从而在不同部位产生相应的病证。疠气种类不同，所致之病各异。每一种疠气所致之疫病，均有各自的临床特点和传变规律，所谓"一气致一病"。例如痄腮，无论男女，一般都表现为耳下腮部肿胀。说明疠气有一种特异的亲和力，某种疠气可专门侵犯某脏腑、经络或某一部位而发病，所以"众人之病相同"。

3.影响疠气产生的因素

影响疠气产生的因素有多种，主要有气候因素、环境因素、预防措施和社会因素等。

（1）气候因素：自然气候的反常变化，如久旱、酷热，洪涝、湿雾瘴气、地震等，均可孳生疠气而导致疾病的发生。如霍乱等病的大流行与此类因素有关。

（2）环境因素：环境卫生不良，如水源、空气污染等，均可孳生疠气。食物污染、饮食不当也可引起疫病发生，如疫毒痢、疫黄等病，即是疠气通过饮食入里而发病的。

（3）预防措施不当：由于疠气具有强烈的传染性，人触之者皆可发病。若预防隔离工作不力，也往往会使疫病发生或流行。故《松峰说疫》告诫说："凡有疫之家，不得以衣服、饮食、器皿送于无疫之家，而无疫之家亦不得受有疫之家之衣服、饮食、器皿。"

（4）社会因素：社会因素对疠气的发生与疫病的流行也有一定的影响。若战乱不停，社会动荡不安，工作环境恶劣，生活极度贫困，则疫病不断发生和流行。若国家安定，且注意卫生防疫工作，采取一系列积极有效的防疫和治疗措施，疫病即能得到有效的控制。

（三）昼夜晨昏

昼夜的变化，对疾病也有一定影响。《灵枢·顺气一日分为四时》说："夫百病者，多以旦慧、昼安、夕加、夜甚……朝则人气始生，病气衰，故旦慧；日中人气长，长则胜邪，故安；夕则人气始衰，邪气始生，故加；夜半人气入藏，邪气独居于身，故甚也。"中午之前，人身阳气随自然界阳气的渐生而渐旺，故病较轻；午后至夜晚，人身阳气又随自然界阳气的渐退而渐衰，故病较重。

（四）地域环境

地域环境的不同，对疾病也有一定的影响。某些地方性疾病的发生，与地域环境的差异密切相关。如《素问·异法方宜论》指出：东方傍海而居之人易得痈疡，南方阳热潮湿之地易生挛痹。地域环境不同，人们易得的疾病也不一样。隋巢元方《诸病源候论·瘿候》指出瘿病的发生与"饮沙水"有关，已认识到此病与地域水质的密切关系。

三、自然环境与疾病防治的关系

由于自然环境的变化时刻影响着人的生命活动和病理变化，因而在疾病的防治过程中，必须重视外在自然环境与人体的关系，在养生防病中顺应自然规律，在治疗过程中遵循因时因地制宜的原则。

气候变化影响着人体的生理、心理和病理变化，故在养生防病中，要顺应四时气候变化的规律，"法于四时"，"四气调神"，"春夏养阳，秋冬养阴"，以与自然环境保持协调统一，使精神内守，形体强壮。在气候变化剧烈或急骤时，要"虚邪贼风，避之有时"，防止病邪侵犯人体而发病。在治疗疾病时，要做到"必先岁气，无伐天和"，充分了解气候变化的规律，并根据不同季节的气候特点来考虑治疗用药，即所谓"因时制宜"。因时制宜的用药原则一般是春夏慎用温热，秋冬慎用寒凉。但对"能夏不能冬"的阳虚阴盛者，夏不避温热；对"能冬不能夏"的阴虚阳亢者，冬不避寒凉。夏用温热之药培其阳，则冬不发病；冬用凉润之品养其阴，则夏日病减。遵四时之变而预培人体之阴阳，可收到事半功倍之效。此即所谓"冬病夏治"，"夏病冬治"。另外，根据人体气血随自然界阴阳二气的盛衰而有相应的变化，并应时有规律地循行于经脉之中的推理，古人创立了"子午流注针法"，按日按时取穴针灸，可更有效地调理气血、协调阴阳以防治疾病。

人体的生理病理变化还受地域环境的影响，故在养生防病中，要选择适宜的地理环境，充分利用大自然所提供的各种条件，并积极主动地适应和改造自然环境，以提高健康水平，预防疾病的发生。我国的地理特点，是西北地势高而东南地势低，西北偏于寒凉干燥而东南偏于温热湿润。由于地有高下之异，气有温凉之别，故治疗时应因地制宜，西北少用寒凉之药而东南慎用辛热之品。

第五章　人体信息及信息交流

第一节　中医体质

体质是人的生命活动和工作能力的物质基础，它是人体在先天遗传和后天获得性基础上表现出来的形态结构、生理功能、心理发展、身体素质、运动能力等方面综合的、相对稳定的特征。体质既可以反映人体的生命活动，又可以体现人体运动能力的水平，因此，体制的强弱是选择健身运动的依据。

一、体质的概念

体质指的是人体的质量，在人类个体生命过程中，它是人体在先天的遗传性和后天的获得性基础上所表现出来的形态结构、生理功能、心理发展、身体素质、运动能力等方面综合的、相对稳定的特征。它通过人体形态、机能和心理活动的差异性表现出来，在生理上表现为机能、代谢以及对外界刺激反应等方面的个体差异，在病理上表现为对某些病因和疾病的易感性或易罹性，以及产生病变的类型与疾病传变转归中的某种倾向性。

体质包括人体的体格、体能、生理机能、适应能力和精神状态等内容的发展水平。决定人体质量好坏的因素有两个方面：① 先天的遗传性。即人体生长发育变化的先决条件，如形态结构、相貌肤色、性格特征、身体素质等均受先天遗传的影响；② 后天的获得性。即社会环境、劳动条件、地质气候、营养状况、体育锻炼、医疗卫生及保健等构成了人体发展变化的后天条件。从体质的定义可以看出：体质是人的生命活动和工作能力乃至延年益寿的物质基础，体质强健则是人体基本活动能力的起码条件。

二、体质形成的因素

体质的形成与人之生命过程相关，而生命的形成又是一个非常复杂的过程。从体质的内涵可以看出影响体质形成的因素不外乎：具有"遗传性"的先天因素和"获得性"的后天因素两方面。

（一）先天禀赋

1.先天因素的含义

先天因素，又称禀赋，是指出生以前在母体内所禀受的一切特征。中医学所说的先天因素，既包括父母双方所赋予的遗传性，又包括子代在母体内发育过程中的营养状态，以及母体在此期间所给予的种种影响。同时，父方的元气盛衰、营养状况、生活方式、精神因素等都直接影响着"父精"的质量，从而也会影响到子代禀赋的强弱。

现代遗传学认为，遗传是生物按照亲代所经过的发育途径和方式，产生与亲代相似后代的过程，是遗传物质从上代传给下代的现象。在人类是通过生殖细胞的物质与信息的传递，将亲代的个体体质特征传给子代的过程，在遗传过程中，由于内外环境的影响而造成结构与功能上的差异，即生物个体之间的差异称之为变异。遗传中有变异，变异中有遗传，两者既是矛盾对立的，又是统一不可分割的，中医学的先天因素涵盖了这两方面的内容。

2.先天因素在体质形成中的作用

先天因素是体质形成的基础，是人体体质强弱的前提条件。在生命形成的过程中，男主阳施，女主阴受，男女媾精，胎孕乃成。父母生殖之精气的盛衰，决定着子代禀赋的厚薄强弱，从而影响着子代的体质。子代的形体始于父母，父母的体质是子代体质的基础。父母体质的强弱，使子代禀赋有厚薄之分，表现出体质的差异，诸如身体强弱、肥瘦、刚柔、长短、肤色，乃至先天性生理缺陷和遗传性疾病，如鸡胸、龟背、癫痫、哮喘、杨梅疮（梅毒）等。在体质形成过程中，先天因素起着决定性的作用。先天因素、人体的遗传性状是身心发展的前提条件，它对于人的智力和体力的发展，对于人体体质的强弱，具有重大的影响。但是，先天因素、遗传性状只对体质的发展提供了可能性，而体质强弱的现实性，则有赖于后天环境、营养和身体锻炼等。

（二）后天因素

人从离开母体来到世界之后，就受到诸如地理环境、饮食营养、年龄差别、劳逸状况、社会因素、疾病作用以及针药影响等，逐步形成具有个性特点的体质。

1. 地理环境

地理环境又称自然环境。广义的地理环境包括整个地壳，狭义的地理环境是指存在于人类社会周围如地质、地貌、气候、水文、土壤、矿藏、生物等各种自然要素的总和。人们生活在不同的地理环境条件下，受着不同水土性质、气候类型，以及由水土和气候而形成的生活习惯等的影响而形成了不同的体质。现代科学认为，生物体中所存在的全部化学物质都来自土壤、空气和水。因为不同地域的水质与土壤的化学成分不同，土壤和岩石中的化学元素通过水的溶解或通过植物的吸收和其他动物的食用，直接或间接地进入人体，从而形成了人类体质明显的地区性差异。

地理环境及其资源的均一性，在一定程度上，影响和控制着不同地域人类的发育，形成了人类体质明显的地区性差异。环境科学表明：当自然环境中，地壳、空气、水等的化学组成的变化，超过了人体的适应和调节能力时，就会影响人的体质，甚至会形成某些地方病和流行病。《吕氏春秋·尽数》记载了不同水土与人群疾病的关系，说"轻水所多秃与瘿人""甘水所多好与美人""辛水所多疽与痤人"，将各地不同的水质与地方性多发病的关系展示出来，如灵武一带水中多氟元素，造成当代居民出现黄斑牙，固原西吉一带的水中缺少碘元素，当地劳动人民多见地方性甲状腺肿大，老百姓俗称"瘿瓜瓜"。这样我们就不难理解"一方水土养育一方人"的字句。因此，中医学在诊断和治疗上强调"因地制宜"，所谓"善疗疾病者，必先别方土"。

在地理环境中，气象因素给人类体质以极大的影响。中医学的运气学说，详细地论述了气候和气象因素的变化规律对人体的影响，以及气候和气象因素与疾病的发生、发展、诊断、治疗的关系，强调"因时制宜"。风、寒、暑、湿、燥、火六气，是构成各种气象变化的基本要素，其运动变化构成了自然界中风、寒、暑、湿、燥、火六种气候，形成季节岁时的变迁。人的体质寿夭与人所处地域的气候条件、气象因素也密切相关，一般地说，恶劣的气候环境培养了人的健壮的体魄和强悍的气质，舒适的气候环境则造就了人的娇弱的体质和温顺的性格。我国的地理条件，南方多湿热，北方多寒燥，东部沿海为海洋性气候，西部内地为大陆性气候，因此西北方人，形体多壮实，腠理偏致密；东南方人，体型多瘦弱，腠理偏疏松。

2.饮食习惯

（1）饮食习惯对体质的影响

人以水谷为本，脾主运化水谷精微，为气血生化之源，故脾胃为后天之本。饮食营养是决定体质强弱的重要因素。《黄帝内经》认为：营养搭配合理的饮食，充足而全面的营养，可以增强人的体质，甚至可使某些病理性体质转变为生理性体质。反之，饥饱不时，五味偏嗜，营养不足，将使体质受到损害，如《素问·痹论》所言："饮食自倍，肠胃乃伤。"众所周知，"民以食为天"，但是酸、苦、甘、辛、咸五味的食物都不能偏嗜，如西北，尤其是固原的人民偏食咸物，在西医内科学中就讲到每个人每天摄入食盐的量不超过3克，但是此处的人民往往每个人每天摄入食盐的量超过12克，导致高血脂、高血压等一系列疾病的发生。

（2）人体必需的七种营养素

营养素是指能在体内消化吸收，具有供给热能、构成机体组织和调节生理的功能，为机体进行正常物质代谢所必需的物质。人体必需的营养素有40多种，按其化学组成和生理功能可分为：构成人体营养的重要成分——蛋白质，人体的主要热能来源——碳水化合物，人体的能源库——脂肪，人体不可或缺的营养素——矿物质，人体健康所必需的营养素——维生素，防御疾病侵害的营养素——膳食纤维，健康生命的源泉——水，人体的一切生命活动都离不开这些营养素。七种营养素在人体可以发挥三方面的生理作用：其一是作为能源物质，供给人体所需要的能量（主要是蛋白质、碳水化合物和脂肪）；其二是作为人体"建筑"材料。供给人体所需要的能量，主要有蛋白质；其三是作为调节物质，调节人体的生理功能，主要有维生素、无机盐和纤维素等，这些营养素分布于各种食物之中，只要你能广食，就可以得到。也就是说，人的身体就是靠摄入这些营养素、通过化合、分解从而合成了人体的各种组织、器官，同时供给人体生命活动所必需的一切物质。合理的营养能够保证人体正常发育，维持生命与健康，提高机体的抵抗力和免疫能力，适应各种环境条件下的机体需要，对疾病的预防和治疗起着重要作用。当人体缺乏某种营养素时，生命活动的正常性就会受到影响，出现消瘦、虚弱、抵抗力下降、功能障碍、疾病乃至死亡等各种表现。因此在日常生活中我们应养成不偏食、不挑食、不暴饮暴食的良好饮食习惯，使我们能够获得全面而均衡的营养。

（3）一日三餐的安排

一日三餐的合理安排直接与健康密切相关，合理的安排是：早餐应占全日总热量的25%—30%，午餐应占40%，晚餐占30%—35%，早餐应供给充足的蛋白质，一定量的脂肪；午餐应供给充足的蛋白质、脂肪、纤维素、碳水化合物和维生素；晚餐以精为好，除了要有蛋白质、纤维素、碳水化合物和维生素以外，还应避免吃得过饱或进食大量脂质食物。

（4）饮食安全注意

① 不吃变质、腐烂的食品；② 不吃被有害化学物质或放射性物质污染的食品；③ 不生吃海鲜、河鲜、肉类等；④ 生、熟食品应分开放置；⑤ 切过生食的菜刀、菜板不能用来切熟食；⑥ 不食用病死的禽畜肉；⑦ 不吃毒蘑菇、河豚、生的四季豆、发芽土豆、霉变甘蔗等。

（5）饮食安全原则

① 要选购安全食品；② 食品要烧熟煮透；③ 烹调好立即进食；④ 小心贮存熟食品；⑤ 再加热的食品要彻底；⑥ 防止生熟食品交叉污染；⑦ 保持厨房用具清洁；⑧ 加工食物前要洗手；⑨ 防止昆虫类动物污染食品；⑩ 使用清洁水。

3.心理因素和精神状态

精神舒畅，体质就会强健，相反，长期精神刺激，或突然遭到剧烈的精神创伤，一旦超过人体的生理调节能力，就会影响脏腑的功能，出现病态体质，如《素问·举痛论》指出："怒则气上""喜则气缓""悲则气消""恐则气下""思则气结"。

心理为感觉、知觉、记忆、思维、性格、能力等的总称。气质是个体心理特性的总和，它规定或影响着个体的各种心理活动的过程。气质作为体质的内涵，反映了中医学形神合一的生命观，体质是气质的基础，气质是在体质形成的基础上发展而成的，气质与体质虽分别与生理、心理有关，相互间却又存在着某种对应关系。一定的体质及生理特性，易使个体表现出某种气质类型，而个性气质特征又影响着其生理特性和体质的形成及演化。所以说，"气质不同，形色亦异"。情绪和情感，是人对客观事物是否符合自己需要而产生的态度体验，如遇顺意之事则喜等。中医学的情志，泛指人的情绪、情感活动，七情的变化，每每伴随着脏腑形体的变化，从而给体质以影响。情志活动感物而发，既不可不及，又不可太过，"贵乎中节"，否则，不仅影响体质，还会导致疾病。

有人把人的性格分为三种类型。A 型是知足常乐，含蓄安静，小心谨慎；B 型的特征是活泼开朗，积极上进；V 型的特征是情绪波动，易躁易怒，很不知足。通过对部分对象追踪30年的观察，结果发现，V 型的人中77.3% 患有心血管疾病（如高血压、冠心病、心肌梗死等）、癌症、良性肿瘤等。

4.年龄差异

年龄也是影响体质的重要因素之一，人体的结构、机能与代谢随着年龄的增长而发生规律性的变化。人的生命历程都是从少儿、青年到中年，再转向老年。中医学在《素问·上古天真论》和《灵枢·天年》中深刻地论述了体质从幼弱到壮盛直至虚衰，各个阶段均有其各自的特征，人体脏腑气血盛衰与年龄的关系。

在生长、发育、壮盛以至衰老、死亡的过程中，脏腑气血由盛而衰，影响着人体生理功能，决定着人体的体质，从而决定着各年龄期对致病因素反应的能力与类型。如小儿体质为"稚阴稚阳"之体，儿童期体弱多病，患有哮喘，佝偻病或过敏性疾病的人；到了青春期则体质渐趋成熟，至青壮年是人体脏腑气血阴阳最旺盛时期，因而也是体质最强健阶段，也就是女子三七、四七，男子三八、四八的时候，机体走向了一生中最辉煌的时刻，精力充沛，记忆力最佳，反应灵敏，身体强健，体质甚佳；中年及至老年，也就是女子五七至七七及男子五八至八八，机体逐步由强至弱，体质也由强至弱，最后女子七七"天癸竭，地道不通，故形坏而无子也（月经停闭，这时候就不具有生育的能力了）"，男子八八"精少，肾脏衰，形体皆极，则齿发去"，脏腑生理机能减退，体质日趋下降，逐渐呈现"老态龙钟"的衰老征象。

这里应当强调两个环节，一是青春期，二是更年期。以性成熟过程为特征的青春期是人体内机能、代谢与结构急剧变化的时期，是人生中第一个转折时期，体内各种生理活动进行着整体性的调整。更年期则是从成年期转入老年期，全身各系统的功能与结构渐进性衰退的过渡阶段，是一生中第二个转折时期。若能处理好这两个时期，则可达到强身健体，延缓衰老的目的。

5.性别因素

性别通常所指的是男性与女性，男为阳，女为阴，男性多禀阳刚之气，体魄健壮魁梧，女性多具阴柔之质，体形小巧苗条。男子以气（精）为本，女子以血为先，女性又有经带胎产的特点。所以说，男子以肾为先天，女子以肝为先天。可见，男女性别不同，其遗传性征、身体形态、脏腑结构与生理功能、物质代谢乃至心理特征等都有所不同，体质上也必然存在着性别差异。如《素问·上古天真论》中讲：女子"五七，阳明脉衰，面始焦，发始堕"而男子"四八，筋骨隆盛，肌肉满壮；五八，肾气衰，发堕齿槁"，可见男子衰老要比女子晚得多。

现代研究，男女性别对一些易感的疾病发病率有显著的差异，如血液病、心血管病、呼吸系统病，神经系统病等，男性发病率要高于女性31.2%—50.2%。所以男女的体质是不相同的，其发病倾向也是不同的。

6.社会因素

社会因素包括社会的经济、政治和社会风气等各种因素。一般来说，社会动乱、战争连年、灾荒饥饿、人民流离失所、饥寒交迫、贫富急剧变化等都对人的体质有不利影响，《素问·疏五过论》指出：那些经历"尝贵后贱""尝富后贫""暴乐暴苦""始乐后苦"的人群，其体质虚衰者多见，"身体日减，气虚无精""精气竭绝，形体毁沮丧"。我们平日说"贫病交加"，对于那些没有社会地位的人，经济状况自然不好，这样的人通常都是饥寒交迫的，长期的饥饿导致出现病理性体质。然而不良的环境亦可催人奋进，如"逆境出人才""寒家出孝子"。

7.民俗习惯

宁夏是一个回族聚居的地区，我们也可以明显看出回族人民体质是很好的，回族人精力充沛，而且越是老人越精神矍铄。那么我们去看看回族的民俗习惯：回族有上寺跪拜的习惯，这样就锻炼了体质；回族人爱喝盖碗茶，而盖碗茶是由白糖、葡萄干、枸杞、桂圆、芝麻、核桃仁、红枣、茶叶等八种具有补气血的物质组成，长期饮用可以增强体质，使回族老人气血旺盛，精神矍铄；回族人最爱吃的是羊肉，而羊肉温热大补，而且脂肪含量低，长期食用，使得高血压、高血脂等疾病的发生率较低，体质变得强壮；最后是回族人在男孩子十二岁时行"割礼"即男性的包皮环切术，据研究这样在日后的生活中，可以使女子的宫颈癌发病率也相对较低。

8.劳动和运动

劳动的性质和条件，对人们的体质强弱有着深刻的影响，劳动一般分为体力劳动和脑力劳动两大类。在现代社会，随着科学技术的高度发展，体力劳动和脑力劳动的关系也越来越密不可分，劳逸适度，劳而不倦，可增强体质，一般来说，适当的体力劳动对体质的增强有积极的作用。但是，过于繁重的体力劳动，在严重污染环境下的体力劳动，精神情绪经常处于紧张状态下的劳动，操作分工过细，促使身体局部片面发展的劳动等，对人的体质都将产生不利影响。反之，过度安逸又可使机体气血运行迟缓，气机阻滞，脏腑功能减弱，正气不足，而致体质虚弱多病，故当有劳有逸，劳逸适度。

古往今来，人们从"流水不腐，户枢不蠹"的自然现象中体会出"生命在于运动"的真谛，视体育锻炼为增强体质的法宝。历代医家总结的"养生导引之法"，便是以运动来调养体质的典范。现代运动生理学研究证明，经常进行适当的体育锻炼，可使神经系统更为活跃和灵敏，增强肌肉的耐力与收缩强度，调整内分泌系统的平衡，改善血液循环，使新陈代谢更为旺盛，废物的排泄更为顺利，这样就可使病理体质向正常体质转化。

三、体质与养生

养生讲究的是养神养形，而形神合一是《黄帝内经》体质的主要内容，对我们当今人们养生具有指导意义。

（一）养神以强壮体质

《素问·上古天真论》中论述养生如"恬淡虚无，真气从之，精神内守，病安从来？"说明首先我们应该保持情志和畅，心情愉悦，这样就会见到心神内守，肝气条达，肾气旺盛等五脏功能协调的状态，何虑体质不得强健？

养神还需"和于四时"，《素问·四气调神大论》中讲"春三月""以使志生"，即我们通常说"一年之计在于春"，春天是我们每个人做出宏伟计划的时候，这有关我们日后的发展；"夏三月""无厌于日，使志无怒，使华英成秀"，夏天虽然天又热又长，但我们也不应该感到烦躁，保持旺盛的精力去拼打；"秋三月""早卧早起，与鸡俱兴，使志安宁，以缓秋刑"，到了秋天，白天变短了，我们就应顺着天气，天黑就睡觉，天一亮鸡叫就起床，而且要保持神志安宁，避免"秋老虎"伤及人身；"冬三月""使志若伏若匿"，冬天到了，部分动物就开始冬眠了，人也应发生相应的变化，这时不要再争强好胜，需将自己的想法偷偷地藏在心里，免得伤了阳气。

（二）保精以强壮体质

1.运动保精：积极参加适合自己的体育锻炼项目，增强体质，这儿强调是参加适合自己的体育项目，不是违背原则的参加项目。锻炼身体应在清晨或傍晚较凉爽时进行，切忌在烈日下锻炼。锻炼时间不宜太长，可因地制宜做些力所能及的活动，比如散步、骑车、跳舞、打拳等。每天坚持运动一小时，应该循序渐进，以运动后自感身体轻松为准。

2.饮食保精：《素问·金匮真言论》说："夫精者，身之本也。故藏于精者，春不病温"，所以自古至今，有冬季进补的习惯，冬天适合食用像大枣、羊肉、狗肉、人参、鹿茸等一些具有温热性的药食。

3.节欲保精：对物质生活的享受和对精神生活的追求是人们生活的最大

愿望，也就是"欲望"，过度的欲望会使人耗神伤精，脑海空虚，元神失养，而损害身体。狭义的节欲是指节制性欲，古人认为少年当晚婚，少壮当节欲，老年当绝欲，若早婚纵欲，则会耗精伤神，有限的精髓生难耗易，所谓"油满灯明，油干灯灭"。要保精，首先是节欲，就是男女间的性欲房事要有节制，中医自古以来一直认为房事过度会严重损伤人体最宝贵的物质——精，男女生殖之精是人体先天生命之源，不宜过分泄漏，纵欲过度则精液枯竭，真气耗散，未老先衰。

人的情欲无涯而人体的阴精有限，性事可导致耗伤肾精，对性欲望过强，所欲不遂者，也会因相火妄动而耗伤精液。所以，对房事也要做到恬淡虚无，真气从之，精神内守，病安从来。过分禁欲或独居单处同样不利于身心健康，关键是度，房中之事既不可无，也不应太过。

（三）体质的分类与养生

1.平和体质

（1）特征

总体特征：阴阳气血调和，以体态适中、面色红润、精力充沛等为主要特征；形体特征：体形匀称健壮；常见表现：面色、肤色润泽，头发稠密有光泽，目光有神，鼻色明润，嗅觉通利，唇色红润，不易疲劳，精力充沛，耐受寒热，睡眠良好，胃纳佳，二便正常，舌色淡红，苔薄白，脉和缓有力；心理特征：性格随和开朗；发病倾向：平素患病较少；对外界环境适应能力：对自然环境和社会环境适应能力较强。

（2）调养

环境起居调摄：起居顺应四时阴阳，劳逸结合。

体育锻炼：适度运动即可；精神调适：清净立志、开朗乐观、心理平衡。

饮食调理：食物宜多样化，不偏食，不可过饥过饱、偏寒偏热。

药物调养：不需。

2.阴虚体质

（1）特征

总体特征：阴液亏少，以口燥咽干、手足心热等虚热表现为主要特征；形体特征：体形偏瘦；常见表现：手足心热，口燥咽干，鼻微干，喜冷饮，大便干燥，舌红少津，脉细数；心理特征：性情急躁，外向好动，活泼；发病倾向：易患虚劳、失精、不寐等病；感邪易从热化；对外界环境适应能力：耐冬不耐夏；不耐受暑、热、燥邪。

（2）调养

环境起居调摄：夏应避暑，多去海边高山，秋冬要养阴，居室应安静，不熬夜，不剧烈运动，不在高温下工作。

体育锻炼：宜选动静结合项目，如太极拳、八段锦等。控制出汗量，及时补水。

精神调适：循《黄帝内经》"恬澹虚无""精神内守"之法，养成冷静沉着的习惯。对非原则性问题，少与人争，少参加争胜败的文娱活动。

饮食调理：多食梨、百合、银耳、木瓜、菠菜、无花果、冰糖、茼蒿等甘凉滋润食物，喝沙参粥、百合粥、枸杞粥、桑葚粥、山药粥。少吃葱、姜、蒜、椒等辛辣燥烈品。

药物调养：可用滋阴清热、滋养肝肾之品，如女贞子、山茱萸、五味子、旱莲草、麦门冬、天门冬、黄精、玉竹、枸杞子等药。常用方有六味地黄丸、大补阴丸等。如肺阴虚，宜服百合固金汤；心阴虚，宜服天王补心丸；脾阴虚，宜服慎柔养真汤；肾阴虚，宜服六味丸；肝阴虚，宜服一贯煎。

3.气虚体质

（1）特征

总体特征：元气不足，以疲乏、气短、自汗等气虚表现为主要特征；形体特征：肌肉松软不实；常见表现：平素语音低弱，气短懒言，易疲乏，易出汗，舌淡红，脉弱；心理特征：性格内向，不喜冒险；发病倾向：易患感冒、内脏下垂等病；病后康复缓慢；对外界环境适应能力：不耐受风、寒、暑、湿邪。

（2）调养

环境起居调摄：热则耗气，夏当避暑；冬当避寒，以防感冒；避免过劳伤正气。

体育锻炼：起居宜柔缓，不宜剧烈运动以防耗气，应散步、慢跑、打太极、五禽戏等。

精神调适：气虚之人多神疲乏力、四肢酸懒，应清净养藏，祛除杂念，不躁动，少思虑。

饮食调理：常食益气健脾食物，如小米、山药、土豆、大枣、香菇、鸡肉，少吃耗气食物如生萝卜。

药物调养：可用甘温补气之品，如人参、山药、黄芪等。脾气虚，宜选四君子汤，或参苓白术散；肺气虚，宜选补肺汤；肾气虚，多服肾气丸。

4.阳虚体质

（1）特征

总体特征：阳气不足，以畏寒怕冷、手足不温等虚寒表现为主要特征；形体特征：肌肉松软不实；常见表现：平素畏冷，喜热饮，精神不振，舌淡胖嫩，脉沉迟；心理特征：性格多沉静、内向；发病倾向：易患痰饮、肿胀、泄泻等病；感邪易从寒化；对外界环境适应能力：耐夏不耐冬；易感风、寒、湿邪。

（2）调养

环境起居调摄：冬避寒就温，春夏培补阳气，多日光浴。夏不露宿室外，眠不直吹电扇，开空调室内外温差不要过大，避免在树荫、水亭及过堂风大的过道久停，注重足下、背部及丹田部位的保暖。

体育锻炼：动则生阳，体育锻炼天天1至2次。宜舒缓柔和，如散步、慢跑、太极拳、五禽戏、八段锦等。冬天避免在大风大寒大雾大雪及空气污染的环境中锻炼。

精神调适：这类人常情绪不佳，肝阳虚者善恐、心阳虚者善悲。应保持沉静内敛，消除不良情绪。

饮食调理：宜食温阳食品如羊肉、狗肉、鹿肉、鸡肉，少吃西瓜等生冷食物。"春夏养阳"，夏日三伏每伏食附子粥或羊肉附子汤一次。平时可用当归生姜羊肉汤、韭菜炒胡桃仁。

药物调养：可选补阳祛寒、温养肝肾之品，如鹿茸、海狗肾、蛤蚧、冬虫夏草、巴戟天、仙茅、肉苁蓉、补骨脂、杜仲等，成方可选金匮肾气丸、右归丸。偏心阳虚者，桂枝甘草汤加肉桂，虚甚者可加人参；偏脾阳虚者可选择理中丸或附子理中丸。

5.血瘀体质

（1）特征

总体特征：血行不畅，以肤色晦黯舌质紫黯等；形体特征：胖瘦均见；常见表现：肤色晦黯，容易出现瘀斑，口唇黯淡舌黯或有瘀点，舌下络脉紫黯或增粗，脉涩；心理特征：易烦，健忘；发病倾向：易患癥瘕及痛证、血证等；对外界环境适应能力：不耐受寒邪。

（2）调养

环境起居调摄：血得温则行，居住宜温不宜凉；冬应防寒。作息规律，睡眠足够，不可过逸以免气滞血瘀。

体育锻炼：多做益心脏血脉的活动，如舞蹈、太极拳、八段锦、保健按摩等，各部分都要活动，以助气血运行。

精神调适：培养乐观情绪，则气血和畅，有利血瘀改善，苦闷忧郁会加重血瘀。

饮食调理：常食红糖、丝瓜、玫瑰花、月季花、酒、桃仁等活血祛瘀的食物，酒可少量常饮，醋可多吃，宜喝山楂粥、花生粥。

药物调养：可用当归、川芎、怀牛膝、丹参、鸡血藤、白芍等活血养血的药物，成方可选四物汤等。

6.痰湿体质

（1）特征

总体特征：痰湿凝聚，以形体肥胖、腹部肥满、口黏苔腻等；形体特征：体形肥胖，腹部肥满松软；常见表现：面部皮肤油脂较多，多汗且黏，胸闷，痰多，口黏腻或甜，喜食肥甘甜黏，苔腻，脉滑；心理特征：性格偏温和、稳重，多善于忍耐；发病倾向：易患消渴、中风、胸痹等病；对外界环境适应能力：对梅雨季节及湿重环境适应能力差。

（2）调养

环境起居调摄：远离潮湿；阴雨季避湿邪侵袭；多户外活动；穿透气散湿的棉衣；常晒太阳。

体育锻炼：身重易倦，应长期坚持锻炼，如散步、慢跑、球类、武术、八段锦及舞蹈等。活动量应逐渐增强，让疏松的皮肉逐渐坚固致密。

精神调适：易神疲困顿，要多参加各种活动，多听轻松音乐，以动养神。

饮食调理：少食甜黏油腻，少喝酒勿过饱。多食健脾利湿化痰祛湿的清淡食物，如白萝卜、葱、姜、白果、红小豆等。

药物调养：重点调补肺脾肾。可用温燥化湿之品，如半夏、茯苓、泽泻、党参、白术、车前子等。若肺失宣降，当宣肺化痰，选二陈汤；若脾不健运，当健脾化痰，选六君子汤或香砂六君子汤；若肾不温化，当选苓桂术甘汤。

7.气郁体质

（1）特征

总体特征：气机郁滞，神情抑郁、忧虑脆弱等；形体特征：形体瘦者为多；常见表现：情感脆弱，舌淡红苔薄白；心理特征：性格内向不稳定、敏感多虑；发病倾向：易患脏躁、梅核气、百合病、郁证等；对外界环境适应能力：对精神刺激适应能力较差，不适应阴雨天气。

（2）调养

环境起居调摄：室内常通风，阴雨天调节好情绪。

体育锻炼：宜动不宜静，多跑步、爬山、武术、游泳等以流通气血。着意锻炼呼吸吐纳功法，以开导郁滞。

精神调适："喜胜忧"，要主动寻快乐，常看喜剧、励志剧、听相声，勿看悲苦剧。多听轻松开朗音乐，多社交活动以开朗豁达。

饮食调理：少饮酒以活动血脉提情绪。多食行气食物，如佛手、橙子、柑皮、荞麦、香蕉、茴香、萝卜等。

药物调养：常用香附、乌药、川楝子、小茴香、青皮、郁金等疏肝理气解郁的药为主组成方剂，如越鞠丸等。若气郁引起血瘀，当配伍活血化瘀药。

8.湿热体质

（1）特征

总体特征：湿热内蕴，以面垢油光、口苦、苔黄腻等湿热表现为主要特征；形体特征：形体中等或偏瘦；常见表现：面垢油光，易生痤疮，口苦口干，身重困倦，大便黏滞不畅，小便短黄，男性易阴囊潮湿，女性易带下增多，舌质偏红，苔黄腻，脉滑数；心理特征：容易心烦急躁；发病倾向：易患疮疖、黄疸、热淋等病；对外界环境适应能力：对夏末秋初湿热气候，湿重或气温高环境较难适应。

（2）调养

环境起居调摄：避暑湿，环境宜干燥通风，不宜熬夜过劳，长夏应避湿热侵袭。

体育锻炼：适合大运动量锻炼，如中长跑、游泳、爬山、球类等，以湿祛散热。夏季应凉爽时锻炼。

精神调适：多参加开朗轻松的活动，放松身心。

饮食调理：多吃西红柿、黄瓜、绿豆、芹菜、薏米、苦瓜等。忌辛温滋腻，少喝酒，少吃海鲜。

药物调养：可用甘淡苦寒清热利湿之品，如黄芩、黄连、栀子。方药可选龙胆泄肝汤、茵陈蒿汤等。

9.特禀体质

（1）特征

总体特征：先天失常，以生理缺陷、过敏反应等为主要特征。形体特征：过敏体质者一般无特殊；先天禀赋异常者或有畸形、生理缺陷。常见表现：过敏体质者常见哮喘、风团、咽痒、鼻塞、喷嚏等；有垂直遗传、先天性、家族性特征；母体影响胎儿个体生长发育及相关疾病特征。心理特征：随禀质不同情况各异。发病倾向：过敏体质者易患哮喘、荨麻疹、花粉症及药物过敏等；遗传性疾病如血友病、先天愚型等；胎传性疾病如五迟、五软、解颅、胎惊等。对外界环境适应能力：易致过敏季节适应能力差，易引发宿疾。

（2）调养

特禀体质情况更复杂，要根据相关体质特征予以调养。很多人可能都是复合体质，所以上述方法仅供参考，尤其是药物调养的内容，一定要谨遵医嘱。

第二节　以五脏为中心的人体五个生理病理系统

脏象学说是研究脏腑形体官窍的形态结构、生理活动规律及其相互关系的学说。它认为人体是以心、肝、脾、肺、肾五脏为中心，以胆、胃、大肠、小肠、膀胱、三焦等六腑相配合，以气血精津液为物质基础，通过经络内而五脏六腑，外而形体官窍，构成五个功能活动系统。这五个系统不仅都受天地四时阴阳的影响，同时互相之间也紧密联系，从而使人体整体与局部、局部与局部，以及人体与外界环境成为一个复杂的网络结构。

脏腑的概念：脏腑是人体五脏（心、肺、脾、肝、肾）、六腑（胆、胃、大肠、小肠、膀胱、三焦）和奇恒之腑（脑、髓、骨、脉、胆、女子胞）的总称。

脏腑的分类及其生理特点：根据生理功能特点，脏腑分为五脏、六腑和奇恒之腑三类。

五脏：心、肝、脾、肺、肾合称五脏。从形象上看，五脏属于实体性器官；从功能上看，五脏是主"藏精气"，即生化和贮藏气血、津液、精气等精微物质，主持复杂的生命活动。所以说："五脏者，藏精气而不泻也，故满而不能实。"（《素问·五脏别论》）满，指精气盈满；实，指水谷充实。满而不能实，就是说五脏贮藏的都是精气，而不是水谷或废料。

六腑：胆、胃、小肠、大肠、膀胱、三焦合称六腑。府通"腑"，有府库之意。从形象上看，六腑属于管腔性器官；从功能上看，六腑是主"传化物"，即受纳和腐熟水谷，传化和排泄糟粕，主要是对饮食物起消化、吸收、输送、排泄的作用。所以说："六腑，传化物而不藏，故实而不能满也。"（《素问·五脏别论》）六腑传导、消化饮食物，经常充盈水谷，而不贮藏精气。因传化不藏，故虽有积实而不能充满。但应指出，所谓五脏主藏精气，六腑传化糟粕，仅是相对地指出脏和腑各有所主而已。实际上，五脏中亦有浊气，六腑中亦有精气，脏中的浊气，由腑输泻而出，腑中的精气，输于脏而藏之。

奇恒之腑：脑、髓、骨、脉、胆、女子胞六者合称奇恒之腑。奇者异也，恒者常也。奇恒之腑，形多中空，与腑相近，内藏精气，又类于脏，似脏非脏，似腑非腑，故称之为"奇恒之腑"。脏象学说的内容主要为脏腑、形体和官窍等。其中，以脏腑，特别是五脏为重点。五脏是生命活动的中心，六腑和奇恒之腑均隶属五脏。因此，五脏理论是脏象学说中最重要的内容。

形体，其广义者，泛指具有一定形态结构的组织，包括头、躯干和脏腑在内；其狭义者，指皮、肉、筋、骨、脉五种组织结构，又称五体。

官窍，官指机体有特定功能的器官，如耳、目、口、唇、鼻、舌，又称五官，它们分属于五脏，为五脏的外候。窍，有孔穴、苗窍之意，是人体与外界相通连的窗口。官必有窍，窍多成官，故官窍并称。窍有七窍，七窍指头面部七个孔窍（眼二、耳二、鼻孔二、口）。五脏的精气分别通达于七窍。九窍又称九官，指七窍又前阴和后阴而言。

一、主宰神明的心系统

心为五脏之一，位于胸腔偏左，两肺之间，隔膜之上，圆而下尖，形如莲蕊，外有心包卫护。心与小肠、脉、面、舌等构成心系统。心，在五行属火，为阳中之阳脏，主血脉，藏神志。心为"君之官""生之本""五脏六腑之大主"。心与四时之夏相通应。

（一）心的解剖形态

1.心的解剖位置：关于心的解剖部位，在《黄帝内经》《难经》《医贯》等中医文献中已有较为明确的记载，心位于胸腔偏左，居肺下膈上。心是隐藏在脊柱之前，胸骨之后的一个重要的脏器，心尖冲动在左乳之下。

2.心的形态结构：心脏呈尖圆形，色红，中有孔窍，外有心包络围护，心居其中。中医学对人体心脏的重量、颜色、结构，以及心腔的血容量等均有一定的认识，只是较为粗略而已。"心象尖圆形，如莲蕊……外有赤黄裹脂，一是为心包络"（《类经图翼·经络》）。

（二）心的生理功能。

主要有主血脉，藏神志二个功能，主血脉主要是心有主管血脉和推动血液循行于脉中的作用，包括主血和主脉两个方面；心主神志，即是心主神明，又称心藏神。

1.心主血脉：心主血脉，指心有主管血脉和推动血液循行于脉中的作用，包括主血和主脉两个方面。血就是血液。脉，即是脉管，又称经脉，为血之府，是血液运行的通道。心脏和脉管相连，形成一个密闭的系统，成为血液循环的枢纽。心脏不停地搏动，推动血液在全身脉管中循环无端，周流不息，成为血液循环的动力。由此可见，心脏、脉和血液所构成的这个相对独立系统的生理功能，都属于心所主，都有赖于心脏的正常搏动。

心脏有规律的跳动，与心脏相通的脉管亦随之产生有规律的搏动，称之为"脉搏"。中医通过触摸脉搏的跳动，来了解全身气血的盛衰，作为诊断疾病的依据之一，称之为"脉诊"。在正常生理情况下，心脏的功能正常，气血运行通畅，全身的机能正常，则脉搏节律调匀，和缓有力。否则，脉搏便会出现异常改变。

心要完成主血脉的生理功能，必须具备两个条件：其一，心之形质无损与心之阳气充沛。心阳与心阴既对立又统一，构成了心脏自身的矛盾运动，以维持心脏的正常生理功能。心脏的正常搏动，主要依赖于心之阳气作用。心阳气充沛，才能维持正常的心力、心率和心律，血液才能在脉内正常地运行。其二，血液的正常运行，也有赖于血液本身的充盈和脉道的滑利通畅。所以，心阳气充沛，血液充盈和脉道通利，是血液运行的最基本的前提条件。其中任何一个因素异常，都可改变血液循行状态。

心主血脉的生理作用有二：一是行血以输送营养物质。心气推动血液在脉内循环运行，血液运载着营养物质以供养全身，使五脏六腑、四肢百骸、肌肉皮毛，整个身体都获得充分的营养，借以维持其正常的功能活动。二是生血，使血液不断地得到补充。胃肠消化吸收的水谷精微，通过脾主运化、升清散精的作用，上输给心肺，在肺部吐故纳新之后，贯注心脉变化而赤成为血液，故有"心生血"（《素问·阴阳应象大论》），"血生于心"（《质疑录》）之说。

心脏功能正常，则心脏搏动如常，脉象和缓有力，节律调匀，面色红润光泽。若心脏发生病变，则会通过心脏搏动、脉搏、面色等方面反映出来。

如心气不足，血液亏虚，脉道不利，则血液不畅，或血脉空虚，而见面色无华，脉象细弱无力等，甚则发生气血瘀滞，血脉受阻，而见面色灰暗，唇舌青紫，心前区憋闷和刺痛，脉象结、代、促、涩等。

2.心主神志：心主神志，即是心主神明，又称心藏神。

（1）神的含义：在中医学中，神的含义主要有二：其一，指人体生命活动的总称。一般称之为广义的神。整个人体生命活动的外在表现，如整个人体的形象以及面色、眼神、言语、应答、肢体活动姿态等，无不包含于神的范围。换言之，凡是机体表现于外的"形征"，都是机体生命活动的外在反映。其二，是指人们的精神、意识、思维活动。即心所主之神志，一般称之为狭义的神。

（2）心主神志的生理作用：心藏神，为人体生命活动的中心。其生理作用有二：其一，主思维、意识、精神。在正常情况下，神明之心接受和反映客观外界事物，进行精神、意识、思维活动。这种作用称之为"任物"。任，是接受、担任、负载之意，即是心具有接受和处理外来信息的作用。有了这种"任物"的作用，才会产生精神和思维活动，对外界事物做出判断。其二，主宰生命活动。神明之心为人体生命活动的主宰。五脏六腑必须在心的统一指挥下，才能进行统一协调的正常的生命活动。心为君主而脏腑百骸皆听命于心。心藏神而为神明之用。

（3）心主神志与五脏藏神的关系：中医学从整体观念出发，认为人体的一切精神意识思维活动，都是脏腑生理功能的反映。故把神分成五个方面，并分属于五脏，即"心藏神，肺藏魄，肝藏魂，脾藏意，肾藏志"（《素问·宣明五气论》）。人的精神意识思维活动，虽五脏各有所属，但主要还是归属于心主神志的生理功能。故曰："心为五脏六腑之大主，而总统魂魄，兼赅意志。"（《类经·疾病类》）

（三）心的生理特性

1.心为阳脏而主阳气：心为阳中之太阳，以阳气为用。心的阳气能推动血液循环，维持人的生命活动，使之生机不息，故喻之为人身之"日"。"盖人与天地相合，天有日，人亦有日，君父之阳，日也"（《医学实在易》）。心脏阳热之气，不仅维持了心本身的生理功能，而且对全身又有温养作用。故凡脾胃之腐熟运化，肾阳之温煦蒸腾，以及全身的水液代谢、汗液的调节等等，心阳皆起着重要作用。

2.心气与夏气相通应：心应夏气，"通"即相互通应之意。人与自然是一个统一整体，自然界的四时阴阳消长变化，与人体五脏功能活动系统是通应联系着的。心与夏季、南方、热、火、苦味、赤色等有着内在联系。心为阳脏而主阳气。天人相应，自然界中在夏季以火热为主，在人体则与阳中之太阳的心相通应，了解心的这一生理特性，有助理解心的生理病理，特别是病理与季节气候的关系。心通于夏气，是说心阳在夏季最为旺盛，功能最强。

3.心为阳脏而主通明。心为阳脏、火脏，在于说明心以阳气为用，心之阳气能推动心脏搏动，温通全身血脉，兴奋精神，以使生机不息。心主通明，指心脉以通畅为主，心神以清明为要。

（四）心与形、神、窍、志、液的关系

1.在体合脉，其华在面

形体，有广义与狭义之分。广义的形体，泛指人体的身形和体质。狭义的形体，指脉、筋、肌肉、皮肤、骨五种组织结构，称之为五体。五体既与脏腑经络的机能状态密切相关，又与五脏有着特定的联系。五体与五脏这种对应关系称为"五脏所主"。所谓："五脏所主，心主脉，肺主皮，肝主筋，脾主肉，肾主骨。"（《素问·宣明五气》）

心主脉：脉为血液运行的通道，它能约束和促进血液沿着一定的轨道和

方向循行。脉为血之府，血液通过脉能将营养物质输送到全身各个部分。所以，脉间接地起着将水谷精微输送到全身的作用。心在体合脉，是指全身的血脉统属于心，由心主司。其华在面，是指心脏精气的盛衰，可从面部的色泽表现出来。"有诸内，必形诸外"，内在脏腑精气的盛衰及其机能的强弱，可显露于外在相应的体表组织器官。由于头面部的血脉极其丰富，全身血气皆上注于面，故心的精气盛衰及其生理功能正常与否，可以显露于面部的色泽变化。

华，光华，光彩之意。泽为脏腑气血之外荣，光明显于外，润泽隐于内，光明润泽为色之常，在望色中是谓色之有神气。故曰："光明者，神气之著；润泽者，精血之充。"（《望诊遵经》）五脏与面、毛、唇、爪、发相关，故面、毛、唇、爪、发的色泽，可以反映五脏气血的盛衰：五脏外华，即心"其华在面"，肺"其华在毛"，脾"其华在唇四白"，肝"其华在爪"，肾"其华在发"。

心其华在面，是说心的功能正常与否，常可从面部的色泽反映出来。心主血脉，面部血脉极为丰富，全身气血皆可上注于面，所以面部的色泽能反映出心气的盛衰，心血的多少。心功能健全，血脉充盈，循环通畅，则面色红润光泽；反之，心脏功能失调，可引起面部色泽异常。如心气不足，心血亏少，则面白无华；心脉瘀阻，则面色青紫。

2.心藏神

神志，又称神明、精神。志为情志，亦属于神的范畴。中医学根据天人相应，形神统一的观点，认为神的含义有二：其一，指人体生命活动的总称；其二，指人的精神、意识、思维、情志、感觉、动作等生理活动，为人类生命活动的最高级形式，即中医学中狭义的神。五脏与五神的关系是：心藏神、肺藏魄、肝藏魂、脾藏意、肾藏志，所以称五脏为"五神脏"。神魂魄意志是人的精神思维意识活动，属于脑的生理活动的一部分。中医学将其分属于五脏，成为五脏各自生理功能的一部分，但总统于心。

心藏神是指心统领和主宰精神、意识、思维、情志等活动。魂、魄、意、志四神以及喜、怒、思、忧、恐五志，均属心神所主。

3. 在窍为舌

官窍，泛指器官和孔窍。本节所述的官窍是五官和九窍的统称。官指舌、鼻、口、目、耳等五个器官，简称五官。五官分属于五脏，为五脏之外候。"鼻者，肺之官也；目者，肝之官也；口唇者，脾之官也；舌者，心之官也；耳者，肾之官也"（《灵枢·五阅五使》）。

心开窍于舌，是指舌为心之外候，心之精气盛衰及其功能常可从舌的变化得以反映，是谓"舌为心之苗"。心经的经筋和别络，均上系于舌。心的气血通过经脉的流注而上通于舌，以保持舌体的正常色泽形态和发挥其正常的生理功能。所以，察舌可以测知心脏的生理功能和病理变化。心的功能正常，心的主血、藏神功能正常，则舌体红活荣润，柔软灵活，味觉灵敏，语言流利。若心有病变，可以从舌上反映出来。心主血脉功能失常时，如心阳不足，则舌质淡白胖嫩；心血不足，则舌质淡白；心火上炎，则心尖红赤；心脉瘀阻，则舌紫，瘀点瘀斑；如心主神志的功能异常，则可现舌强、舌卷、语謇或失语等。

4. 在志为喜

情志泛指人的情感、情绪，也是人的心理活动，亦属于神的范畴。对于情志的分类，中医学有五志说和七情说之分，五志说认为，人的情志有五，即怒、喜、思、忧、悲：肝"在志为怒"，心"在志为喜"，脾"在志为思"，肺"在志为忧"，肾"在志为恐"（《素问·阴阳应象大论》），故称五志。七情说认为，人的情志有七：即喜、怒、忧、思、悲、恐、惊，故称之为七情。七情之中，悲与忧，情感相似，可以相合；惊亦有恐惧之意，故惊可归于恐。如是"七情说"与"五志说"便统一了，即怒、喜、思、忧（悲）恐（惊）。五脏与五志的关系是：心在志为喜，肝在志为怒，脾在志为思，肺在志为忧，肾在志为恐。喜怒思忧恐是人们对外界信息所引起的情志变化，是整个精神活动的重要组成部分。情志活动要通过五脏的生理功能而表现出来，故也将其分别归属于五脏之中。

心在志为喜，是指心的生理功能与情志活动的喜志有关。喜，一般来说属于对外界刺激产生的良性反应。适当的喜乐，能使血气调和，营卫通利，心情舒畅，有益于心的生理活动，喜乐愉悦有益于心主血脉的功能，但喜乐过度则可使心神受伤，如《灵枢·本神》说"喜乐者，神惮散而不藏"，如心藏神功能过亢，可出现喜笑不休，心藏神功能不及，又易使人悲伤。由于心能统领五志，故五志过极皆能伤心。

5. 在液为汗

《黄帝内经》对"汗"有丰富的认识，并系统指出了汗的生理、病理、病因病机、预后转归等。《素问·阴阳别论》说"阳加于阴谓之汗"，"阳脉加倍于阴脉，当有汗出"，从这两句话中可知汗的生理特点是阳盛阴弱则有汗，汗是阴加于阳。汗的来源，《素问·评热病论》说"人所以汗出者，皆生于谷，谷生于精。……汗者，精气也。"汗的特点是营阴津液之气化生而成，血和津液生成都来源于水谷精气，由水谷精气所化生，故有"精血同源"之说，津液渗入脉中，即成为血液的组成部分。汗液是通过阳气的蒸腾气化后，从玄府排出的液体，由于汗为津液所化生，血与津液又同出一源，因此有"汗血同源"之说。而血又为心所主，故有"汗为心之液"之称。

汗是五液之一，是津液通过阳气的蒸化后，经汗孔排于体表的液体，心在液为汗，是指心精、心血为汗液化生之源，《素问·五藏生成》有"五脏化液：心为汗"之说。心血是心神的物质基础，出汗过多，易耗伤心血，可表现在心慌、心悸等心神的变化；汗多不仅伤津耗血，并会进一步耗伤心气。反之，心气虚生成心血的功能不足，控制津液的能力下降，也可引起汗出。

（五）与心相表里的小肠

小肠居腹中，上接幽门，与胃相通，下连大肠，包括回肠、空肠、十二指肠。主受盛化物和泌别清浊，与心相表里，属火属阳。

1. 小肠的解剖形态

（1）小肠的解剖位置：小肠位于腹中，上端与胃相接处为幽门，与胃相通，下端与大肠相接为阑门，与大肠相连，是进一步消化饮食的器官。小肠与心之间有经络相通，二者互相络属，故小肠与心相为表里。

（2）小肠形态结构：小肠呈纡曲回环迭积之状，是一个中空的管状器官。

2. 小肠的生理功能

（1）主受盛化物：小肠主受盛化物是小肠主受盛和主化物的合称。受盛，接受，以器盛物之意。化物，变化、消化、化生之谓。小肠的受盛化物功能主要表现在两个方面：一是小肠盛受了由胃腑下移而来的初步消化的饮食物，起到容器的作用，即受盛作用；二是指经胃初步消化的饮食物，在小肠内必须停留一定的时间，由小肠对其进一步消化和吸收，将水谷化为可以被机体利用的营养物质，精微由此而出，糟粕由此下输于大肠，即"化物"作用。在病理上，小肠受盛功能失调，传化不转，则气机失于通调，滞而为痛，表现为腹部疼痛等。如化物功能失常，可以导致消化、吸收障碍，表现为腹胀、腹泻、便溏等。

（2）主泌别清浊：泌，即分泌。别，即分别。清，即精微物质。浊，即代谢产物。所谓泌别清浊，是指小肠对承受胃初步消化的饮食物，在进一步消化的同时，并随之进行分别水谷精微和代谢产物的过程。分清，就是将饮食物中的精华部分，包括饮食化生的津液和食物化生的精微，进行吸收，再通过脾之升清散精的作用，上输心肺，输布全身，供给全身组织营养。别浊，则体现为两个方面：其一，是将饮食物的残渣糟粕，通过阑门传送到大肠，形成粪便，经肛门排出体外；其二，是将剩余的水分经肾脏气化作用渗入膀胱，形成尿液，经尿道排出体外。"膀胱与肾为表里，俱主水，水入小肠，下于胞，行于阴，为溲便"（《诸病源候论·诸淋候》）。因为小肠在泌别清浊过程中，参与了人体的水液代谢，故有"小肠主液"之说。

小肠分清别浊的功能正常，则水液和糟粕各走其道而二便正常。若小肠功能失调，清浊不分，水液归于糟粕，即可出现水谷混杂，便溏泄泻等。因"小肠主液"，故小肠分清别浊功能失常不仅影响大便，而且也影响小便，表现为小便短少。所以泄泻初期常用"利小便即所以实大便"的方法治疗。

3.小肠的生理特性

小肠具升清降浊的生理特性：小肠化物而泌别清浊，将水谷化为精微和糟粕，精微赖脾之升而输布全身，糟粕靠小肠之通降而下传入大肠。升降相因，清浊分别，小肠则司受盛化物之职。否则，升降紊乱，清浊不分，则现呕吐、腹胀、泄泻之候。小肠之升清降浊，实为脾之升清和胃之降浊功能的具体体现。

（六）夏季养心

1.夏季养心概述

按照中医理论，季节和五行五脏是有所对应的，夏季属火，对应的脏腑为"心"，所以养心也成为夏季保健的一大关键点。从具体内容来说，夏天在五行中属火，其特点是"涨"与"躁"，因此，夏季养生，宜清宜静。夏季养生的关键是使人"无怒""气旺"，可充分地、正常地"宣泄"，但不能"乱"。养心的"心"并非完全现代医学里"心脏"的概念，而是包括心脏在内"主神"的整个神经系统甚至精神心理因素。

2.夏季养心三要

（1）养心贵在静心。情绪乃一身之主，一个人如果终日思前想后、欲望不止，难免会百病丛生，说不良情绪是疾病的催化剂一点也不会过分。要消除不良情绪，重要办法之一，就是要学会静心。心静才能气顺，气顺才能健身。静心的最佳途径是炼心，静心的至高境界是乐心。如果你的心里每天都是快乐的，那就说明你在养心方面确实是个高手。

（2）养心重在养神。佛家有言，天有三宝日月星，地有三宝水火风，人有三宝精气神。在人之三宝中，精要化为气，气要化为神，神是精气之和，神乃人之灵魂。所以，养心、静心、乐心，最终要归结到养神上来。神凝才能气定，气定才能心静。养神，说到底就是要净化人的灵魂。如果你的灵魂始终是美丽的，那你就拥有了"不老之药"，而且会成为被众多人羡慕的养心专家。

（3）养心务必养德。生活中能使人动心的东西太多了，但凡能让你动心的无不与自己的名利得失密切相关，许多人心难静、气难顺、神难凝，均与此有着千丝万缕的联系。它告诫我们，养心务必要养德。特别是面对物欲横流的"花花世界"，你更应当把养德视为养心之本。德高才能心静，德高才能神凝。养德最要紧的是去除那些束缚自己的名缰利锁，使自己不为名利得失所折磨。

3.夏季养心的方法

（1）养阳气。中医常说"春夏养阳"，也就是说，即使是在炎热的夏天，仍然要注意保护体内的阳气，"阳气不足，湿邪不去"，在一年四季中，夏季是阳气最盛的季节。中医认为，在人体阳气旺盛的时候，将阳气培养得更旺，可抵御疾病的侵袭。建议：少食冷饮，吃寒凉食物，但这样会损伤脾胃、消耗阳气。喝水以温开水为宜；多吃温补食物，如红枣、枸杞、当归、肉等。夏季三大自然降暑法：适当运动，但不宜运动过度；保暖避寒，防止外邪乘虚而入；按摩涌泉穴，使肾精通达全身。

（2）祛湿热。夏天多暑多湿，会出现头沉重、抑郁、倦怠、胸闷、胃口不好等症状。建议：夏季饮食宜清淡，可多吃具有清热利湿作用的食物，如绿豆粥、荷叶粥、红小豆粥等，或用冬瓜与莲叶、薏米共煮汤喝。此外，要多开窗通风。

（3）足睡眠。夏天昼长夜短，很多人睡得晚，起得晚，把生物钟打乱了。建议：只有保证充足的睡眠，才能维持身体各项机能正常运转。夏季睡眠养生要顺应自然界阳盛阴虚的规律。早起、午睡，可以弥补睡眠不足。建议成年人每天保证7小时高质量的睡眠。

（4）善饮食。夏日饮食通常只吃七八分饱即可，但一定要注意全面、均衡地搭配营养。虽然人与人的体质不尽相同，但饮食都应定时定量，遵循"早上吃好、中午吃饱、晚上吃少"的原则。建议：夏季气温高，剩菜剩饭易被细菌污染，所以新鲜菜最好新鲜吃；生吃瓜果，应洗净削皮；用来切熟食的刀、板要和切生肉、生菜的分开。夏季应尽量少吃辛辣、油炸食物，以保护好肠胃。同时，要多饮水，增加微量元素和维生素的摄入。

（5）勤健身。很多人存在这样一个误区，由于夏天出汗多就懒于运动了。其实夏季仍需坚持适量的运动，但不应在酷热的阳光下运动，要及时补充水分。建议：饭后1小时再运动，且运动不宜太剧烈，可选择散步、慢跑、游泳等运动。

4.夏季养心，还需"清火"

（1）是清外火。外火即自然界高热的气温。预防措施，是尽量避免烈日的直接照射，外出或工作时戴好遮阳帽，必要时可在皮肤上涂上一层防晒护肤品，注意室内的通风降温，以防"外火"内侵。

（2）是清内火。内火即机体内阴阳平衡失调而出现的内热症。有心火、肺火、胃火、肝火、肾火。重点是清心火。心属火，属南方；肾属水，属北方。夏天暑热，最易肾水不足，心火过亢，水火失济，而出现心悸、心烦、失眠、头痛、腰酸软、乏力、虚汗、手足心热、月经失调、遗精早泄、小便赤痛，大便秘结，舌尖痛，口腔炎等症。因此，夏天必须注意补肾之水，以清过亢的心火，这样才能水火相济、南北协调、阴阳平衡。

5.夏季养心的禁忌

（1）忌入睡后开风扇。入睡后人体血液循环减慢，抵抗力减弱，整夜开着电风扇吹风睡觉，极易受凉，引起感冒。

（2）忌袒胸露腹睡觉。人体的腹部和胸部皮肤温度几乎固定不变，因此，常有人因胸腹保暖不够，导致受凉发生腹痛腹泻。

（3）忌用凉水擦席子。人体在夏季极易出汗，凉席本身并不干燥，如再用凉水擦洗，更增加了凉席的湿度，成为各类霉菌、细菌的滋生地。正确的办法是，将抹布用温水浸湿后，拧干再擦拭凉席，同时可用电风扇彻底风干凉席，方可安然入睡。

二、宣通肃降的肺系统

肺，位居胸中，左右各一，呈分叶状，质疏松。与心同居膈上，上连气管，通窍于鼻、喉，与自然界之大气直接相通，故称喉为肺之门户，鼻为肺之外窍。肺在五行属金，阴阳属性为"阳中之阴"，与自然界秋气相通应。肺与心同居隔上，位高近君，犹如宰辅，故《素问·灵兰秘典论》称之为"相辅之官"。肺在五脏六腑位置最高，覆盖诸脏，故有"华盖"之称。肺叶娇嫩，不耐寒热燥湿诸邪之侵，肺又上通鼻窍，外合皮毛，与自然界息息相通，易受外邪侵袭，故又有"娇脏"之称。

肺的主要功能是主气、司呼吸、主宣发肃降、主行水，朝百脉。肺与大肠相表里，在体合皮，其华在毛，开窍于鼻，在志为悲（忧），在液为涕。

（一）肺的解剖形态

肺位于胸腔，左右各一，在隔膜之上，上连气道，喉为门户，覆盖着其他脏腑，是五脏六腑中位置最高者，故称"华盖"，为五脏之长。肺脏为白色分叶质地疏松含气的器官，其"虚如蜂窠"，"得水而浮"，"熟而复沉"，故称为清虚之脏。

（二）肺的生理功能

1.肺主气：肺主气，包括主呼吸之气和主一身之气两个方面。

（1）肺主呼吸之气：肺主呼吸之气是指肺通过呼吸运动，吸入自然界的清气，呼出体内的浊气，实现体内外气体交换的功能。肺为呼吸器官，具有呼吸功能，"天气至清，全凭呼吸为吐纳，其呼吸之枢则以肺为主"。

肺为体内外气体交换的场所，肺吸入自然界的清气，呼出体内的浊气，实现了体内外气体的交换。通过不断地呼浊吸清，吐故纳新，促进气的生成，调节着气的升降出入运动，从而保证了人体新陈代谢的正常进行。总之，"肺为呼吸器官，一吸氧气纳入，一呼碳气吐出，肺予以换气转血，实司人身重要功能"（《中国医药汇海·论肺之功用》）。中医学认为，呼吸运动不仅靠肺来完成，还有赖于肾的协作。肺为气之主，肾为气之根，肺主呼，肾主纳，一呼一纳，一出一入，才能完成呼吸运动。肺司呼吸的功能正常，则气道通畅，呼吸调匀。若病邪犯肺，影响其呼吸功能，则现胸咳嗽、喘促、呼吸不利等症状。

（2）肺主一身之气：肺主一身之气是指肺有主持、调节全身各脏腑之气的作用，即肺通过呼吸而参与气的生成和调节气机的作用。肺主一身之气的生理功能具体体现在两个方面：

① 气的生成方面：肺参与一身之气的生成，特别是宗气的生成。人体通过呼吸运动，把自然界的清气吸入于肺，又通过胃肠的消化吸收功能，把饮食物变成水谷精气，由脾气升清，上输于肺。自然界的清气和水谷精气在肺内结合，积聚于胸中的上气海（上气海，指膻中，位于胸中两乳之间，为宗气汇聚发源之处），便称之为宗气。宗气上走息道出喉咙，以促进肺的呼吸运动，并贯通心脉，以行血气而布散全身，以温养各脏腑组织和维持它们的正常功能活动，故宗气在生命活动中占有重要地位。宗气是一身之气的重要组成部分，其盛衰关系到一身之气的盛衰，因此，肺呼吸功能健全与否，不仅影响宗气的生成，而且也影响着全身之气的生成，故起到主一身之气的作用。

② 对全身气机的调节方面：所谓气机，泛指气的运动，升降出入为其基本形式。肺的呼吸运动，是气的升降出入运动的具体体现。肺有节律的一呼

一吸，对全身之气的升降出入运动起着重要的调节作用。故曰："肺为四脏之上盖，通行诸脏之精气，气则为阳，流行脏腑，宣发腠理，而气者皆肺之所主"（《太平圣惠方·卷第六》）。肺有节律的一呼一吸运动，带动着全身气的升降出入运动，从而对全身气机起着调节作用。

肺主一身之气的功能正常，则各脏腑之气旺盛。反之，肺主一身之气的功能失常，会影响宗气的生成和全身之气的升降出入运动，表现为少气不足以息、声低气怯、肢倦乏力等气虚之候。

2.肺朝百脉：全身的血液都通过百脉会聚于肺，经肺的呼吸，进行体内外的清浊之气的交换，然后再将富含清气的血液通过百脉输送到全身。

肺朝百脉的生理作用是指为助心行血。肺主气，心主血，全身的血和脉，均统属于心。心脏的搏动，是血液运行的基本动力。血的运行，又依赖于气的推动，随着气的升降而运行到全身。肺主一身之气，贯通百脉，调节全身的气机，故能协助心脏主持血液循行。所以，血液的运行，亦有赖于肺气的敷布和调节。"人之一身，皆气血之所循行，气非血不和，血非气不运"（《医学真传·气血》）。肺助心行血的作用，说明了肺与心在生理病理上反映了气和血的密切关系。若肺气虚衰，不能助心行血，就会影响心主血脉的生理功能，而出现血行障碍，如胸闷心悸、唇舌青紫等症状。

3.肺主宣肃：宣谓宣发，即宣通和发散之意。肃谓肃降，清肃下降之意。肺禀清虚之体，性主于降，以清肃下降为顺。肺宜清而宣降，其体清虚，其用宣降。宣发与肃降为肺气机升降出入运动的具体表现形式。肺位居上，既宣且降又以下降为主，方为其常。肺气必须在清虚宣降的情况下才能保持其主气、司呼吸、助心行血、通调水道等正常的生理功能。

（1）肺主宣发：肺主宣发是指肺气向上升宣和向外布散的功能。其气机运动表现为升与出。其生理作用，主要体现在三个方面：

其一，吸清呼浊。肺通过本身的气化作用，经肺的呼吸，吸入自然界的清气，呼出体内的浊气，司体内清浊之气的运化，排出肺和呼吸道的痰浊，以保持呼吸道的清洁，有利于肺之呼吸。

其二，输布津液精微。肺将脾所转输的津液和水谷精微，布散到全身，外达于皮毛，以温润、濡养五脏六腑、四肢百骸、肌腠皮毛。

其三，宣发卫气。肺借宣发卫气，调节腠理之开阖，并将代谢后的津液化为汗液，由汗孔排出体外。因此，肺气失于宣散，则可出现呼吸不利、胸闷、咳嗽，以及鼻塞、喷嚏和无汗等症状。

（2）肺主肃降：肺主肃降是指肺气清肃、下降的功能，其气机运动形式为降与入。其生理作用，主要体现在四个方面：

其一，吸入清气。肺通过呼吸运动吸入自然界的清气，肺之宣发以呼出体内浊气，肺之肃降以吸入自然界的清气，宜宣宜肃以完成吸清呼浊、吐故纳新的作用。

其二，输布津液精微。肺将吸入的清气和由脾转输于肺的津液和水谷精微向下布散于全身，以供脏腑组织生理功能之需要。

其三，通调水道。肺为水之上源，肺气肃降则能通调水道，使水液代谢产物下输膀胱。

其四，清肃洁净。肺的形质是"虚如蜂窠"，清轻肃净而不容异物。肺气肃降，则能肃清肺和呼吸道内的异物，以保持呼吸道的洁净。因此，肺气失于肃降，则可现呼吸短促、喘促、咳痰等肺气上逆之候。

4.肺主治节：治节，即治理调节。肺主治节是指肺辅助心脏治理调节全身气、血、津液及脏腑生理功能的作用。心为君主之官，为五脏六腑之大主。肺为相傅之官而主治节。心为君主，肺为辅相。人体各脏腑组织之所以依着一定的规律活动，有赖于肺协助心来治理和调节。故曰："肺主气，气调则营卫脏腑无所不治"（《类经·脏象类》)，因此称肺为"相傅之官"。

肺主治节的作用：肺的治节作用，主要体现于四个方面。

（1）肺主呼吸：肺的呼吸运动有节律地一呼一吸，呼浊吸清，对保证呼吸的调匀有着极为重要的作用。

（2）调节气机：肺主气，调节气的升降出入运动，使全身的气机调畅。所谓"肺主气，气调则营卫脏腑无所不治"（《类经·脏象类》）。

（3）助心行血：肺朝百脉，助心行血，辅助心脏，推动和调节全身血液的运行。"诸气者皆属于肺"，气行则血亦行。

（4）宣发肃降：肺的宣发和肃降，治理和调节津液的输布、运行和排泄。因此，肺主治节，实际上是对肺的主要生理功能的高度概括。

（三）肺的生理特性

1.肺为娇脏：肺为娇脏是指肺脏清虚娇嫩而易受邪侵的特性。娇是娇嫩之意。肺为清虚之体，且居高位，为诸脏之华盖，百脉之所朝，外合皮毛，开窍于鼻，与天气直接相通。六淫外邪侵犯人体，不论是从口鼻而入，还是侵犯皮毛，皆易于犯肺而致病。他脏之寒热病变，亦常波及于肺，以其不耐寒热，易于受邪，寒太过，则肺卫不宣，腠理闭塞而无汗，肺气壅阻则喘咳；热太过，则肺叶被灼，清肃不行，肺气不宁，则气逆作咳，甚则肺络伤损而咯血。又肺通天气，故天气有寒暖变化，或遇冰室火宅，寒热之气经呼吸而入肺，肺即为之所伤。"其性恶寒、恶热、恶燥、恶湿，最畏火、风。邪著则失其清肃之令，遂痹塞不通爽矣"（《临证指南医案·卷四》），故称娇脏，肺位最高，邪必先伤，肺叶娇嫩，不耐邪侵，肺为清虚之脏，不容邪气所干；故无论外感、内伤或其他脏腑病变，皆可累及于肺而为病。

2.与秋气相应：肺为清虚之体，性喜清润，与秋季气候清肃、空气明润相通应，故肺气在秋季最旺盛。秋季也多见肺的病变，肺气旺于秋，肺与秋季、西方、燥、金、白色、辛味等有内在的联系。如秋金之时，燥气当令，此时燥邪极易侵犯人体而耗伤肺之阴津，出现干咳，皮肤和口鼻干燥等症状；又如风寒束表，侵袭肺卫，出现恶寒发热，头项强痛，脉浮等外感表证时，用麻黄、桂枝等辛散解表之药，使肌表之邪从汗而解。

（四）肺与形、神、窍、志、液的关系

1.在体合皮，其华在毛

肺主皮毛，皮毛，包括皮肤、汗腺、毫毛等组织，是一身之表。它们依赖于卫气和津液的温养和润泽，具有防御外邪，调节津液代谢，调节体温和辅助呼吸的作用。肺与皮肤、汗腺、毫毛的关系，可以从两个方面来理解：

其一，肺气宣发，输精于皮毛。肺主气，肺气宣发，使卫气和气血津液输布到全身，以温养皮毛。皮毛具有抵御外邪侵袭的屏障作用。皮毛的营养，虽然与脾胃的运化有关，但必须赖肺气的宣发，才能使精微津液达于体表。若肺气虚弱，其宣发卫气和输精于皮毛的生理功能减弱，则卫表不固，抵御外邪侵袭的能力低下而易于感冒，或出现皮毛憔悴枯槁等现象。由于肺与皮毛相合，外邪侵袭皮毛，腠理闭塞，卫气郁滞的同时也常常影响及肺，导致肺气不宣，而外邪袭肺，肺气失宣时，也同样能引起腠理闭塞，卫气郁滞等病变。

其二，皮毛汗孔的开合与肺司呼吸相关。肺司呼吸，而皮毛上汗孔的开合，有散气或闭气以调节体温，配合呼吸运动的作用。在中医学中汗孔又称"气门"（玄府、鬼门），故云"所谓玄府者，汗空也"（《素问·水热穴论》）。汗孔不仅排泄由津液所化之汗液，实际上也随着肺的宣发和肃降进行着体内外气体的交换，所以唐容川在《中西汇通医经精义》中指出，皮毛有"宣肺气"的作用。因此，肺卫气虚，肌表不固，则常自汗出而呼吸微弱，外邪袭表，毛窍闭塞，又常见无汗而呼吸气喘的症状。

2.肺藏魄

魄是不受内在意识支配而产生的一种能动作用表现，属于人体本能的感觉和动作，即无意识活动，如耳的听觉、目的视觉、皮肤的冷热痛痒感觉，以及躯干肢体的动作、新生儿的吸乳和啼哭等，都属于魄的范畴。魄与生俱来，"并精而出入者谓之魄"（《灵枢·本神》），为先天所获得，而藏于肺。

"肺藏气,气舍魄"(《灵枢·本神》),故气旺盛则体健魄全,魄全则感觉灵敏,耳聪目明,动作正确协调。反之,肺病则魄弱,甚至导致神志病变,故曰:"肺,喜乐无极则伤魄,魄伤则狂。"(《灵枢·本神》)

3. 在窍为鼻

鼻为呼吸出入的通道,与肺直接相连,所以称鼻为肺之窍,具有主通气和主嗅觉的功能,其通气和嗅觉功能,都必须依赖肺气的宣发作用。其通气的功能,故曰"鼻者,肺之官也"(《灵枢·五阅五使》),因肺司呼吸,故有"鼻为肺窍"之说。鼻还有主嗅觉的功能,有"肺气通于鼻,肺和则鼻能知臭香矣"(《灵枢·脉度》)之说。鼻的嗅觉和通气功能均须依赖于肺气的作用。肺气和利,则呼吸通畅,嗅觉灵敏。鼻为肺窍,故鼻又为邪气侵犯肺脏的通路。所以在病理上,外邪袭肺,肺气不利,常常是鼻塞、流涕、嗅觉不灵,甚则鼻翼煽动与咳嗽喘促并见,故临床上可把鼻的异常表现作为推断肺脏病变的依据之一。

4. 在志为忧(悲)

关于肺之志,《黄帝内经》有二说:一说肺之志为悲;一说肺之志为忧。悲和忧对人体生理活动的影响是大致相同的,因而忧和悲同属肺志。悲忧皆为人体正常的情绪变化或情感反映,由肺精、肺气所化生,是肺精、肺气生理功能的表现形式。忧愁是属于非良性刺激的情志活动,尤其是在过度忧伤的情况下,往往会损伤机体正常的生理活动,忧愁对人体的影响,主要是损耗人体之气,所以忧愁过度易于伤肺,所谓"悲则气消"。而肺气虚弱时,机体对外来非良性刺激的耐受能力下降,也较易产生忧愁的情志变化。

5. 在液为涕

涕,是肺的分泌物,有润泽鼻窍的作用,并能防御外邪,有利于肺的呼吸。鼻为肺之窍,故其分泌物亦属肺。鼻涕由肺精所化,由肺气的宣发作用布散于鼻窍,故《素问·宣明五气》说:"五脏化液……肺为涕"。肺是否正常亦能从涕的变化中得以反映,在正常情况下,涕液润泽鼻窍而不外流;在临床上观察涕的变化，常有助于对肺病的诊断。如风寒犯肺，则鼻流清涕；风热犯肺，则鼻流黄稠涕；燥邪伤肺，则干而无涕。

（五）与肺相表里的大肠

大肠居腹中，其上口在阑门处接小肠，其下端紧接肛门，包括结肠和直肠。主传化糟粕和吸收津液，属金、属阳。

1.大肠的解剖形态

大肠亦位于腹腔之中，其上段称"回肠"（相当于解剖学的回肠和结肠上段）；下段称"广肠"（包括乙状结肠和直肠）。其上口在阑门处与小肠相接，其下端紧接肛门（亦称"下极""魄门"）。大肠与肺有经脉相连相互络属，故互为表里。大肠的形态结构是大肠是一个管道器官，呈回环迭积状。

2.大肠的生理功能

（1）传导糟粕：大肠主传导糟粕是指大肠接受小肠下移的饮食残渣，使之形成粪便，经肛门排出体外的作用。大肠接受由小肠下移的饮食残渣，再吸收其中剩余的水分和养料，从而形成粪便，经肛门而排出体外，属整个消化过程的最后阶段，故有"传导之腑""传导之官"之称。所以大肠的主要功能是传导糟粕，排泄大便。大肠的传导功能，主要与胃的通降、脾之运化、肺之肃降以及肾之封藏有密切关系。大肠有病，传导失常，主要表现为大便质和量的变化和排便次数的改变，如大肠传导失常，就会出现大便秘结或泄泻；若湿热蕴结于大肠，大肠气滞，又会出现腹痛、里急后重、下痢脓血等。

（2）吸收津液：大肠接受由小肠下注的饮食物残渣和剩余水分之后，将其中的部分水液重新再吸收，使残渣糟粕形成粪便而排出体外。大肠重新吸收水分，参与调节体内水液代谢的功能，称之为"大肠主津"，大肠这种重新吸收水分功能与体内水液代谢有关，所以大肠的病变多与津液有关。如大肠虚寒，无力吸收水分，则水谷杂下，出现肠鸣、腹痛、泄泻等。大肠实热，消烁水分，肠液干枯，肠道失润，又会出现大便秘结不通之症。机体所需之水，绝大部分是在小肠或大肠被吸收的。

3.大肠的生理特性

大肠在脏腑功能活动中，始终处于不断地承受小肠下移的饮食残渣并形成粪便而排泄糟粕，表现为积聚与输送并存，实而不能满的状态，故以降为顺，以通为用。六腑以通为用，以降为顺，尤以大肠为最。所以通降下行为大肠的重要生理特性。大肠通降失常，以糟粕内结，壅塞不通为多，故有"肠道易实"之说。

（六）秋季养肺

中医认为"肺为娇脏"，"温邪上受，首先犯肺"，也就是说肺是最容易受到外来有害物质侵害的脏器。这是因为，正常人24小时吸入空气约1万升，而空气中含有各种微生物、过敏原及其他有害物质，由此可见养肺的重要。

秋天给人的感觉是清肃干爽，但容易出现肺部疾病，常见的有：感冒、咳嗽、哮喘等。作息养生到了秋天，应该"早卧以避风寒，早起以领略秋爽"，使精神安定宁静，才能使人体不受秋天肃杀之气的影响。心态方面要使"精神内守，不急不躁"，这样在秋天肃杀的气象中，仍可得到平和，肺呼吸正常，这是"秋天的养生大道"。

1.清肺——保持心情舒畅、深呼吸、常咳嗽。适度的呼吸动作有助于清肺。清气和浊气在肺内进行交换，吸入气体的质量对肺的功能有很大影响。要想使肺保持清灵，首先要戒烟，并避免二手烟的危害，不要在空气污浊的地方长期逗留，特别是在早上清新的环境中，深呼吸可以吐浊纳清，促使肺的宣发肃降功能正常发挥，增加肺容量，从而达到增加血液循环的目的。可常做腹式呼吸法：伸开双臂，尽量扩张胸部，然后用腹部带动来呼吸。

传统中医认为，肺在志为悲忧，悲伤忧愁的情绪容易损伤肺，肺病的人也容易悲伤忧愁。而笑为心声，能克肺金的悲忧。多笑一笑，就能减少悲伤忧愁。大笑能使肺扩张，还可以清洁呼吸道"浊气"。人在开怀大笑时，可吸收更多的氧气进入身体，跟着流行的血液行遍全身，让身体的每个细胞都能取得充足的氧气，这样有助于宣发肺气，有利于人体气机的升降。

秋日应注意经常开窗通风换气，最佳开窗通风时间为：上午9：00—11：00、下午3：00—5：00，每日早晚应选择空气清新处主动咳嗽，清除呼吸道及肺部的污染物，减少肺部损害。

2. 按摩护肺。按迎香穴：将两手拇指外侧相互摩擦，有热感后，用拇指外侧沿鼻梁、鼻翼两侧上下按摩60次左右，然后，按摩鼻翼两侧的迎香穴（位于鼻唇沟与鼻翼交界处）20次，每天早晚各做一至两组。

叩肺俞穴：每晚临睡前端坐椅上，两膝自然分开，双手放在大腿上，头正目闭，全身放松，意守丹田。吸气于胸中，两手握成空心拳，轻叩背部肺俞穴（位置在背后第三胸椎棘突下，左右旁开二指宽处）数十下，同时抬手用掌从两侧背部由下至上轻拍，持续约10分钟。这种方法可以舒畅胸中之气，有健肺养肺之功效。

3. 运动健肺。有氧运动对于人体功能的调节是非常有效的，但是很多人并不清楚何谓"有氧运动"。有氧运动是有别于剧烈无氧运动而言的，活动量少，对机体的肌肉锻炼较小，但是，较之无氧运动，更能起到养生保健的作用。比如长途散步、踩单车、游泳、登山都是不错的有氧运动。有氧运动能加强人体的呼吸和血液轮回功用，使人的肺活量及心脏膨胀力增大。尤其是登山，是立秋之后户外运动的不错选择，在绿树环绕的林中漫步，能使人吸收空气中更多的负氧离子，能增强人体的呼吸和血液循环功能，使人的肺活量及心脏收缩力增大，对人体呼吸功能有良好的调理作用。

秋季运动补肺三招："第一招"，以两手抱头顶，婉转回旋俯仰10次。可疏通颈部及胸背部经脉，促进血液循环，增进肺的生理机能。"第二招"，以两手相叉头上，左右摇曳身子10遍。可去关节间风湿寒邪，治疗肺脏诸疾。"第三招"，两手拍脚胫（小腿前外侧）10遍。可开胸膈，利肺气，治疗肺脏疾病。做此运动时若能配合叩齿，效果更好。具体方法是轻轻叩齿36次，不要出声。

4.喝水益肺。肺是一个开放的系统，从鼻腔到气管再到肺，构成了气的通路。肺部的水分可以随着气的排出而散失。秋季气候干燥，更容易带走水分，造成肺黏膜和呼吸道的损伤。要及时补足这些损失，每日至少要比其他季节多喝水500毫升以上，以保持肺脏与呼吸道的正常湿润度。还可直接将水"摄"入呼吸道，方法是将热水倒入杯中，用鼻子对准杯口吸入，每次10分钟，每日2~3次即可。

5.食疗润肺。按照五行配五脏的中医理论，秋季通肺，代表颜色是白色，因此，中医理论认为，多吃白色食物有利于肺的功能。

饮食养生古代医书提道：形寒饮冷则伤肺。是说如果没有适当保暖、避风寒，或者经常吃喝冰冷食物饮料，则容易损伤肺部机能而出现疾病。因此饮食养肺应多吃玉米、黄豆、黑豆、冬瓜、番茄、藕、甘薯、梨等，但要按个人体质、肠胃功能酌量选用。冰糖、梨、百合、蜂蜜等有滋阴润肺作用，冰糖银耳汤、黄精秋梨汤、雪梨膏、百合莲子汤、山药莲子汤、芡实山药羹等也有养阴润肺作用，不妨常食。

中医一向讲究药食同源，很重视通过调节饮食提高人体的抗病能力，因此，通过养肺气来达到提高免疫功能的食疗效果是值得肯定的。不过，人们食用时应首先了解清楚食物的药效，如食用白萝卜，以痰多、咳嗽者较为适宜；食用百合，以熬粥、煮水饮效果较佳；食用绿豆，适宜于内火旺盛的人；而荸荠能清热生津，生吃、煮水均可。同时，由于人的个体素质差异较大，所以服用时要根据自身的情况对症选食，而且要注意同时忌食过于辣、咸、腻等食物。

6.滋燥润肺。秋令保健养肺为先，肺喜润而恶燥，燥易伤肺，秋天气候干燥，空气湿度小，尤其是中秋过后，风大，人们常有皮肤干燥、口干鼻燥、咽痒咳嗽、大便秘结等症。因此，秋后气候转燥时，应注意室内保持一定湿度，避免剧烈运动使人大汗淋漓，耗津伤液。秋季饮食应"少辛增酸""防燥护阴"，适当多吃些蜂蜜、核桃、乳品、百合、银耳、萝卜、秋梨、香蕉、藕等，少吃辛辣燥热与助火之品。

7.防忧伤肺。惊思惊恐等七情皆可影响气机而致病，其中以忧伤肺最甚。现代医学证实，常忧愁伤感之人易患外感等症。特别到了深秋时节，面对草枯叶落花零的景象，在外游子与老人最易伤感，使抗病能力下降，致哮喘等宿疾复发或加重。因此，秋天应特别注意保持内心平静，以保养肺气。

8.补脾益肺。中医非常重视培补脾胃（土）以使肺气（金）充沛。故平时虚衰之人，宜进食人参、黄芪、山药、大枣、莲子、百合、甘草等药食以补脾益肺（即中医所谓"培土生金"），增强抗病能力，利于肺系疾病之防治。

9.通便宣肺。中医认为肺与大肠相表里，若大肠传导功能正常则肺气宣降；若大肠功能失常，大便秘结，则肺气壅闭，气逆不降，致咳嗽、气喘、胸中憋闷等症加重，故防止便秘，保持肺气宣通十分重要。

清肺补肺食物，如白木耳、百合、鲜藕、猪肺、海蜇、柿饼、枇杷、荸荠、无花果等。有条件的适当用些药膳，如清炖水鸭、百合、甲鱼、生地、北芪煲，猪肺、党参文火炖服或用怀山药、北沙参、麦冬、五味子煲汤加蜂蜜水调和饮用。

三、后天之本的脾系统

脾在五行属土，为阴中之至阴。脾与四时之长夏相应，而旺于四时。脾位于中焦，腹腔上部，隔膜之下，胃的左方，与胃以膜相连，"形如犬舌，状如鸡冠"，与胃、肉、唇、口等构成脾系统。《素问·太阴阳明论》说："脾与胃以膜相连"。脾胃为"后天之本"，足太阴脾经与足阳明胃经，相互络属于脾胃，脾与胃相表里。主运化、统血，输布水谷精微，为气血生化之源，人体脏腑百骸皆赖脾以濡养，故有后天之本之称。

（一）脾的解剖形态

1.脾的解剖位置：位于腹腔上部，隔膜下面，在左季胁的深部，附于胃的背侧左上方，"脾与胃以膜相连"（《素问·太阴阳明论》）。

2.脾的形态结构：脾是一个形如刀镰，扁平椭圆弯曲状器官，其色紫赤。在中医文献中，脾的形象是"扁似马蹄"（《医学入门·脏腑》），"其色如马肝紫赤，其形如刀镰"（《医贯》），"形如犬舌，状如鸡冠，生于胃下，横贴胃底，与第一腰骨相齐，头大向右至小肠，尾尖向左连脾肉边，中有一管斜入肠，名曰珑管"（《医纲总枢》）。

（二）脾的生理功能

1.脾主运化：运，即转运输送，化，即消化吸收。脾主运化，指脾具有将水谷化为精微，并将精微物质转输至全身各脏腑组织的功能。实际上，脾就是对营养物质的消化、吸收和运输的功能。

饮食物的消化和营养物质的吸收、转输，是在脾胃、肝胆、大小肠等多个脏腑共同参与下的一个复杂的生理活动，其中脾起主导作用。脾的运化功能主要依赖脾气升清和脾阳温煦的作用，脾宜升则健。脾的运化功能，统而言之为运化水谷，分而言之，则包括运化水谷和运化水液两个方面。

（1）运化水谷：水谷，泛指各种饮食物。脾运化水谷，是指脾对饮食物的消化吸收作用。脾运化水谷的过程为：一是胃初步腐熟消化的饮食物，经小肠的泌别清浊作用，通过脾的磨谷消食作用使之化为水谷精微（又称水谷精气）；二是吸收水谷精微并将其转输至全身；三是将水谷精微上输心肺而化为气血等重要生命物质。概言之，脾主运化水谷，包括了消化水谷、吸收转输精微并将精微转化为气血的重要生理作用。饮食入胃后，对饮食物的消化和吸收，实际上是在胃和小肠内进行的。胃主受纳水谷，并对饮食物进行初步消化，通过幽门下移于小肠做进一步消化，但必须依赖脾的磨谷消食作用，才能将水谷化生为精微。

食物经过消化吸收后，其水谷精微又靠脾的转输和散精作用而上输于肺。水谷精微再由肺脏注入心脉化为气血，再通过经脉输送全身，以营养五脏六腑、四肢百骸，以及皮毛、筋肉等各个组织器官。总之，五脏六腑维持正常生理活动所需要的水谷精微，都有赖于脾的运化作用。由于饮食水谷是人出生之后维持生命活动所必需的营养物质的主要来源，也是生成气血的物质基础。饮食水谷的运化则是由脾所主，人以水谷为本，脾胃为水谷之海，故又云脾胃为后天之本，气血生化之源。这一理论在养生防病方面，具有重要指导意义。

脾的运化功能强健，习惯上称作"脾气健运"，只有脾气健运，则机体的消化吸收功能才能健全，才能为化生气、血、津液等提供足够的养料，才能使全身脏腑组织得到充分的营养，以维持正常的生理活动。反之，若脾失健运，则机体的消化吸收功能便因之而失常，就会出现腹胀、便溏、食欲不振以致倦怠、消瘦和气血不足等病理变化。

（2）运化水湿：运化水湿又称运化水液，是指脾对水液的吸收、转输和布散，调节人体水液代谢的作用，即脾配合肺、肾、三焦、膀胱等脏腑，调节、维持人体水液代谢平衡的作用。脾主运化水湿是调节人体水液代谢的关键环节，在人体水液代谢过程中，脾在运输水谷精微的同时，还把人体所需要的水液（津液），通过心肺而运送到全身各组织中去，以起到滋养濡润作用，又把各组织器官利用后的水液，及时地转输给肾，通过肾的气化作用形成尿液，送到膀胱，排泄于外，从而维持体内水液代谢的平衡。脾居中焦，为人体气机升降的枢纽，故在人体水液代谢过程中起着重要的枢纽作用。因此，脾运化水湿的功能健旺，既能使体内各组织得到水液的充分濡润，又不致使水湿过多而潴留。反之，如果脾运化水湿的功能失常，必然导致水液在体内的停滞，而产生水湿、痰饮等病理产物，甚则形成水肿。故曰："诸湿肿满，皆属于脾。"（《素问·至真要大论》）这也就是脾虚生湿、脾为生痰之源和脾虚水肿的发生机理。

脾运化水谷精微和运化水湿两个方面的作用，是相互联系、相互影响的，一种功能失常可导致另一方面的功能失常，故在病理上常常互见。

运化水谷和水液，是脾主运化功能的两个方面，二者可分而不可离。脾的运化功能，不仅是脾的主要生理功能，而且对于整个人体的生命活动，至关重要，故称脾胃为"后天之本"，气血生化之源。这实际上是对饮食营养和消化吸收功能的重要生理意义，在理论上的高度概括。

脾胃为"后天之本"，在防病和养生方面也有着重要意义。如李东垣在《脾胃论·脾胃盛衰论》中说："百病皆由脾胃衰而生也"，故在日常生活中不仅要注意饮食营养，而且要善于保护脾胃：如在患病时，针对病情进行忌口，用药时也要顾及脾胃等等，都是脾胃为"后天之本"在防病和养生中的具体体现。

2.脾主生血统血：脾主生血，指脾有生血的功能。统血，统是统摄、控制的意思。脾主统血，指脾具有统摄血液，使之在经脉中运行而不溢于脉外的功能。

（1）脾主生血：脾为后天之本，气血生化之源，脾运化的水谷精微是生成血液的主要物质基础。脾运化的水谷精微，经过气化作用生成血液。脾气健运，化源充足，气血旺盛则血液充足。若脾失健运，生血物质缺乏，则血液亏虚，出现头晕眼花，面、唇、舌、爪甲淡白等血虚征象。

（2）脾主统血：脾气能够统摄周身血液，使之正常运行而不致溢于血脉之外。脾统血的作用是通过气摄血作用来实现的。脾为气血生化之源，气为血帅，血随气行。脾的运化功能健旺，则气血充盈，气能摄血；气旺则固摄作用亦强，血液也不会逸出脉外而发生出血现象。反之，脾的运化功能减退，化源不足，则气血虚亏，气虚则统摄无权，血离脉道，从而导致出血。由此可见，脾统血，实际上是气对血作用的具体体现。但脾之统血与脾阳也有密切关系，因脾失健运，阳气虚衰，不能统摄血液，血不归经而导致出血者称为脾不统血，临床上表现为皮下出血、便血、尿血、崩漏等，尤以下部出血多见。

脾不仅能够生血，而且还能摄血，具有生血统血的双重功能。所以说："脾统血，脾虚则不能摄血；脾化血，脾虚则不能运化，是皆血无所主，因而脱陷妄行。"（《金匮翼·卷二》）

（三）脾的生理特性

1.脾宜升则健：升有下者上行，升浮向上之义。五脏各有升降，心肺在上，在上者宜降；肝肾在下，在下者宜升；脾胃居中，在中者能升能降。五脏气机升降相互作用，形成了机体升降出入气化活动的整体性，维持着气机升降出入的动态动衡。脾升胃降，为人体气机上下升降的枢纽。脾性主升，是指脾的气机运动形式以升为要。脾升则脾气健旺，生理功能正常。

2.脾喜燥恶湿：脾为太阴湿土之脏，胃为阳明燥土之腑。脾喜燥恶湿，与胃喜润恶燥相对而言。脾能运化水湿，以调节体内水液代谢的平衡，脾虚不运则最易生湿，而湿邪过胜又最易困脾。脾主湿而恶湿，因湿邪伤脾，脾失健运而水湿为患者，称为"湿困脾土"，可见头重如裹、脘腹胀闷、口黏不渴等症。若脾气虚弱，健运无权而水湿停聚者，称"脾病生湿"（脾虚生湿），可见肢倦、纳呆、脘腹胀满、痰饮、泄泻、水肿等症。总之，脾具有恶湿的特性，并且对于湿邪有特殊的易感性。

3.脾气与长夏相应：脾主长夏，脾气旺于长夏，脾脏的生理功能活动，与长夏的阴阳变化相互通应。此外，脾与中央方位、湿、土、黄色、甘味等有内在联系。脾运湿又恶湿，若脾为湿困，运化失职，可引起胸脘痞满、食少体倦、大便溏薄、口甜多涎、舌苔滑腻等，反映了脾与湿的关系。故长夏之时，处方遣药，常常加入藿香、佩兰等芳香化浊醒脾燥湿之品。此外，脾为后天之本，气血生化之源，脾气虚弱则会出现倦怠乏力、食欲不振等，临床治疗脾虚多选用党参、黄芪、白术、扁豆、大枣、饴糖等甘味之品，这体现了脾与甘的关系。

（四）与形、神、窍、志、液的关系

1.在体合肉，主四肢

肌肉的营养来自脾所吸收转输的水谷精微。脾主肌肉，是由脾运化水谷精微的功能所决定的。脾胃为气血生化之源，全身的肌肉，依靠脾所运化的水谷精微来营养，营养充足则肌肉发达丰满。全身的肌肉，都有赖于脾胃运化的水谷精微及津液的营养滋润，才能壮实丰满，并发挥其收缩运动的功能。故曰："脾主身之肌肉"（《素问·痿论》），"脾者，肉之本，脾气已失，则肉不荣"（《中藏经》）。如脾气虚弱，营养亏乏，必致肌肉瘦削，软弱无力，甚至萎废不用。

四肢与躯干相对而言，是人体之末，故又称"四末"。人体的四肢，同样需要脾胃运化的水谷精微及津液的营养和滋润，以维持其正常的生理活动，故称"脾主四肢"。

2.脾藏意

意，忆的意思，又称为意念。意就是将从外界获得的知识经过思维取舍，保留下来形成回忆的印象。脾藏意，指脾与意念有关。"脾藏营，营含意"（《灵枢·本神》）。脾气健运，化源充足，气血充盈，髓海得养，即表现出思路清晰，意念丰富，记忆力强；反之，脾的功能失常。

3.在窍为口，其华在唇

脾开窍于口，饮食、口味等与脾之运化功能有关，口腔在消化道的最上端，主接纳和咀嚼食物，食物经咀嚼后，便于胃的受纳和腐熟，脾的经脉"连舌本，散舌下"，舌又主司味觉，所以，食欲和口味都可反映脾的运化功能是否正常。脾主运化，脾气健旺，则津液上注口腔，唇红而润泽，舌下金津、玉液二穴得以泌津液助消化，则食欲旺盛，口味正常。口唇与脾在生理

功能上互相配合，才能完成腐熟水谷、输布精微的功能。脾主肌肉，口唇为脾之外候，故脾的生理病理常常从口唇的变化反映出来。

脾之华在唇，是指口唇的色泽可以反映脾气功能的盛衰。唇指口唇，位于口之前端，有上唇下唇之分。唇四周的白肉称之为唇四白。"唇为脾余"（《普济方》），"口唇者，脾之官也"（《灵枢·五阅五使》）。

口唇的肌肉由脾所主。因此，口唇的色泽形态可以反映脾的功能正常与否，脾气健运，气血充足，营养良好，则口唇红润而有光泽；如果脾的功能失调，口唇的色泽形态就会出现异常的变化。脾失健运，气血虚少，营养不良，则口唇淡白不华，甚则萎黄不泽；口唇糜烂为脾胃积热；环口黧黑，口唇卷缩不能覆齿是脾气将绝之兆。总之，口唇的形色，不但是全身气血状况的反映，而且也是脾胃功能状态的反映。

4.在志为思

脾在志为思，是指脾的生理功能与思志相关。思即思考、思虑，属人体的情志活动或心理活动的一种形式，与思维、思考等概念有别。思虽为脾志，但与心神有关，故有"思出于心，而脾应之"之说。正常的思考问题，是人人皆有的情志活动，对机体的生理活动并无不良的影响。但在思虑过度、所思不遂等情况下，就能影响机体的正常生理活动。脾气健运，化源充足，气血旺盛，则思虑、思考等心理活动正常。若脾虚则不耐思虑，思虑太过又易伤脾，"思伤脾"（《素问·阴阳应象大论》），所以脾的生理功能与情志活动的"思"有关。

5.在液为涎

涎为口津，即唾液中较清稀的部分，它具有保护口腔黏膜，润泽口腔的作用，在进食时分泌较多，有助于食物的吞咽和消化，由脾精、脾气化生并转输布散。在进食时分泌旺盛，以助谷食的咀嚼和消化，故有"涎出于脾而溢于胃"之说。在正常情况下，涎液上行于口，但不溢于口外。若脾胃不和，则往往导致涎液分泌急剧增加，而发生口涎自出等现象，故说脾在液为涎。

（五）与脾相表里的胃

胃是腹腔中容纳食物的器官，其外形屈曲，上连食道，下通小肠。主受纳腐熟水谷，为水谷精微之仓、气血之海，胃以通降为顺，与脾相表里，脾胃常合称为后天之本。胃与脾同居中土，但胃为燥土属阳，脾为湿土属阴。

1.胃的解剖形态

胃位于膈下，腹腔上部，上接食道，下通小肠，胃腔称为胃脘，分上、中、下三部：胃的上部为上脘，包括贲门；下部为下脘，包括幽门；上下脘之间名为中脘。贲门上接食道，幽门下接小肠，为饮食物出入胃腑的通道。胃的外形为曲屈状，有大弯小弯。

2.胃的生理功能

（1）胃主受纳水谷：受纳是接受和容纳之意，胃主受纳是指胃接受和容纳水谷的作用。饮食入口，经过食道，容纳并暂存于胃腑，这一过程称之为受纳，故称胃为"太仓""水谷之海"。机体的生理活动和气血津液的化生，都需要依靠饮食物的营养，所以又称胃为水谷气血之海。胃主受纳功能是胃主腐熟功能的基础，也是整个消化功能的基础。若胃有病变，就会影响胃的受纳功能，而出现纳呆、厌食、胃脘胀闷等症状。胃主受纳功能的强弱，取决于胃气的盛衰，反映于能食与不能食。能食，则胃的受纳功能强；不能食，则胃的受纳功能弱。

（2）胃主腐熟水谷：腐熟是饮食物经过胃的初步消化，形成食糜的过程。胃主腐熟指胃将食物消化为食糜的作用，胃接受由口摄入的饮食物并使其在胃中短暂停留，进行初步消化，依靠胃的腐熟作用，将水谷变成食糜，饮食物经过初步消化，其精微物质由脾之运化而营养周身，未被消化的食糜则下行于小肠，不断更新，形成了胃的消化过程。如果胃的腐熟功能低下，就出现胃脘疼痛、嗳腐食臭等食滞胃脘之候。胃主受纳和腐熟水谷的功能，必须和脾的运化功能相配合，才能顺利完成，故脾胃合称为后天之本，气血生化之源。饮食营养和脾胃的消化功能，对人体生命和健康至关重要。所以说："人以水谷为本，故人绝水谷则死"（《素问·平人气象论》）。

中医学非常重视"胃气"，认为"人以胃气为本"。胃气强则五脏俱盛，胃气弱则五脏俱衰，有胃气则生，无胃气则死。胃气可表现在食欲、舌苔、脉象和面色等方面。一般以食欲如常，舌苔正常，面色荣润，脉象从容和缓，不快不慢，称之为有胃气。临床上，往往以胃气之有无作为判断预后吉凶的重要依据，即有胃气则生，无胃气则死，所谓保护胃气，实际上保护脾胃的功能。临证处方用药应切记"勿伤胃气"，否则胃气一败，百药难施。

3.胃的生理特性

（1）胃主通降：胃主通降与脾主升清相对，胃主通降是指胃脏的气机宜通畅、下降的特性。饮食物入胃，经过胃的腐熟，初步进行消化之后，必须下行入小肠，再经过小肠的分清泌浊，其浊者下移于大肠，然后变为大便排出体外，从而保证了胃肠虚实更替的状态，这是由胃气通畅下行作用而完成的。"胃满则肠虚，肠满则胃虚，更虚更满，故气得上下"（《灵枢·平人绝谷》。）所以，胃贵乎通降，以下行为顺，中医的脏象学说以脾胃升降来概括整个消化系统的生理功能。胃的通降作用，还包括小肠将食物残渣下输于大肠和大肠传化糟粕的功能在内。脾宜升则健，胃宜降则和，脾升胃降，彼此协调，共同完成饮食物的消化吸收。胃之通降是降浊，降浊是受纳的前提条件，所以，胃失通降，可以出现纳呆脘闷、胃脘胀满或疼痛、大便秘结等胃失和降之症，或恶心、呕吐、呃逆、嗳气等胃气上逆之候。脾胃居中，为人体气机升降的枢纽，所以，胃气不降，不仅直接导致中焦不和，影响六腑的通降，甚至影响全身的气机升降，从而出现各种病理变化。

（2）喜润恶燥：喜润恶燥是指胃喜于滋润而恶于燥烈的特性。胃喜润恶燥的特性，源于运气学说中的标本中气理论，胃禀燥之气化，方能受纳腐熟而主通降，但燥赖水润湿济为常。胃之受纳腐熟，不仅赖胃阳的蒸化，更需胃液的濡润。胃中津液充足，方能消化水谷，维持其通降下行之性。因为胃为阳土，喜润而恶燥，故其病易成燥热之害，胃阴每多受伤，所以，在治疗胃病时，要注意保护胃阴，即使必用苦寒泻下之剂，也应中病即止，以祛除实热燥结为度，不可妄施苦寒以免化燥伤阴。

（六）长夏养脾

1.概述

脾为后天之本，人类健康长寿与否，与脾胃有直接关系。人体气血来源于脾胃运化的水谷精微，气血充足，则面色红润，肌肉丰满坚实，肌肤和毛发光亮润泽，外邪不易侵犯，身体不易发病，容光焕发，身体矫健，自然也就健康长寿。津液也是来自脾胃运化的水谷精微，津液和调则外可布散体表，滋养肌肤毛发，上可流注孔窍，滋养眼耳口鼻，内可滋养五脏六腑，维持正常活动，旁可充骨填髓，流注关节，使髓满骨壮，关节自如，还可化生血液，灌溉全身。

中医经常强调脾胃的调养与补益，都主张运用"益气"或"补中"的办法来加强后天功能。所谓"益气"，是针对"脾胃气虚"而言，补气益气，就是通过加强脾胃后天消化吸收的能力，来增强机体的各系统器官的生理机能，提高机体防御能力，这是抗衰老的重要途径。所谓"补中"，也是针对中气不足的有效措施，补中则增强脾胃功能，这在抗衰老中具有重要意义。只要能保持脾胃正常的运化功能，就能达到延缓衰老的目的。

2.长夏是养脾健脾的重要时期

夏天中的长夏（农历六月、公历7—8月）时期应脾，就是说，此时与人体脾的关系最大。中医认为长夏属土，人体五脏中的脾也属土，长夏的气候特点是偏湿，"湿"与人体的脾关系最大，所谓"湿气通于脾"，所以，脾应于长夏，因而，长夏是健脾、养脾、治脾的重要时期。长夏主化，包括熟化、消化，是人体脾胃消化、吸收营养的大好时期，所以长夏时期应多吃一些健脾的食物。长夏属湿，勿忘健脾还要燥湿，长夏天气多阴雨绵绵，潮湿，湿气通于脾，易出现脾虚，此时，脾气不足的人可以趁势补脾。

3.养"后天"方法

（1）饮食养脾：应用饮食来养护后天之本——脾胃，这是最主要也是最重要的。这其中又包括两个方面，一是饮食养脾方法，二是常吃养脾食物。

应用养脾食物，这又是养后天的根本大法，很多养脾食物，人一生都得食用，使脾胃永保康健。具有健脾胃、养后天的食品（见附）有粳米、糯米、薏苡仁、白扁豆、牛肉、鲫鱼、大枣、花生、栗子、香菇、玉米、蚕豆、马铃薯、面筋、花菜、大白菜、胡萝卜、荠菜、白木耳、葡萄、桂圆等。另长夏吃豆，益处多多，夏天，尤其是三伏天多吃豆，有健脾利湿的作用，适宜夏天吃的豆包括：绿豆可清热除湿、健脾；白扁豆、四季豆可健脾；赤小豆可健脾、养血、养心；红饭豆可健脾养血；薏苡仁可健脾利湿；豌豆可滋养肝脾；青豆可滋养肝脾；黑豆可养脾益肾，以上这些豆可与大米一起熬粥，或炖肉吃均可。

（2）药物补脾：俗话说得好："药补不如食补"，对于平常健康的人来说，总以食补为先。但对于年迈之人，或多病之人，或体虚之人，往往"食补不如药补"，或者说"药补胜于食补"，因为药物补脾之力强于饮食养脾。

补脾药物分为中草药与中成药，常用中草药有党参、太子参、人参、黄芪、白术、茯苓、怀山药、芡实、莲子肉、黄精、炙甘草等；常用的中成药有四君子丸、补中益气丸、香砂六君子丸、香砂养胃丸、参苓白术散、资生丸、健脾丸、枳术丸、理中丸、保和丸等。以上健脾胃的药物，若能在老中医指导下选用，将会收到更好的效果。

（3）以动助脾：中国古今许多养生家都提倡饭后散步缓行，以助脾胃消化功能，这的确是"以动助脾"的养护后天之道，千百年的养生实践证明，这种方法的确行之有效，颇多裨益。

孙思邈《千金翼方》中就指出："平日点心饭后，出门庭行五六十步，中食后，行一二百步，缓缓行，勿令气急"，《摄养枕中方》还有介绍："食止行数百步，大益人"，清代著名养生家曹庭栋在《老老恒言》中是这样说的："饭后食物停胃，必缓行数百步，散其气以输于脾，则磨胃而易腐化，步所以动之。琅环记曰，古之老人，饭后必散步，欲动摇其身以消食也"，由此可见，饭后缓行散步，是古代养生家实践经验的总结。

进食后，立即卧床休息睡觉，于消化不利。古代即有"饱食勿便卧"，"食饱不得急行"之说法。食后便卧会使饮食停滞，食后急行又会使血流于四肢，影响消化吸收功能。而食后缓缓活动，则有利于胃肠蠕动，促进消化，这就是"食止行数百步，大益人"的道理。"饭后百步走""基本吃素，饭后散步，遇事不怒，劳逸适度"和"饭后百步走，吃饭留三口"等都是长寿老人极其宝贵的养生经验，由于极为普通，极为平常，也往往极易被人们忽视。

（4）摩腹护脾：每当饱食之后，以手按摩腹部，也是古代养生家们的一种养护脾胃的常用方法。食后摩腹法是：吃饭以后，将手搓热，放于上腹部，按顺时针方向环转推摩，自上而下，自左而右，可连续二三十次不等，此法可促进胃肠消化功能，有利于腹腔血液循环。只要持之以恒，对脾的运化功能有益。自唐代孙思邈提出："饭后即自以热手摩腹"之后，后世养生家多有所沿用，实践证明行之有效。摩腹实为按摩保健法的具体应用，按摩是对身体局部刺激，达到疏通经络，调和气血的目的，也就是明代养生学家罗洪在《万寿仙书》中所说的"按摩法能疏通毛窍，能运旋荣卫"的效果。从现代医学角度来看，按摩主要是通过刺激末梢神经，促进血液、淋巴循环和组织间液的代谢过程，以协调各器官组织的功能，使机体的新陈代谢水平有所提高。

食后摩腹，刺激腹部相应的穴位，尤其是脾胃经络在腹部的穴位，使得气血循经络而运行，防止脾胃气滞，畅达脾胃气血，更加有助于增强脾主运化的功能，达到养护后天之本的作用。

（5）艾灸健脾：艾灸法是祖国医学的重要组成部分，是中华民族的瑰宝，它具有温阳培元，补气健脾，强壮后天，养生保健之功。《扁鹊心法》中指出："人于无病时常灸关元、气海、命门、中脘，虽未得长生，亦可保百年寿矣。"古代养生学家曾说过"若要安，三里常不干"，现代医学研究证实，艾灸法可以调节胃肠运动，血管舒缩，肾上腺等内分泌腺功能以及血液成分，增强机体的防御免疫功能。

艾灸法对于脾气虚弱的中老年人，还可以起到有效的保健延年作用。最常用的艾灸健脾穴位有：

足三里——为胃经合穴，全身四大总穴之一，经常用艾灸，具有健脾胃，补中气，通经络，和气血的作用。

神阙——为任脉经穴，经常艾灸，可温通元阳，脾胃健旺。

气海——常用艾灸此穴，补元气，暖脾阳，强壮后天之本，祛病养生延年。

附：具有健脾胃、养后天的食品

粳米——性平，味甘，有补脾益气之功。《食鉴本草》即有记载："粳米，皆能补脾，益五脏，壮气力，止泄痢，惟粳米之功为第一。"《本草经疏》亦云："粳米即人所常食米，为五谷之长，人相赖以为命者也。其味甘而淡，其性平而罩毒，虽专主脾胃，而五脏生气，血脉精髓，因之以充溢，周身筋骨肌肉皮肤，因之而强健。"可以说凡虚弱之人，粳米皆宜，尤脾虚之人，最宜食之。

糯米——性温，味甘，有补脾益气的作用，脾虚者宜用之煮粥服食。唐代孙思邈说"糯米，脾病宜食，益气止泄"，所谓脾病，乃指脾虚为病之义，《本经逢原》说得好："糯米，益气补脾肺，但磨粉作稀糜，庶不黏滞。若作糕饼，性难运化，病人莫食。"

番薯——俗称甘薯、山芋、红薯。性平，味甘，有补脾和血，益气通便的作用。《随息居饮食谱》中说"煮食补脾胃，益气力，御风寒，益颜色"，《本草纲目拾遗》认为番薯能"补中，暖胃，肥五脏"，脾虚之人，可用番薯当主粮，常食之。

薏苡仁——俗称苡仁米、六谷米，有补脾健胃的作用。明代李时珍说它"能健脾益胃"，《本草经疏》也有"味甘能入脾补脾"的记载，脾虚者宜用苡仁米同粳米煮粥服食，相得益彰。

白扁豆——性平，味甘，能补脾胃虚弱。《本草纲目》中说"白扁豆其性温平，得乎中和，脾之谷也。止泄泻，暖脾胃"，《本草求真》还解释道"扁豆如何补脾？盖脾喜甘，扁豆得味之甘，故能于脾而有益也"，《会约医镜》认为扁豆"炒用健脾止泻"。

牛肉——性平，味甘，有补脾胃，益气血的作用。《医林纂要》中说"牛肉味甘，专补脾土，脾胃者，后天气血之本，补此则无不补矣"，宜用牛肉炖汁服食，或用牛肉适量与大米煮粥进服，这对脾胃虚弱的恢复，大有裨益。

鲫鱼——性平，味甘，入脾胃大肠经，有健脾养胃作用，故脾胃虚弱者宜食。《本草经疏》还说："鲫鱼，甘温能益脾生肌，调胃实肠，与病无碍，诸鱼中惟此可常食。"

大枣——性温，味甘，有补脾胃，益气血的作用。早在两千多年前的《神农本草经》中就有"大枣安中养脾"的记载。明代李时珍称"枣为脾之果，脾病宜食之"，脾虚气血不足之人，可经常服用大枣。

花生——性平，味甘，中医多认为有补脾养胃的作用，如《本草备要》说它能"补脾润肺"，《滇南本草图说》又指出花生"补中益气"，《药性考》记载花生"炒熟用开胃醒脾"，清代医家张璐也认为："长生果能健脾胃，饮食难消者宜之。"

栗子——性温，味甘，入脾胃经，能养胃健脾。清代名医黄元御曾在《玉楸药解》中推介"栗子，补中益气，充虚益馁，培土实脾，诸物莫逮"，但需注意的是，一次不可食之过多，正如明代李时珍所说："若顿食至饱，反致伤脾矣。"

香菇——性平，味甘，专入胃经，《日用本草》记载："益气，不饥"，《本经逢原》又说它"大益胃气"，清代医家黄宫绣也认为，惟香蕈味甘性平，食中佳品，大能益胃助食"，常食有养后天脾胃之功。

四、疏理气机的肝系统

肝位于腹部，横膈之下，右胁下而偏左，与胆、目、筋、爪等构成肝系统。主疏泄、藏喜条达而恶抑郁，体阴用阳，在五行属木，为阴中之阳。肝与四时之春相应，肝与胆相表里，《素问·灵兰秘典论》说："肝者，将军之官，谋虑出焉。"

（一）肝的解剖形态

肝的解剖位置：肝位于腹部，横膈之下，右胁下而稍偏左，"肝居膈下，上着脊之九椎下"（《医宗必读·改正内景脏腑图》），"肝之为脏……其脏在右胁右肾之前，并胃贯脊之第九椎"（《十四经发挥》），说明中医学已正确地认识到了肝脏的部位是在右胁下右肾之前而稍偏。

（二）肝的生理功能

1.肝主疏泄：肝主疏泄，是指肝具有疏通、舒畅、条达以保持全身气机疏通畅达，通而不滞，散而不郁的作用，肝主疏泄是保证机体多种生理功能正常发挥的重要条件。疏，即疏通，疏导；泄，即升发，发泄；疏泄，升发，发泄，疏通。肝主疏泄在人体生理活动中的主要作用是：

（1）调畅气机：肝主疏泄的生理功能，总的是关系到人体全身的气机调畅。气机，即气的升降出入运动，升降出入是气化作用的基本形式，人体是一个不断地发生着升降出入的气化作用的机体，气化作用的升降出入过程是通过脏腑的功能活动而实现的，人体脏腑经络、气血津液、营卫阴阳，无不赖气机升降出入而相互联系，维持其正常的生理功能。肝的疏泄功能，对全身各脏腑组织的气机升降出入之间的平衡协调，起着重要的疏通调节作用，因此，肝的疏泄功能正常，则气机调畅、气血和调、经络通利，脏腑组织的活动也就正常协调。

（2）调节精神情志：情志，即情感、情绪，是指人类精神活动中以反映情感变化为主的一类心理过程。中医学的情志属狭义之神的范畴，包括喜、怒、忧、思、悲、恐、惊，亦称之为七情，肝通过其疏泄功能对气机的调畅作用，可调节人的精神情志活动。人的精神情志活动，除由心神所主宰外还与肝的疏泄功能密切相关，故向有"肝主谋虑"（《素问·灵兰秘典论》）之说，谋虑就是谋思虑，深谋熟虑，肝主谋虑就是肝辅佐心神参与调节思维、情绪等神经精神活动的作用。在正常生理情况下，肝的疏泄功能正常，肝气升发，既不亢奋，也不抑郁，舒畅条达，则人就能较好地协调自身的精神情志活动，表现为精神愉快，心情舒畅，理智清朗，思维灵敏，气和志达，血气和平。若肝失疏泄，则易于引起人的精神情志活动异常，疏泄不及，则表现为郁郁寡欢、多愁善虑等；疏泄太过，则表现为烦躁易怒、头胀头痛、面红目赤等。肝主疏泄失常与情志失常，往往互为因果，肝失疏泄而情志异常，称之为因郁致病，因情志异常而致肝失疏泄，称之为因病致郁。

（3）促进消化吸收：脾胃是人体主要的消化器官，胃主受纳，脾主运化。肝主疏泄是保持脾胃正常消化吸收的重要条件，肝对脾胃消化吸收功能的促进作用，是通过协调脾胃的气机升降，和分泌、排泄胆汁而实现的。

① 协调脾胃的气机升降：胃气主降，受纳腐熟水谷以输送于脾，脾气主升，运化水谷精微以灌溉四旁，脾升胃降构成了脾胃的消化运动。肝的疏泄功能正常，是保持脾胃升降枢纽能够协调不紊的重要条件。肝属木，脾胃属土，土得木而达。饮食的消化吸收与肝的疏泄功能有密切关系，故肝的疏泄

功能，既可以助脾之运化，使清阳之气升发，水谷精微上归于肺，又能助胃之受纳腐熟，促进浊阴之气下降，使食糜下达于小肠。若肝失疏泄，犯脾克胃，必致脾胃升降失常，临床上除具肝气郁结的症状外，既可出现胃气不降的嗳气脘痞、呕恶纳减等肝胃不和症状，又可见脾气不升的腹胀、便溏等肝脾不调的症状。

②分泌排泄胆汁：胆附于肝，内藏胆汁，胆汁具有促进消化的作用，胆汁是肝之余气积聚而成。胆汁来源于肝，贮藏于胆，胆汁排泄到肠腔内，以助食物的消化吸收。肝的疏泄功能正常，则胆汁能正常地分泌和排泄，有助于脾胃的消化吸收功能；如果肝气郁结，影响胆汁的分泌和排泄，可导致脾胃的消化吸收障碍，出现胁痛、口苦、纳食不化，甚至黄疸等。总之，脾为阴中之至阴，非阴中之阳不升，土有敦厚之性，非曲直之木不达，肝气升发，疏达中土，以助脾之升清运化，胃之受纳腐熟。

（4）维持气血运行：肝的疏泄能直接影响气机调畅，只有气机调畅，才能充分发挥心主血脉、肺助心行血、脾统摄血液的作用，从而保证气血的正常运行，所以肝气舒畅条达，血液才得以随之运行，藏泄适度。血之源头在于气，气行则血行，气滞则血瘀，若肝失疏泄，气机不调，必然影响气血的运行；如气机阻滞，则气滞而血瘀，则可见胸胁刺痛，甚至癥积、肿块、痛经、闭经等；若气机逆乱，又可致血液不循常道而出血。

（5）调节水液代谢：水液代谢的调节主要是由肺、脾、肾等脏腑共同完成的，但与肝也有密切关系。因肝主疏泄，能调畅三焦的气机，促进上中下三焦肺、脾、肾三脏调节水液代谢的机能，即通过促进脾之运化水湿、肺之布散水津、肾之蒸化水液，以调节水液代谢。三焦为水液代谢的通道，三焦司决渎的功能，实际上就是肺、脾、肾等调节水液功能的综合。肝的疏泄正常，气机调畅，则三焦气治，水道通利，气顺则一身之津液亦随之而顺，若肝失疏泄，三焦气机阻滞，气滞则水停，从而导致痰、饮、水肿，或水臌等，由此可见，肝脏是通过其疏利调达三焦脏腑气机的作用，来调节体内的水液代谢活动的，这就是理气以治水的理论依据。但须指出，理气法不是治疗水肿的主要治法，而是协助行水的重要一环。

（6）调节性与生殖

① 调理冲任：妇女经、带、胎、产等特殊的生理活动，关系到许多脏腑的功能，其中肝脏的作用甚为重要，向有"女子以肝为先天"之说。妇女一生以血为重，由于行经耗血，妊娠血聚养胎、分娩出血等，无不涉及于血，以致女子有余于气而不足于血。冲为血海，任主胞胎，冲任二脉与女性生理机能休戚相关。肝为血海，冲任二脉与足厥阴肝经相通，而隶属于肝，肝主疏泄可调节冲任二脉的生理活动。肝的疏泄功能正常，足厥阴经之气调畅，冲任二脉得其所助，则任脉通利，太冲脉盛，月经应时而下，带下分泌正常，妊娠孕育，分娩顺利；若肝失疏泄而致冲任失调，气血不和，从而形成月经、带下、胎产之疾，以及性功能异常和不孕等。

② 调节精室：精室为男子藏精之处。男子随肾气充盛而天癸至（促进性成熟并维持生殖功能的物质），则精气溢泻，具备了生殖能力。男性精室的开合、精液的藏泄，与肝肾的功能有关，肝之疏泄与肾之闭藏协调平衡，则精室开合适度，精液排泄有节，使男子的性与生殖机能正常。若肝之疏泄失常，必致开合疏泄失度；其不及，可见性欲低下、阳痿、精少、不孕等；其太过，则性欲亢奋、阳强、梦遗等。

2.肝藏血生血

（1）肝主藏血：肝藏血是指肝脏具有贮藏血液、防止出血和调节血量的功能，故有肝主血海之称。

① 贮藏血液：血液来源于水谷精微，生化于脾而藏受于肝，肝内贮存一定的血液，既可以濡养自身，以制约肝的阳气而维持肝的阴阳平衡、气血和调，又可以防止出血。因此，肝不藏血，不仅可以出现肝血不足，阳气升腾太过，而且还可以导致出血。

② 调节血量：在正常生理情况下，人体各部分的血液量是相对恒定的，

但是，人体各部分的血液，常随着不同的生理情况而改变其血量。当机体活动剧烈或情绪激动时，人体各部分的血液需要量也就相应地增加，于是肝脏所贮藏的血液向机体的外周输布，以供机体活动的需要；当人们在安静休息及情绪稳定时，由于全身各部分的活动量减少，机体外周的血液需要量也相应减少，部分血液便归藏于肝，所谓"人动则血运于诸经，人静则血归于肝脏"，因肝脏具有贮藏血液和调节血量的作用，故肝有"血海"之称。

③ 防止出血：气有固摄血液之能，肝气充足，则能固摄肝血而不致出血；又因阴气主凝，肝阴充足，肝阳被涵，阴阳协调，则能发挥凝血功能而防止出血。肝藏血功能失职，引起各种出血，如吐、衄、咯血，或月经过多，或崩漏等出血征象称为肝不藏血。其病机大致有三：一是肝气虚弱，收摄无力；二是肝阴不足，肝阳偏亢，血不得凝而出血不止；三是肝火亢盛，灼伤脉络，迫血妄行。

（2）肝主生血：肝主生血是指肝参与血液生成的作用，肝不仅藏血，而且还能生血。"肝……其充在筋，以生血气"（《素问·六节脏象论》），"气不耗，归精于肾而为精。精不泄，则归精于肝而化清血"（《张氏医通·诸血门》），可见，肝参与血液的生成。

肝主疏泄与肝主生血：肝以血为体，以气为用，肝生血，血足则肝体自充，刚劲之质得为柔和之体，通其条达畅茂之性，则无升动之害。疏泄与生血，肝气与肝血，相互为用，动静有常。肝血不足则肝气有余，疏泄太过，而为肝气、肝火、肝风之灾。

（三）肝的生理特性

1.肝喜条达：条达，舒展、条畅、通达之意；抑郁，遏止阻滞。肝喜条达而恶抑郁，肝喜条达，是指肝木具有喜舒展宣畅的特性，肝在五行属木，为风木之脏，功善升发阳气，宣散郁滞。肝气宜保持柔和舒畅，升发条达的特性，才能维持其正常的生理功能，宛如春天的树木生长那样条达舒畅，充满生机。肝主升发是指肝具升发生长，生机不息之性，有启迪诸脏生长化育之功。肝属木，其气通于春，春木内孕生升之机，以春木升发之性而类肝，故称肝主升发，又称肝主升生之气。条达为木之本性，自然界中凡木之属，其生长之势喜舒展、顺畅、畅达，既不压抑又不阻遏而伸其自然之性。肝属木，木性条达，故条达亦为肝之性。肝喜条达是指肝性喜舒展、条畅、畅达，实即肝之气机性喜舒畅、调畅。肝调畅气机、通利气血、促进脾胃升降等生理作用，无不由乎肝木条达的本性。肝喜条达舒畅，各种原因所致气机不畅或痰血阻滞皆可阻遏肝气，使之不舒，故凡抑郁皆与肝性悖逆而为其所恶。无论外感、内伤，皆可累及于肝致肝气怫郁，疏泄失常而为病。

在正常生理情况下，肝气升发、柔和、舒畅，既非抑郁，也不亢奋，以冲和条达为顺。若肝气升发不及，郁结不舒，就会出现胸胁满闷、胁肋胀痛、抑郁不乐等症状；如肝气升发太过，则见急躁易怒、头晕目眩、头痛头胀等症状，肝的这种特性与肝主疏泄的生理功能有密切关系。肝气升发条达而无抑遏郁滞，则肝之疏泄功能正常。肝主疏泄的生理功能是肝喜升发条达之性所决定的。

2.肝为刚脏：肝为风木之脏，喜条达而恶抑郁，其气易逆易亢，其性刚强，故称。刚，刚强暴急之谓，肝脏具有刚强之性，其气急而动，易亢易逆，故被喻为"将军之官"。肝为刚脏系由肝体阴用阳之性所致，肝体阴柔，其用阳刚，阴阳和调，刚柔相济，则肝的功能正常。在生理情况下，肝之体阴赖肾之阴精以涵，方能充盈，故肝之自身体阴常不足而其用阳常易亢，刚柔不济，柔弱而刚强，故肝气易亢易逆，肝气、肝阳常有余的病理特性，反映了肝脏本身具有刚强躁急的特性。若忤其性则恣横欺凌，延及他脏，而乘脾、犯胃、冲心、侮肺、及肾，故曰肝为"五脏之贼"。

3.肝体阴而用阳：肝为刚脏，以血为体，以气为用，体阴而用阳。

肝脏"体阴"的意义：一是肝属阴脏的范畴，位居膈下，故属阴；二是肝藏阴血，血属阴，肝脏必须依赖阴血的滋养才能发挥其正常的生理作用，肝为刚脏，非柔润不和。肝脏"用阳"的意义：一是从肝的生理机能来看，肝主疏泄，性喜条达，内寄相火，主动主升，按阴阳属性言之，则属于阳；二是从肝的病理变化来看，易于阳亢，易于动风。肝病常表现为肝阳上亢和肝风内动，引起眩晕、肢麻、抽搐、震颤、角弓反张等症状。气为阳，血为阴，阳主动，阴主静，因而称肝脏"体阴而用阳"。

肝体阴用阳，实际上概括了肝的形体结构与生理功能的关系，也揭示了肝脏在生理及病理变化上的主要特征。由于肝脏具有体阴而用阳的特点，所以，在临床上对于肝病的治疗，"用药不宜刚而宜柔，不宜伐而宜和"（《类证治裁·卷之三》），当知"肝为刚脏，非柔润不和"，以顾护肝之阴血为临证大要，往往用滋养阴血以益肝或采用凉肝、泻肝等法以抑制肝气肝阳之升动过度。

4.肝气与春气相应：肝与东方、风、木、春季、青色、酸味等有着一定的内在联系。春季为一年之始，阳气始生，万物以荣，气候温暖多风。天人相应，同气相求，在人体则与肝相应，《素问·六节藏象论》说："肝者，罢极之本，魂之居也，……此为阳中之少阳，通于春气。"故肝气在春季最旺盛，反应最强，而在春季也多见肝之病变。了解肝与春气相通的特性对认识肝的生理功能及肝病的诊治有重要意义。证之于临床，春三月为肝木当令之时，肝主疏泄，与人的精神情志活动有关，故精神神经病变多发于春天。又如肝与酸相通应，故补肝多用白芍、五味子等酸味之品。

5.肝主动主升发：肝在五行属木，通于春气，春为四季之始，阳气始发，内孕生升之机，生气和则五化皆平，春气内应于肝，肝气升发能启迪诸脏，诸脏之气生升有由，化育既施则气血冲和，五脏安定而生机不息。此外，肝主升发尚有升举阳气，调畅气机的作用，人体生命活动的正常进行有赖气机升降出入运动的推动和激发，气的升降出入运动在脏腑、经络等组织器官的生理活动中得到具体体现。肝对气机的影响主要表现为升举、宣通作用，肝升肺降，气的升降出入运动才能协调平衡，脏腑经络之气始能调畅而不病，肝内寄相火，其性刚烈，肝气易郁、易逆，肝阳易亢，易化火生风。《素问·灵兰秘典论》以"将军之官"形容其勇猛顽强，性急好动的特点，如果各种原因导致肝气血失调，则肝之刚柔就会失济，表现出肝气上逆、肝阳亢奋、化火生风的证候。

（四）与形、神、窍、志、液的关系

1.在体合筋，其华在爪

筋，即筋膜，包括肌腱和韧带，附着于骨而聚于关节，是联结关节、肌肉，主司关节运动的组织。筋和肌肉的收缩和弛张，即能支配肢体、关节运动的屈伸与转侧，筋的功能依赖于肝精肝血的濡养，肝精肝血充足，筋得其养，才能运动灵活而有力。如果肝血虚少，血不养筋，则可见肢体麻木，屈伸不利，甚则拘挛震颤；若热邪侵袭人体，燔灼肝经，劫夺肝阴，筋膜失养，则可见四肢抽搐，颈项强直，角弓反张等动风之象。老年人动作迟缓，运动不灵活，动则容易疲劳，就是由于肝精肝血衰少，不能养筋之故。

爪，即爪甲，包括指甲和趾甲，乃筋之延续，所以有"爪为筋之余"之说，"肝应爪"（《灵枢·本脏》）。爪甲赖肝血以滋养，肝血的盛衰，可以影响爪甲的荣枯，肝与爪有着密切的联系，爪甲亦赖肝精肝血以濡养。肝血充足，则爪甲坚韧明亮，红润光泽。若肝血不足，则爪甲软薄，枯而色夭，甚则变形或脆裂。可见，爪甲色泽形态的变化，对于判断肝的生理病理有一定参考价值。所以见到上述病变，治疗多从肝入手。

2.肝主筋

"肝主筋"（《素问·宣明五气》），筋束骨，系于关节，维持正常的屈伸运动，须赖肝血的濡养。肝血充足则筋力劲强，关节屈伸有力而灵活，肝血虚衰则筋力疲惫，屈伸困难，肝体阴而用阳，故筋的功能与肝阴肝血的关系尤为密切。肝血充盛，使肢体的筋和筋膜得到充分的濡养，维持其坚韧刚强之性，肢体关节才能运动灵活，强健有力；若肝的阴血亏损，不能供给筋和

筋膜以充足的营养，则筋的活动能力就会减退。当年老体衰，肝血衰少时，筋膜失其所养，故动作迟钝、运动失灵。在病理情况下，许多筋的病变都与肝的功能有关。如肝血不足，血不养筋，则可出现肢体麻木、屈伸不利、筋脉拘急、手足震颤等症状。若热邪炽盛，燔灼肝之阴血，则可发生四肢抽搐、手足震颤、牙关紧闭、角弓反张等肝风内动之证。

3.在窍为目

目，即眼睛，又称为"精明"，是视觉器官，具有视物之功能，目之所以具有视物功能，依赖肝精肝血之濡养和肝气之疏泄，肝的经脉上联于目系。目的视力正常与否，有赖于肝气之疏泄和肝血之荣养，故说："肝开窍于目。"

眼目是视觉器官，在正常情况下，眼睛精彩内含，神光充沛，视物清楚正确，能够辨别物体的颜色和长短，在心神的主宰下，五脏六腑之精气，通过血脉而上注于目，使之发挥正常的生理功能。应指出，不但肝开窍于目，五脏六腑之精气皆上注于目，因此，目与五脏六腑均有其内在的联系，故观察眼睛的变化，即可了解全身机能的盛衰。临床上，望眼神成为中医望诊的重要组成部分。若肝之阴血不足，则可见两目干涩，视物昏花或夜盲；肝火上炎，则可见两目红肿热痛；肝阴虚而阳亢，可见头目眩晕；肝风内动，则可见目睛上吊等。眼睛的视觉功能，既依赖于全身脏腑经络气血的充养，又需要肝之阴血的濡养，所以许多眼科疾患在治疗上既照顾整体，又强调治肝，体现了局部和整体的统一。

4.在志为怒

怒是人在情绪激动时的一种情志变化，由肝之精气所化，故说肝在志为怒。一般来说，当怒则怒，怒而有节，未必为害，怒志人人皆有，一定限度内的情绪发泄对维持机体的生理平衡有重要的意义。若怒而无节，则它对于机体的生理活动是属于一种不良的刺激，可使气血逆乱，阳气升发。肝为刚脏，主疏泄，其气主动主升，体阴而用阳。故肝的生理病理与怒有密切关系，尤以病理为最,所谓"忿怒伤肝"(《灵枢·百病始生》)。如大怒可伤肝,使肝的阳气升发太过而致病;反之,肝的阴血不足,阳气偏亢,则稍有刺激,便易发怒。

5.在液为泪

泪由肝精肝血所化,肝开窍于目,泪从目出。泪有濡润、保护眼睛的功能,肝气疏泄促进津液上行于目而为泪,通常情况下,泪液的分泌,濡润目窍,但不外溢;但在异物侵入目中时,泪液即可大量分泌,起到清洁眼目和排除异物的作用;情绪悲哀时,泪液可大量流出。如肝血不足,泪液分泌减少,两目干涩;肝经风火过亢,则迎风流泪;肝经湿热过多,则目眵增多。

(五)与肝相表里的胆

胆居六腑之首,又隶属于奇恒之腑,其形呈囊状,若悬瓠,附于肝之短叶间。胆属阳属木,与肝相表里,肝为脏属阴木,胆为腑属阳木。胆贮藏排泄胆汁,主决断,调节脏腑气机。

1.胆的解剖形态:胆与肝相连,附于肝之短叶间,肝与胆又有经脉相互络属。胆是中空的囊状器官,胆内贮藏的胆汁,是一种精纯、清净、味苦而呈黄绿色的精汁。

2.胆的生理功能

(1)贮藏和排泄胆汁:胆汁,别称"精汁"。"精汁",来源于肝脏,"肝之余气,泄于胆,聚而成精"(《脉经》)。胆汁由肝脏形成和分泌出来,然后进入胆腑贮藏、浓缩,并通过胆的疏泄作用而入于小肠。肝胆同属木行,一阴一阳,表里相合。"胆者,肝之腑,属木,主升清降浊,疏利中土"(《医学见能》)。故胆腑亦具疏泄之功,但胆的疏泄须赖肝气疏泄而行其职。

贮藏于胆腑的胆汁,由于肝的疏泄作用,使之排泄,注入肠中,以促进饮食物的消化。若肝胆的功能失常,胆的分泌与排泄受阻,就会影响脾胃的消化功能,而出现厌食、腹胀、腹泻等消化不良症状;若湿热蕴结肝胆,以致肝失疏泄，胆汁外溢，浸渍肌肤，则发为黄疸，以目黄、身黄、小便黄为特征；胆气以下降为顺，若胆气不利，气机上逆，则可出现口苦，呕吐黄绿苦水等。

（2）主决断：胆主决断，指胆在精神意识思维活动过程中，具有判断事物、做出决定的作用。胆主决断对于防御和消除某些精神刺激（如大惊大恐）的不良影响，以维持和控制气血的正常运行，确保脏器之间的协调关系有着重要的作用。精神心理活动与胆之决断功能有关，胆能助肝之疏泄以调畅情志，肝胆相济，则情志和调稳定。胆气豪壮者，剧烈的精神刺激对其所造成的影响不大，且恢复也较快，所以说，气以胆壮，邪不可干。胆气虚弱的人，在受到精神刺激的不良影响时，则易于形成疾病，表现为胆怯易惊、善恐、失眠、多梦等精神情志病变，常可从胆论治而获效。

3.胆的生理特性

（1）胆气主升：胆为阳中之少阳，禀东方木德，属甲木，主少阳春升之气，故称胆气主升。胆气主升，实为胆的升发条达之性，与肝喜条达而恶抑郁同义。甲子为五运六气之首，其时应春，且为阳中之少阳，春气升则万物皆安，这是自然界的规律。人与天地相参，在人体则胆主甲子，胆气升发条达，如春气之升，则脏腑之气机调畅，胆气主升之升，谓木之升，即木之升发疏泄。胆气升发疏泄正常，则脏腑之气机升降出入正常，从而维持其正常的生理功能。

（2）性喜宁谧：宁谧，清宁寂静之谓。胆为清净之府，喜宁谧而恶烦扰，宁谧而无邪扰，胆气不刚不柔，禀少阳温和之气，则得中正之职，而胆汁疏泄以时，临事自有决断。邪在胆，或热，或湿，或痰，或郁之扰，胆失清宁而不谧，失其少阳柔和之性而壅郁，则呕苦、虚烦、惊悸、不寐，甚则惊恐如人将捕之状。临床上用温胆汤之治虚烦不眠、呕苦、惊悸，旨在使胆复其宁谧温和之性而得其正。

（六）春季养肝

春天五行属木，而人体的五脏之中肝也属木性，因而春气通肝。在春天，肝气旺盛而升发，人的精神焕发，可是如果肝气升发太过或是肝气郁结，都易损伤肝脏，到夏季就会发生寒性病变。因此，顺应天时变化，春季养生时对自己的日常饮食起居及精神摄养进行相应调整，加强对肝脏的保健正当其时。春季人体新陈代谢旺盛，肝火旺盛，使人做事急躁，容易发火，春季养生重在养肝，通过各种方法调节，实现清肝、柔肝、疏肝、护肝的功效。

1.情绪护肝。调节情志，化解心中的不良情绪，使自己始终拥有一份好心情，有益于肝的养生保健。"忧伤脾，怒伤肝"，中医认为在七情之中，最不利于肝的就是怒，怒可导致肝的疏泄失常，造成肝气郁滞。愤怒会导致肝气上逆，血随气而上溢，从而损伤肝脏功能，有些人一生气便常常面红耳赤、头晕、头痛、甚至出现吐血、昏倒、血压升高等现象，这都是因为肝气郁结所致。因此，我们要想强健肝脏，要学会制怒，尽力做到心平气和、乐观开朗，从而使肝火熄灭，肝气正常生发、顺调。

2.运动护肝。积极从事体育锻炼防止肝脏的危害，从护肝角度看，要选好运动场地，以场地宽广、视野开阔、空气清新的地方为佳；要选择好锻炼项目，以锻炼体力和耐力为目标的全身性低强度动态运动为好，如慢跑、快速步行、骑自行车、上下楼梯、爬坡、打羽毛球、踢毽子、拍皮球、跳舞、跳绳、游泳、打太极拳等。

3.睡眠护肝。睡眠时人体处于卧位，肝脏能享受到更多的血液浇灌，加上身体处于休息状态，肝脏的负担最轻，故高品质的睡眠保肝功效显著。反之，睡眠质量差，尤其睡眠障碍，容易累及肝功能。其次，晚间不要从事太过耗损脑力的工作，也不要熬夜，一些人之所以肝不好，经常熬夜与晚睡难辞其咎。

4.饮食护肝。养肝护肝的食补原则：养肝助阳防寒。养肝护肝的食物以清淡平和、营养丰富为宜，天然原味的绿色青菜和水果，不会增加肝脏负担，又富含抗氧化物，对肝细胞的修补有很大帮助。青色食品是保肝、养肝的最佳选择，可以促进肝气循环，舒缓肝郁、保护视力。因此，应多食用一些青色食物，如黄瓜、芹菜、菠菜、花椰菜、海带等。酸入肝是指食用酸味食物或药物可以养肝，在日常饮食中，可以适当食一些酸味食品，如山楂、橘子、葡萄等；酸味食物并不是一年四季都适宜吃，比如春季肝气旺盛时，就不可以吃太多酸味食品，否则会造成肝气过盛，影响人体健康。

建议：（1）奶、蛋、鱼、瘦肉、豆制品等食品，能为肝脏提供足量优质蛋白；（2）适当食用葡萄糖、蔗糖、蜂蜜、果汁等食物，以增加肝糖原储备；（3）绿茶清热解毒，菊花平肝明目，玫瑰花舒肝解郁，枸杞滋补肝肾、养肝明目，常饮这类茶水有益保肝；（4）少喝少吃酒精和一切辛辣及刺激性食品，避免油炸及干硬食品；（5）百合、薏米可调节肝运行的外"气候"，创造良好的外部条件，可以调节肝脏外部环境，让肝脏工作更有效率，达到预防肝病的目的，党参、黄芪可促进肝细胞恢复修复"受伤"的肝细胞；（6）多喝白开水。白开水要保持新鲜，每天3—4次，每次1杯，白开水可增加循环血量，增进肝细胞活力，有利于代谢废物的排出而收到保肝之效；（7）蛋白质粉、B族维生素片、大豆卵磷脂这些都是护肝养肝首选营养品。

5.补硒养肝。肝病患者普遍免疫功能低下，其最明显的表现就是体内的病毒难于完全清除，病情容易反复发作。硒是强有效的免疫调节剂，可刺激体液免疫和细胞免疫系统，免疫系统功能的增强，有利于改善肝病患者多种症状，如甲型、乙型肝炎患者补硒能够在相对较短的时间内，大大改善食欲缺乏、乏力、面容晦暗等症状。硒麦芽粉、五味子为主要原料的养肝片，调节免疫，对养肝、护肝和增加肝病患者的食欲有良好作用。

以下是几种补肝养肝的食疗方法，可参考使用：

补肝防寒菜：（1）茄汁青鱼片：青鱼补肝明目，养胃健脾。适用于久病体虚、神经衰弱、慢性肝炎、慢性肾炎；（2）素焖扁豆：扁豆被誉为春季首选健脾和胃的素补佳品，尤其适用于老人、孕妇、乳母，以及高血压、冠心病、脑血管病患者服食。

养肝抗寒汤：韭菜猪肝汤：韭菜性温辛香，春天吃最能助益阳气，以其配猪肝可补养肝血。适用于肝病、夜盲症、便秘等病患。

益肝祛寒粥：（1）黑米粥：黑米性平味甘，含15种氨基酸及多种维生素，能益肝补脾，养胃滋肾，为春季进补佳粮。此粥适用于肝肾虚损，妇女产后体虚；（2）红枣粥：红枣补气血，益肝健脾和胃，温补阳气。此粥适用于脾胃虚弱所致纳呆便溏、气血不足、血小板减少、贫血、慢性肝炎、营养不良等。

护肝驱寒茶：（1）蜜糖红茶：红茶叶5克，放保温杯内，以沸水冲泡，加盖焖片刻；调适量蜂蜜、红糖。每日饭前各饮1次，能温中养胃。此茶适用于春天肝气偏旺，脾胃功能不佳；（2）葱白生姜茶：大葱1根，砸扁切碎放锅内，加开水1碗，取旺火烧沸，加红茶叶1大撮，调入生姜汁1匙，冲浓茶趁热饮。随即盖被就寝，可增热御寒，防治早春风寒感冒。

五、先天之本的肾系统

肾，位于腰部脊柱两侧，左右各一，右微下，左微上，外形椭圆弯曲，状如豇豆。与膀胱、骨髓、脑、发、耳等构成肾系统。主藏精，主水液，主纳气，为人体脏腑阴阳之本，生命之源，故称为"先天之本"；肾宅真阴真阳，能资助、促进、协调全身各脏腑之阴阳，故称肾为"五脏阴阳之本"；肾藏精，主蛰，故又称之为"封藏之本"；肾主司全身水液代谢，又被称为"水脏"。肾在五行属水，为阴中之阴。在四时与冬季相应，肾与膀胱相表里。

（一）肾的解剖形态

肾位于腰部脊柱两侧，左右各一，右微下，左微上。肾有两枚，外形椭圆弯曲，状如豇豆。

（二）肾的生理功能

1. 肾藏精：肾藏精是指肾具有贮存、封藏人身精气的作用。

（1）精的概念与分类

精的概念：一般而言，精的含义有广义和狭义之分。

广义之精是构成人体和维持人体生长发育、生殖和脏腑功能活动的有形的精微物质的统称，包括禀受于父母的生命物质，即先天之精，以及后天获得的水谷之精，即后天之精。狭义之精是禀受于父母而贮藏于肾的具有生殖繁衍作用的精微物质，又称生殖之精。

（2）精的生理功能：肾中精气不仅能促进机体的生长、发育和繁殖，而且还能参与血液的生成，提高机体的抗病能力。

① 促进生殖繁衍：肾精是胚胎发育的原始物质，又能促进生殖机能的成熟，肾精的生成、贮藏和排泄，对繁衍后代起着重要的作用，人的生殖器官的发育及其生殖能力，均有赖于肾。人出生以后，由于先天之精和后天之精的相互滋养，自幼年开始，肾的精气逐渐充盛，到青春时期，肾精不断充盛，便产生了一种促进生殖功能成熟的物质，称作天癸。于是，男子就能产生精液，女性则月经按时来潮，性功能逐渐成熟，具备了生殖能力，以后，随着人进入老年，肾精也由充盛而逐渐趋向亏虚，天癸的生成亦随之而减少，甚至逐渐耗竭，生殖能力亦随之而下降，以至消失。这充分说明肾精对生殖功能起着决定性的作用，为生殖繁衍之本。如果肾藏精功能失常就会导致性功能异常，生殖功能下降。所以说，男子"二八，肾气盛，天癸至，精气溢泻，阴阳和，故能有子"，"七八……天癸竭，精少，形体皆极"，女

子"二七而天癸至，任脉通，太冲脉盛，月事以时下，故有子"，"七七，任脉虚，太冲脉衰少，天癸竭，地道不通，故形坏而无子"（《素问·上古天真论》）。总之，男女生殖器官的发育成熟及其生殖能力，均有赖于肾精的充盛，而精气的生成、贮藏和排泄均由肾所主，故有"肾主生殖"之说，根据这一理论，固肾保精便成为治疗性与生殖机能异常的重要方法之一。

② 促进生长发育：生、长、壮、老、已是人类生命的自然规律。中医学称寿命为天年、天寿，即先天赋予的寿命限度，健康长寿是人类有史以来一直为之奋斗的目标。

健康意味着机体内部以及机体与外界环境的阴阳平衡，脏腑经络功能正常，气血和调，精神内守，形神合一。人的脏腑气血盛衰，直接关系着人的强弱寿夭，人以五脏为本，而肾为五脏之根，肾所藏之精气为生命的基础，在人的生长壮老已的过程中起主导作用。

生长壮老已的过程称之为生命的历程。一般根据年龄把生命的历程分为少年、青年、中年和老年四个阶段。据最新资料，从出生至15或16岁统称为少年时期，17岁至44岁为青年时期，45岁至59岁为中年时期，60岁以上为老年时期，其中60岁至74岁为老年前期，75岁至89岁为老年时期，90岁以上为长寿，人体脏腑和精气的盛衰，随着年龄的增长呈现出由盛而衰而竭的规律性变化。总之，在整个生命过程中，由于肾中精气的盛衰变化，而呈现出生、长、壮、老、已的不同生理状态，肾精决定着机体的生长发育，为人体生长发育之根。如果肾精亏少，影响到人体的生长发育，会出现生长发育障碍，如发育迟缓、筋骨痿软等；成年则见未老先衰，齿摇发落等。肾精对促进人体生长发育具有重要作用，为性命之根，"肾气绝则不尽其天命而死也"（《中藏经》）。补肾填精是延缓衰老和治疗老年性疾病的重要手段。在中医学历代文献中延缓衰老的方剂，以补肾者为多。藏惜肾精为养生之重要原则，固精学派，是中医养生学中一个重要的学术流派。

③ 参与血液生成：肾藏精，精能生髓，精髓可以化而为血，"血即精之

属也，但精藏于肾，所蕴不多，而血富于冲，所至皆是"(《景岳全书·血证》)，故有血之源头在于肾之说。所以，在临床上治疗血虚常用补益精髓之法。

④ 抵御外邪侵袭：肾精具有抵御外邪而使人免于疾病的作用，"足于精者，百病不生，穷于精者，万邪蜂起"(《冯氏锦囊秘录》)。精充则生命力强，卫外固密，适应力强，邪不易侵；反之，精亏则生命力弱，卫外不固，适应力弱，邪侵而病。冬不藏精，春必病温，肾精这种抵御外邪的能力属正气范畴，与"正气存内，邪不可干"，"邪之所凑，其气必虚"的意义相同。

2.肾主水液：水液是体内正常液体的总称，肾主水液，是指肾主持和调节人体水液代谢的功能。肾主水的功能是靠肾阳对水液的气化来实现的，肾脏主持和调节水液代谢的作用，称作肾的"气化"作用。人体的水液代谢包括两个方面：一是将水谷精微中具有濡养滋润脏腑组织作用的津液输布周身；二是将各脏腑组织代谢利用后的浊液排出体外。这两方面，均赖肾的气化作用才能完成。

在正常情况下，水饮入胃，由脾的运化和转输而上输于肺，肺的宣发和肃降而通调水道，使清者以三焦为通道而输送到全身，发挥其生理作用；浊者则化为汗液、尿液和气等分别从皮肤汗孔、呼吸道、尿道排出体外，从而维持体内水液代谢的相对平衡。在这一代谢过程中，肾的蒸腾气化使肺、脾、膀胱等脏腑在水液代谢中发挥各自的生理作用。被脏腑组织利用后的水液从三焦下行而归于肾，经肾的气化作用分为清浊两部分。清者，再通过三焦上升，归于肺而布散于周身；浊者变成尿液，下输膀胱，从尿道排出体外，如此循环往复，以维持人体水液代谢的平衡。肾的开阖作用对人体水液代谢的平衡有一定的影响。"开"就是输出和排出，"阖"，就是关闭，以保持体液相对稳定的贮存量。在正常生理状态下，由于人的肾阴、肾阳是相对平衡的，肾的开阖作用也是协调的，因而尿液排泄也就正常。在病理上，肾主水功能失调，气化失职，开阖失度，就会引起水液代谢障碍。气化失常，关门不利，阖多开少，小便的生成和排泄发生障碍可引起尿少、水肿等病理现象；若开多阖少，又可见尿多、尿频等症。

3.肾主纳气：纳，固摄、受纳的意思，肾主纳气，是指肾有摄纳肺吸入之气而调节呼吸的作用。人体的呼吸运动，虽为肺所主，但吸入之气，必须下归于肾，由肾气为之摄纳，呼吸才能通畅、调匀。正常的呼吸运动是肺肾之间相互协调的结果。

肾主纳气，对人体的呼吸运动具有重要意义。只有肾气充沛，摄纳正常，才能使肺的呼吸均匀，气道通畅。如果肾的纳气功能减退，摄纳无权，吸入之气不能归纳于肾，就会出现呼多吸少、吸气困难、动则喘甚等肾不纳气的病理变化。所以，咳喘之病，"在肺为实，在肾为虚"（《临证指南医案·卷四》），初病治肺，久病治肾。

（三）肾的生理特性

1.肾性潜藏

封藏，亦曰闭藏，固密储藏，封固闭藏之谓，肾主封藏是指肾贮藏五脏六腑之精的作用。肾藏精，精宜藏而不宜泄；肾主命火，命火宜潜不宜露，故曰："肾者主蛰，封藏之本，精之处也。"（《素问·六节脏象论》）肾为封藏之本，是对肾脏生理功能的高度概括，体现了肾脏各种生理功能的共同特点。如精藏于肾，气纳于肾，以及月经应时而下，胎儿的孕育，二便的正常排泄等等，均为肾封藏之职的功能所及。肾精不可泻，肾火不可伐，犹如木之根、水之源，木根不可断，水源不可竭，灌其根枝叶茂，澄其源流自清。因此，肾脏只宜闭藏而不宜耗泻。

肾闭藏精气，使其不致无故流失而在体内发挥应有的生理效应，从而能够维持生命活动的正常进行。因此肾精宜藏而不宜泻，命火宜潜而不宜露。耗泄则为患，斯病作矣，封藏失司，可表现为肾不纳气的呼吸异常，或精关不固的滑精早泄，或冲任不固的崩漏滑胎，或二便失摄的遗尿溏泻等。治疗多以补肾为大法，辅以固摄收敛之品。

2. 肾为先天之本

"肾为先天之本"为明代李中梓所倡，他在《医宗必读·肾为先天本脾为后天本论》中说："肾为脏腑之本，十二经之根，呼吸之本，三焦之源，而人资之以为始也，故曰先天之本在肾。"肾藏先天之精，先天之精禀受于父母，为人体生命活动的原初物质及动力所在。先天之精对人体的孕育、成形到整个发育成长过程起着决定性作用。由于肾为"先天之本"，临床防治先天疾病多从治肾入手。

3. 肾为水火之脏

肾寓真阴真阳、为一身阴阳之根本，命门之火即真阳，命门之水即真阴。真阴、真阳闭藏于肾，为五脏六腑阴阳的发源地，肾的阴阳亏虚可累及五脏，五脏所伤亦"穷必及肾"。如肾阳虚衰不能温运脾土，可致脾阳不振，出现下利清谷、五更泄泻等症；反之脾阳不足，久必累及肾阳，终致脾肾阳虚之证。

4. 肾通于冬气

中医学从"天人相应"的角度出发，认为人体五脏与自然界四时阴阳相应，肾在五行属水，冬季亦属水，所以肾气在冬季最为旺盛。肾与冬季、北方、寒、水、咸味等有着内在联系，如冬季寒水当令，气候比较寒冷，水在天为寒，在脏为肾，冬季的岁运，正常为"静顺"，万物归藏，在人应肾，阴平阳秘，封藏有节。

若不及为"涸流"，太过为"流衍"，不及与太过，四时阴阳异常，在人则肾之阴阳失调，封藏失职。在人体以肾气变化为著，故冬季以肾病、关节疾病较多为其特点，冬季也多肾的病变，了解这一特性，有助于掌握肾病的防治规律。

（四）与形、窍、志、液、时的关系

1.在体合骨生髓，其华在发

肾主骨生髓的生理功能，实际上是肾精及肾气促进机体生长发育功能的具体体现。肾藏精，精生髓，髓居于骨中称骨髓，骨的生长发育，有赖于骨髓的充盈及其所提供的营养，故《素问·六节藏象论》说：肾"其充在骨"。肾精充足，则骨髓充盈，骨骼得到骨髓的滋养，才能强劲坚固。总之，肾精具有促进骨骼的生长、发育、修复的作用，故称"肾主骨"。如果肾精虚少，骨髓空虚，就出现骨骼软弱无力，甚至骨骼发育障碍。所以小儿囟门迟闭、骨软无力，以及老年人的骨质脆弱、易于骨折等均与肾精不足有关。

齿为骨之余，齿与骨同出一源，也是由肾精所充养，牙齿的生长、脱落与肾精的盛衰有密切关系。所以，小儿牙齿生长迟缓，成人牙齿松动或早期脱落，都是肾精不足的表现，常用补益肾精的方法治疗，每多获效。

发，即头发，又名血余，发的生长，赖血以养，故称"发为血之余"，但发的生机根源于肾，肾藏精，精能化血，精血旺盛，则毛发壮而润泽，故又说肾"其华在发"，由于发为肾之外候，所以发的生长与脱落、润泽与枯槁，与肾精的关系极为密切。

2.肾藏志

志为志向、意志，即意已定而确然不变，并决定将来之行动欲付诸实践者，谓之志。故曰："意已决而卓有所立者，曰志"（《类经·脏象类》）；意与志，均为意会所向，故意与志合称为意志。但志比意更有明确的目标，所谓"志者，专意而不移也"（《中西汇通医经精义·上卷》），即志有专志不移的意思，"肾藏精，精舍志"（《灵枢·本神》），肾精生髓，上充于脑，髓海满盈，则精力充沛，志的思维意识活动亦正常。若髓海不足，志无所藏，则精神疲惫，头晕健忘，志向难以坚持。

3.在窍为耳及二阴

肾开窍于耳，"耳之聪司于肾"（《古今医案按》），耳是听觉器官，耳的听觉功能灵敏与否，与肾精、肾气的盛衰密切相关，精髓充盛，髓海得养，则听觉才会灵敏，故称肾开窍于耳，"耳为肾之外候"（《难经·四十难》）。临床上常常把耳的听觉变化，作为推断肾气盛衰的一个标志。人到老年，肾中精气逐渐衰退，故听力每多减退。

二阴，指前阴和后阴。前阴是指排尿和生殖的器官；后阴是指排泄粪便的通道。二阴主司二便。尿液的贮藏和排泄虽在膀胱，但尿液的生成及排泄必须依赖于肾气的蒸化和固摄作用协调。粪便的排泄，本属大肠的传化糟粕功能，但亦与肾气的推动和固摄作用有关。

前阴是人体的外生殖器，其生殖功能与肾精、肾气的关系密切，故前阴性器官又有"外肾"之称。前阴，在男子是精窍与溺窍合而为一的阴茎，在女子则有阴户、阴道之分，以主房事和生殖。

4.在志为恐

恐，即恐惧、胆怯，是一种恐惧、害怕的情志活动，与肾的关系密切。由于肾藏精而位居下焦，肾精化生的肾气，必须通过中上二焦，才能布散全身。恐使精气不上行，反而令气下走，使肾气不得正常地布散，所以说"恐伤肾"，"恐则气下"。过度的恐惧，有时可使肾气不固，气泄于下，导致二便失禁。

5.在液为唾

唾，是唾液中较稠厚的部分，多出于舌下，有润泽口腔，滋润食物及滋养肾精的功能。唾由肾精化生，咽而不吐，有滋养肾中精气的作用，唾经肾气的推动作用，沿足少阴肾经，从肾向上经过肝、膈、肺、气管，直达舌下之金津、玉液二穴，分泌而出。若多唾或久唾，则易耗伤肾中精气。所以，养生家以舌抵上腭，待津唾满口后，咽之以养肾精，称此法为"饮玉浆"。

（五）与肾相表里的膀胱

膀胱又称净腑、水府、玉海、脬、尿胞。位于下腹部，在脏腑中，居最下处。主贮存尿液及排泄尿液，与肾相表里，在五行属水，其阴阳属性为阳。

1.膀胱的解剖形态

位于下腹部，居肾之下，大肠之前，在脏腑中，居于最下处。膀胱，为中空囊状器官，其上有输尿管，与肾脏相通，其下有尿道，开口于前阴，称为溺窍。

2.膀胱的生理功能

（1）贮存尿液：在人体津液代谢过程中，水液通过肺、脾、肾三脏的作用，布散全身，发挥濡润机体的作用，其被人体利用之后，即是"津液之余"者，下归于肾，经肾的气化作用，升清降浊，清者回流体内，浊者下输于膀胱，变成尿液，所以说："小便者，水液之余也"（《诸病源候论·膀胱病候》），说明尿为津液所化。小便与津液常常相互影响，如果津液缺乏，则小便短少；反之，小便过多也会丧失津液。

（2）排泄小便：尿液贮存于膀胱，达到一定容量时，通过肾的气化作用，使膀胱开合适度，则尿液可及时地从溺窍排出体外。

3.膀胱的生理特性

膀胱具有司开合的生理特性，膀胱为人体水液汇聚之所，故称之为"津液之腑""州都之官"，膀胱赖其开合作用，以维持其贮尿和排尿的协调平衡。

肾合膀胱，开窍于二阴。膀胱的贮尿和排尿功能，全赖于肾的固摄和气化功能，所谓膀胱气化，实际上，属于肾的气化作用。若肾气的固摄和气化功能失常，则膀胱的气化失司，开合失权，可出现小便不利或癃闭，以及尿频、尿急、遗尿、小便不禁等，所以，膀胱的病变多与肾有关，临床治疗小便异常，常从肾治之。

（六）冬季养肾

人体衰老与寿命的长和短在很大程度上取决于肾气的强弱，《黄帝内经》指出："精者，生之本也。"《寿世保元》云："精乃肾之主，冬季养生，应适当节制性生活，不能姿其情欲，伤其肾精。"以上养生家提示我们，精气是构成人体的基本物质，精的充坚与否，亦是决定人们延年益寿的关键。精气流失过多，会有碍"天命"，冬属水，其气寒，主藏，故冬天宜养精气为先，生活有节制，以益长寿。养肾方法有以下几种：

1.睡眠养肾。充足的睡眠对于气血的生化、肾精的保养起着重要作用。临床发现，许多肾功能衰竭的患者有过分熬夜、过度疲劳、睡眠不足的经历，因此，不要过度熬夜，养成良好的作息习惯，早睡早起，有利于肾精的养护。

2.吞津养肾。口腔中的唾液分为两部分：清稀的为涎，由脾所主；稠厚的为唾，由肾所主。你可以做一个实验，口里一有唾液就把它吐出来，不到一天时间，就会感到腰部酸软，身体疲劳。这反过来证明，吞咽津液可以滋养肾精，起到保肾作用。

3.饮食保肾。能够补肾的食物有很多。除了黑色的黑芝麻、黑木耳、黑米、黑豆等黑色食物可养肾外，核桃、韭菜、虾、羊腰等也可以起到补肾养肾的作用。

还有以下几种补肾的食品：（1）山药，性平，味甘，为中医"上品"之药，除了具有补肺、健脾作用外，还能益肾填精。凡肾虚之人，宜常食之；（2）干贝，又称江瑶柱。性平，味甘咸，能补肾滋阴，故肾阴虚者宜常食之；（3）鲈鱼，又称花鲈、鲈子鱼。性平，味甘，既能补脾胃，又可补肝肾，益筋骨；（4）栗子，性温，味甘，除有补脾健胃作用外，更有补肾壮腰之功，对肾虚腰痛者，最宜食用；（5）枸杞子，性平，味甘，具有补肾养肝、益精明目、壮筋骨、除腰痛、久服能益寿延年等功用。尤其是中年女性肾虚之人，食之最宜；（6）何首乌——有补肝肾、益精血的作用，历代医家均用之于肾虚之人；凡是肾虚之人头发早白，或腰膝软弱、筋骨酸痛，或男子遗精，女子带下者，食之皆宜。

忌吃或少吃：荸荠、柿子、生萝卜、生菜瓜、生黄瓜、生地瓜、西瓜、甜瓜、洋葱、辣椒、芥菜、丁香、茴香、胡椒、薄荷、莼菜、菊花、盐、酱、白酒及香烟等。

4.警惕药物。不论中药还是西药，都有一些副作用，有的药物常服会伤肾，所以在用药时要提高警惕，要认真阅读说明书，需长期服用某种药物时，要咨询相关专家。

5.运动养肾。生命在于运动，通过运动养肾纠虚，是值得提倡的积极措施。这里向您介绍有助于养肾纠虚简单易学的运动方法：（1）两手掌对搓至手心热后，分别放至腰部，手掌向皮肤，上下按摩腰部，至有热感为止。可早晚各一遍，每遍约200次。此运动可补肾纳气。（2）足底有许多穴位，如涌泉穴。"肾出于涌泉，涌泉者足心也。"每晚睡觉前可以按揉脚底涌泉穴，按摩涌泉穴可起到养肾固精之功效。

6.有尿不要忍。膀胱中贮存的尿液达到一定程度，就会刺激神经，产生排尿反射，这时一定要及时如厕，将小便排干净。否则，积存的小便会成为水浊之气，侵害肾脏，因此，有尿时就要及时排出，也是养肾的最好的方法之一。

7.避免劳累，节房事。体力劳动过重会伤气、脑力劳动过重会伤血、房劳过度会伤精。因此一定要量力而行，劳作有度，房事有节，这样才有助于养肾护肾精。

8.足部保暖。这是因为肾经起于足底，而足部很容易受到寒气的侵袭。因此，足部要特别注意保暖，睡觉时不要将双脚正对空调或电扇；不要赤脚在潮湿的地方长期行走。

9.饮水养肾。水是生命之源。水液不足，则可能引起浊毒的留滞，加重肾的负担。因此，定时饮水是很重要的养肾方法。

10.大便要畅通。大便不畅，宿便停积，浊气上攻，不仅使人心烦气躁，胸闷气促，而且会伤及肾脏，导致腰酸疲惫，恶心呕吐。因此，保持大便通畅，也是养肾的方法。

第三节　气血津液与人体

一、气

（一）气的医学含义

中医学认为气既是构成人体的最基本物质，也是维持人体生命活动的最基本物质。生命的基本物质，除气之外，尚有血、津液、精等，但血、津液和精等均是由气所化生的，在这些物质中，"精、气、津、液、血、脉，无非气之所化也"（《类经·脏象类》），所以说，气是构成人体和维持人体生命活动的最基本物质。

1.气是构成人体的最基本物质

中医学认为，人和万物都是天地自然的产物。气交是人生活的场所，是下降的天气和上升的地气相互交汇的地方。人既然生活在气交之中，就必然和宇宙万物一样，都是由气构成的，都是天地形气阴阳相感的产物，是物质自然界有规律地运动变化的结果。气是一种至精至微的物质，是构成自然万物的原始材料，人和自然万物一样，也是天地自然之气合乎规律的产物，因此，气也是构成人体生命的最基本物质。

2.气是维持人体生命活动的最基本物质

气化作用是生命活动的基本特征，人的生命机能来源于人的形体，人的形体又依靠摄取天地自然界的一定物质才能生存，人体一方面依靠生命机能不断地摄取自然物质并使之转变为机体的组成部分，构成生命活动的物质基础；另一方面在发挥生命机能的过程中，又不断地消耗自己，产生废物，通过汗、尿、便等形式排出体外。气是真实存在而至精至微的生命物质，是生命活动的物质基础，负载着生命现象。所以说，气是构成人体和维持人体生命活动的最基本物质。

（二）气的生成

人体之气，就生命形成而论，"生之来谓之精"，有了精才能形成不断发生升降出入的气化作用的机体，则精在气先，气由精化。其中，先天之精可化为先天之气；后天之精所化之气与肺吸入的自然界的清气相合而为后天之气，先天之气与后天之气相合而为人体一身之气。人体的气，源于先天之精气和后天摄取的水谷精气与自然界的清气，通过肺、脾胃和肾等脏腑生理活动作用而生成。

1.气的来源

构成和维持人体生命活动的气，其来源有二。

（1）先天之精气：这种精气先身而生，是生命的基本物质，禀受于父母，故称之为先天之精，"生之来谓之精"（《灵枢·本神》）。先天之精是构成生命和形体的物质基础，精化为气，先天之精化为后天之气，形成有生命的机体，所以先天之气是人体之气的重要组成部分。

（2）后天之精气：后天之精包括饮食物中的营养物质和存在于自然界的清气，这类精气是出生之后，从后天获得的，故称后天之精。气由精化，后天之精化而为后天之气。

① 呼吸之清气：通过人体本能的呼吸运动所吸入的自然界的新鲜空气，又称清气、天气、呼吸之气。人体赖呼吸运动，使体内的气体在肺内不断交换，实行吐故纳新，参与人体气的生成。

② 水谷之精气，又称谷气、水谷精微，是饮食物中的营养物质，是人赖

以生存的基本要素。胃为水谷之海，人摄取饮食物之后，经过胃的腐熟，脾的运化，将饮食物中的营养成分化生为能被人体利用的水谷精微，输布于全身，滋养脏腑，化生气血，成为人体生命活动的主要物质基础。

2.生成过程

人体的气，从其本源看，是由先天之精气、水谷之精气和自然界的清气三者相结合而成的。气的生成有赖于全身各脏腑组织的综合作用，其中与肺、脾胃和肾等脏腑的关系尤为密切。

（1）肺为气之主：肺为体内外之气交换的场所，通过肺的呼吸吸入自然界的清气，呼出体内的浊气，实现体内外之气的交换，通过不断的呼浊吸清，保证了自然界的清气源源不断地进入体内，参与了人体新陈代谢的正常进行。肺之呼吸是气的生成的根本保证，故曰"诸气皆生于肺"。总之，肺脏通过呼吸运动，吐故纳新，吸清呼浊，化生宗气，进而生成一身之气，并总统一身之气机的升降出入运动，从而保证了气之生生不息。

（2）脾胃为气血生化之源：胃司受纳，脾司运化，一纳一运，生化精气。脾升胃降，纳运相得，将饮食化生为水谷精气，靠脾之转输和散精作用，把水谷精气上输于肺，再由肺通过经脉而布散全身，以营养五脏六腑、四肢百骸，维持正常的生命活动。脾胃为后天之本，在气的生成过程中，脾胃的腐熟运化功能尤为重要。脾为五脏之轴，胃为六腑之首，脾胃合为后天之本，气血生化之源，在气的生成过程中起着中流砥柱的作用。脾胃在气的生成过程中，不仅化生水谷精气，提供物质基础，参与宗气的生成，而且又能滋养先天之精气。

（3）肾为生气之源：肾有贮藏精气的作用，肾的精气为生命之根，生身之本。肾所藏之精，包括先天之精和后天之精。先天之精是构成人体的原始物质，为生命的基础，后天之精，又称五脏六腑之精，来源于水谷精微，由脾胃化生并灌溉五脏六腑。肾脏对精气，一方面不断地贮藏，另一方面又不断地供给，循环往复，生生不已。肾所藏的先天之精气充盛，不仅给全身之

气的生成奠定了物质基础，而且还能促进后天之精的生成，使五脏六腑有所
禀受而气不绝。

（三）气的功能

气是构成人体和维持人体生命活动的最基本物质，它对于人体具有十分
重要的多种生理功能。气的生理功能主要有以下几个方面。

1. 推动作用：

气的推动作用，指气具有激发和推动作用，气是活力很强的精微物质，
能激发和促进人体的生长发育以及各脏腑、经络等组织器官的生理功能，能
推动血液的生成、运行，以及津液的生成、输布和排泄等。

（1）激发和促进人体的生长发育和生殖，如人体的生长发育和生殖功能，
均依赖于肾气的推动。

（2）激发和促进各脏腑、经络、组织器官的生理活动，包括饮食物的消
化吸收与糟粕的排泄等。

（3）推动血液的生成和运行，如《血证论》所言："气为血之帅，血随
之而运行。"

（4）推动津液的生成输布和排泄，即"气能行津"，"气行则水行"。

人体内部各种功能活动之间要取得协调平衡，气的调控功能起着重要作
用。气一方面发挥着推动、兴奋和升发作用，另一方面亦应发挥其宁静、抑
制和肃降作用，气分阴阳，前者属阳气的作用，后者属阴气的作用。阴阳二
气的功能协调维持着生命活动的稳定而有序，既无太过，亦无不及。

如果某些脏腑气虚而推动不力，就会影响机体的生长发育和生殖，使脏
腑、经络、组织器官的生理活动减弱，可出现消化吸收功能减退，或血液的
生成不足或运行迟缓，或津液的生成不足或输布排泄失常等病变。

2. 温煦作用

气的温煦作用是指气有温暖作用，是通过阳气的作用而表现出来的。气

是机体热量的来源，是体内产生热量的物质基础。

气的温养作用，具体体现在以下三方面：温煦有关组织器官以维持恒定体温；营养周身各组织器官以维持其生理活动；维持血和津液等液态物质有序的运行和正常代谢。

温煦作用具有重要的生理意义：人体的体温，需要气的温煦作用来维持；各脏腑、经络的生理活动，需要在气的温煦作用下进行；血得温则行，气可化水，血和津液等液态物质，都需要在气的温煦作用下，才能正常循行。

3.防御作用

气的防御作用是指气护卫肌肤、抗御邪气的作用，人体机能总称正气。《黄帝内经》有曰："正气存内，邪不可干"（《素问·刺法论》），"邪之所凑，其气必虚"（《素问·评热病论》）。气是维持人体生命活动的物质基础，气盛则人体脏腑经络的机能旺盛，人体脏腑经络机能旺盛则抗病能力旺盛，即正气强盛。气的防御作用主要体现为：

（1）护卫肌表，抵御外邪。皮肤是人体的藩篱，具有屏障作用。肺合皮毛，肺宣发卫气于皮毛，卫气行于脉外，达于肌肤，而发挥防御外邪侵袭的作用。

（2）正邪交争，驱邪外出。邪气侵入机体之后，机体的正气奋起与之抗争，正盛邪祛，邪气迅即被驱除体外，如是疾病便不能发生。外邪侵袭人体，从表而入，必先犯之，如正气战胜邪气，则脉浮、恶寒自罢，而病愈。

（3）自我修复，恢复健康。在疾病之后，邪气已微，正气未复，此时正气足以使机体阴阳恢复平衡，则使机体病愈而康复。

4.固摄作用

气的固摄作用，指气对血、津液、精液等液态物质的稳固、统摄，以防止无故流失的作用。气的固摄作用具体表现为：

（1）气能摄血，约束血液，使之循行于脉中，而不至于逸出脉外。

（2）气能摄津，约束汗液、尿液、唾液、胃肠液等，调控其分泌量或排泄量，防止其异常丢失。

（3）固摄精液，使之不因妄动而频繁遗泄。

（4）固摄脏腑经络之气，使之不过于耗失，以维持脏腑经络的正常功能活动。气的固摄作用实际上是通过脏腑经络的作用而实现的。

5. 营养作用

气的营养作用，指气为机体脏腑功能活动提供营养物质的作用。具体表现在三个方面：其一，人以水谷为本，水谷精微为化生气血的主要物质基础，水谷精气为全身提供生命活动所必需的营养物质；其二，气通过卫气以温养肌肉、筋骨、皮肤、腠理。所谓"卫气者，本于命门，达于三焦，以温肌肉、筋骨、皮肤"（《读医随笔·气血精神论》），通过营气化生血液，以营养五脏六腑、四肢百骸。其三，气通过经络之气，起到输送营养，濡养脏腑经络的作用。

6. 气化作用

所谓气化，是指通过气的运动而产生的各种变化，其一，气化是气的运动变化，即阴阳之气的变化，泛指自然界一切物质形态的一切形式的变化；其二，气化指自然界六气的变化；其三气化泛指人体内气的运行变化。具体地说，气化是指精、气、血、津液各自新陈代谢及其相互转化的过程。

气化是在气的作用下，脏腑的功能活动，精气血津液等不同物质之间的相互化生，以及物质与功能之间的转化，包括了体内物质的新陈代谢，以及物质转化和能量转化等过程，气化的过程包括形化、气化及形气转化。人体的生命活动全恃气化，气化是生命活动的本质所在。人体的气化运动是永恒的，存在于生命过程的始终，没有气化就没有生命，气化运动是生命最基本的特征。

（四）气的运动

1.气机的概念

气的运动，称为气机。机者，有枢机、枢要、关键之意，运动是气的根本属性，气的运动是自然界一切事物发生发展变化的根源，故称气的运动为气机。气化活动是以气机升降出入运动为具体体现的。人体的气处于不断的运动之中，它流行于全身各脏腑、经络等组织器官，无处不有，时刻推动和激发着人体的各种生理活动。气的升降出入运动一旦停止，就失去了维持生命活动的作用，人的生命活动也就终止了。

2.气的运动形式

气的运动形式归纳为升、降、出、入四种基本运动形式。气机运动的基本规律为：位有高下，则高者下降，下者上升；气有盈虚，则盈者溢出，虚者纳入。其中，升，指气行向上；降，指气行向下；出，是气由内而外；入，是气由外而内。气的升降出入之间是互为因果、联系协调的，故曰："无升降则无以为出入，无出入则无以为升降。升降出入，互为其枢者也。"（《读医随笔·升降出入论》）

人体的脏腑、经络等组织器官，都是气的升降出入场所。气的升降出入运动，是人体生命活动的根本，气的升降出入运动一旦止息，也就意味着生命活动的终止。气的升降出入运动，不仅推动和激发了人体的各种生理活动，而且只有在脏腑、经络等组织器官的生理活动中，才能得到具体的体现。

气的升降出入运动之间的协调平衡，称作"气机调畅"，升降出入的平衡失调，即是"气机失调"的病理状态。气机失调有多种形式：例如，由于某些原因，使气的升降出入运动受到阻碍，称作"气机不畅"；在某些局部发生阻滞不通时，称作"气滞"；气的上升太过或下降不及时，称作"气逆"，气的上升不及或下降太过时，称作"气陷"；气不能内守而外逸时，称作"气脱"；气不能外达而结聚时，称作"气结"。

（五）气的分类

自《黄帝内经》问世以来，基于"气本一元"之说，气分为元气、宗气、营气、卫气等。

1.元气

（1）基本含义："真气又名元气"。据元、原的本始之意，元气、原气为生命本始之气。元气秘藏于肾中，与命门有密切联系，为先天之气，包括元阴、元阳之气。故曰："元气是生来便有，此气渐长渐消，为一生盛衰之本。"（《医学读书记·通一子杂论》）

（2）生成：元气根于肾，其组成以肾所藏的精气为主，依赖于肾中精气所化生。元气根源于肾，由先天之精所化生，并赖后天之精以充养而成。但元气之盛衰，并非完全取决于先天禀赋，与脾胃运化水谷精气的功能亦密切相关。

（3）分布：元气发于肾间（命门），通过三焦，沿经络系统和腠理间隙循行全身，内而五脏六腑，外而肌肤腠理，无处不到，以作用于机体各部分。元气始于肾间，经下、中、上三焦，由手太阴肺经进入十二正经中，布于周身，蓄于奇经，溢三百六十五穴，然后再经腠理和大小络脉汇聚于四肢末端的井穴，入本经至经别，直接深入脏腑，继而浅出头颈部经穴、胸腹募穴和背部俞穴，自奇经总集于任督二脉，下归肾脏。元气在循行过程中，经过了人体的各脏腑、经络及体表组织。元气循此路径，周而复始地循环，以发挥其正常的生理功能。

（4）主要功能：元气是构成人体和维持人体生命活动的本始物质，有推动人体的生长和发育，温煦和激发脏腑、经络等组织器官生理功能的作用，为人体生命活动的原动力。

① 元气是构成人体的本原。"气者，人之根本也"（《难经·三十六难》），元气为其生身之精气，人之所生，全赖此气，元气的存亡，即生命的存亡。

②元气能推动人体的生长发育。机体生、长、壮、老、已的自然规律，与元气的盛衰密切相关，人从幼年开始，肾气与肾精逐渐充盛，则有齿更发长等生理现象；到了青壮年，肾气、肾精进一步充盈，乃至达到极点，机体也因之发育到壮盛期，则真牙生，体壮实，筋骨强健；待到老年，肾气、肾精衰退，形体也逐渐衰老，全身筋骨运动不灵活，齿摇发脱，呈现出老态龙钟之象。由此可见，肾气、肾精决定着机体的生长发育，为人体生长发育之根本。如果元气亏少，影响到人体的生长发育，会出现生长发育障碍，如发育迟缓、筋骨痿软等；成年则现未老先衰，齿摇发落。

③元气能温煦和激发脏腑、经络等组织器官的生理活动。命门为元气之根，水火之宅，五脏之阴气非此不能滋，五脏之阳气非此不能发。所以，元气者性命系之，元气充足，则精神昌盛，若元气微虚，则神微去；若元气衰竭，则神去机息。

2.宗气

（1）基本含义：宗气又名大气，由肺吸入的清气与脾胃化生的水谷精气结合而成，其形成于肺，聚于胸中者，谓之宗气；宗气在胸中积聚之处，称作"上气海"，又名膻中。因此宗气为后天之气运动输布的本始，故名曰宗气。

（2）生成：宗气是由水谷精微和自然界的清气所生成的，饮食物经过脾胃的受纳、腐熟，化生为水谷精气，水谷精气赖脾之升清而转输于肺，与由肺从自然界吸入的清气相互结合而化生为宗气。肺和脾胃在宗气的形成过程中起着重要的作用，因此，肺的呼吸功能和脾胃之运化功能正常与否，直接影响着宗气的盛衰。

（3）分布：宗气积聚于胸中，贯注于心肺之脉，其向上出于肺，循喉咙而走息道，经肺的作用而布散于胸中上气海；其向下赖肺之肃降而蓄于丹田（下气海），并注入足阳明之气街（相当于腹股沟部位）而下行于足。

（4）主要功能：宗气的主要生理功能有三个方面。

① 走息道而司呼吸：宗气上走息道，推动肺的呼吸，即"助肺司呼吸"，所以凡言语、声音、呼吸的强弱，均与宗气的盛衰有关。

② 贯心脉而行气血：宗气贯注入心脉之中，帮助心脏推动血液循行，即"助心行血"，所以气血的运行与宗气盛衰有关。由于宗气具有推动心脏的搏动、调节心率和心律等功能，所以临床上常常以"虚里"的搏动和脉象状况，来测知宗气的旺盛与衰少。宗气不足，不能助心行血，就会引起血行瘀滞。

③ 人体的视、听、言、动等机能与之相关："宗气者，动气也。凡呼吸、言语、声音，以及肢体运动，筋力强弱者，宗气之功用也"（《读医随笔·气血精神论》）。

3. 营气

（1）基本含义：营气，是血脉中的具有营养作用的气。因其富于营养，故称为营气。由于营气行于脉中，而又能化生血液，故常常"营血"并称，营气与卫气相对而言，属于阴，故又称为"营阴"。

（2）生成：营气是由来自脾胃运化的水谷精气中的精粹部分和肺吸入的自然界清气相结合所化生的。宗气是营卫之所合，其中运行于脉中者，即为"营气"，所以说："营者，水谷之精气也，和调于五脏，洒陈于六腑，乃能入于脉也，故循脉上下，贯五脏络六腑也。"（《素问·痹论》）

（3）分布：营气通过十二经脉和任督二脉而循行于全身，贯五脏而络六腑。营气的十二经脉循行和任督循行，形成了营气的十四经流注次序，如此自上而下，又自下而上，出阴入阳，又出阳入阴，相互逆顺运行，如环无端。

（4）主要功能：营气的主要生理功能包括化生血液和营养全身两个方面。

① 化生血液：营气经肺注入脉中，成为血液的组成成分之一。营气与津液调和，共注脉中，化生血液，并维持血液量的恒定。

② 营养全身：营气循脉流注全身，为脏腑、经络等生理活动提供营养物质，营运全身上下内外，流行于脉中而滋养五脏六腑，布散于外而浇灌皮毛

筋骨。

4.卫气

（1）基本含义：卫，有"护卫""保卫"之义，卫气是行于脉外之气，卫气与营气相对而言，属于阳，故又称"卫阳"。卫气，其性剽悍滑利，活动力强，流动迅速，所以说："卫者，水谷之悍气也。"（《素问·痹论》）

（2）生成：卫气同营气一样，也是由水谷精微和肺吸入的自然的清气所化生，但其是水谷之气中比较剽悍滑疾的部分。卫气主要由脾胃运化的水谷精微所化生，它的活动力很强，流动很迅速，不受脉管的约束，运行于脉外。卫气运行于皮肤、肌肉之间，能温养肌肉、皮肤；卫气熏于肓膜，散于胸膜，五脏六腑得到温养。

（3）分布："卫气之行，一日一夜五十周于身，昼日行于阳二十五周，夜行于阴二十五周，周于五脏。是故平旦阴尽，阳气出于目，目张则气上行于头，循项下足太阳，循背下至小趾之端。其散者，别于目锐眦，下手太阳，下至手小指之端外侧。其散者，别于目锐眦，下足少阳，注小趾次趾之间。以上循手少阳之分侧，下至小指次指之间。别者以上至耳前，合于颔脉，注足阳明，以下行至跗上，入五趾之间。其散者，从耳下下手阳明，入大指之间，入掌中。其至于足也，入足心，出内踝下，行阴分，复合于目，故为一周。""阳尽于阴，阴受气矣。其始入于阴，常从足少阴注于肾，肾注于心，心注于肺，肺注于肝，肝注于脾，脾复注于肾为周"（《灵枢·卫气行》）。从上述记载，可见卫气的运行，昼则行于阳分，始于足太阳经之睛明穴而出于目，以周于六腑而及于肾经，是为一周。夜则行于阴分，始于足少阴肾经以周五脏，其行以相克为序，故肾、心、肺、肝、脾相传为一周，而复注于肾，阴尽阳出，又复合于目。昼行于阳二十五周，夜行于阴二十五周次，昼夜凡行五十周。总之，卫气昼循六腑行于阳二十五周，夜沿五脏行于阴二十五周，凡五十周。附行于脉外，循皮肤之中，分肉之间，熏于肓膜，散于胸腹。

（4）主要功能：表现在防御、温煦和调节三个方面。

① 护卫肌表，防御外邪入侵：卫气的这一作用是气的防御功能的具体体现，卫气既可以抵御外邪的入侵，又可以驱邪外出。

② 温养脏腑、肌肉、皮毛：卫气的这一作用是气的温煦作用的具体体现，卫气可以保持体温，维持脏腑进行生理活动所适宜的温度条件。卫气对肌肉、皮肤等的温煦，使肌肉充实，皮肤润滑。

③ 调节控制肌腠的开合、汗液的排泄：卫气的这一作用是气的固摄作用的具体体现，卫气根据人体生命活动的需要，通过有规律地调节肌腠的开合来调节人体的水液代谢和体温，以维持人体内环境与外环境的平衡。

此外，卫气循行与人的睡眠也有密切关系。当卫气行于体内时，人便入睡；当卫气自睛明出于体表时，人便醒寤。当卫气不足时，人体肌表失于固护，防御功能低下，易被外邪侵袭，且病亦难愈。若脏腑功能低下，肌表不固，腠理开疏，则可出现汗出（自汗），若卫气循行异常，则可表现寤寐异常。卫气行于阳分时间长则少寐，行于阴分时间长则多寐。

二、血

（一）血的基本概念

血，即血液，是循行于脉中的富有营养的红色的液态物质，是构成人体和维持人体生命活动的基本物质之一。血主于心，藏于肝，统于脾，布于肺，根于肾，有规律地循行脉管之中，在脉内营运不息，充分发挥灌溉一身的生理效应。

脉是血液循行的管道，又称"血府"，在某些因素的作用下，血液不能在脉内循行而溢出脉外时，称为出血，即"离经之血"。由于离经之血离开了脉道，失去了其发挥作用的条件，所以，就丧失了血的生理功能。

（二）血的生成

1.血液化生的物质基础：水谷精微、营气、津液、精髓均为生成血液的物质基础，就物质来源而言，水谷精微和精髓则是血液生成的主要物质基础。

（1）水谷精微：水谷精微是化生血液的最基本的物质，故有"中焦受气取汁，变化而赤"，肝藏血，亦皆统摄于脾，由于脾胃化生的水谷精微是血液生成的最基本物质，所以有脾胃为"气血生化之源"的说法。饮食营养的优劣，脾胃运化功能的强弱，直接影响着血液的化生。

（2）营气：营气是血液的组成部分，"夫生血之气，营气也。营盛即血盛，营衰即血衰，相依为命，不可分离也。"（《读医随笔·气血精神论》）

（3）精髓："血即精之属也"（《景岳全书·血证》），"肾为水脏，主藏精而化血"（《侣山堂类辨·辨血》），"肾藏精，精者，血之所成也"（《诸病源候论·虚劳病诸候下》），由上观之，精髓也是化生血液的基本物质。

（4）津液："营气者，泌其津液，注之于脉，化以为血"（《灵枢·邪客》），津液可以化生为血，不断补充血液量，以使血液满盈，血液的盈亏与津液有密切关系。

2.血液生成的过程

生成血液的物质基础是精和气，此"精"包括水谷精微和肾精，"气"指自然之清气。水谷精微中包括水谷精气和津液，水谷精气与自然清气相结合便形成营气，而肾精除先天来源外主要依赖于水谷之精的充养，所以说血液主要是由营气和津液所组成。

血液的生成过程，与五脏的功能密切相关，食物经过脾的运化，吸收其中的精微，转输至心肺，经过心肺的气化作用，如心之化赤，肺吸入自然清气，从而便形成血液，所以前人有"脾生血""心生血"之说。脾生血，是强调血液生成的主要物质基础是水谷精微。心生血，是指心阳有化赤作用。

对肺在血液生成中的作用，也是不可忽视的，正如《灵枢》"上注于肺"之说。肾精输泄于肝，精又能生髓，精髓可以化血；脾气健运，吸收水谷之精以充养肾精，肾精充盈，则肝有所养，血有所充，终则归于心，由心阳化赤而为血。

（三）血的循行

血液正常循行必须具备三个条件：一是血液充盈，二是脉管系统的完整性，三是全身各脏腑发挥正常生理功能，特别是与心、肺、肝、脾四脏的关系尤为密切。

（1）心主血脉：心为血液循行的动力，脉是血液循行的通路，血在心的推动下循行于脉管之中，心脏、脉管和血液构成了一个相对独立的系统。心主血脉，心气是维持心的正常搏动，从而推动血液循行的根本动力。

（2）肺朝百脉：心脏的搏动是血液运行的基本动力，而血非气不运，血的运行，又依赖气的推动，随着气的升降而运至全身。肺司呼吸而主一身之气，调节着全身的气机，辅助心脏，推动和调节血液的运行。

（3）脾主统血：五脏六腑之血全赖脾的化生和脾气统摄，脾源源不断的化生血液，保证血液的充盈，加之脾主统血，从而保障血液的运行。脾气健旺，气血旺盛，则气之固摄作用也就健全，而血液就不会逸出脉外，以致引起各种出血。

（4）肝主藏血：肝主藏血，具有贮藏血液和调节血流量的功能。根据人体动静的不同情况，调节脉管中的血液流量，使脉中循环血液维持在一个恒定水平上。此外，肝的疏泄功能能调畅气机，一方面保障着肝本身的藏血功能，另一方面对血液通畅地循行也起着一定的作用。

从以上可以看出，血液正常地循行需要两种力量：推动力和固摄力。推动力是血液循环的动力，具体地体现在心主血脉，肺助心行血及肝的疏泄功能方面。另一方面是固摄的力量，它是保障血液不致外溢的因素，具体地体现在脾的统血和肝藏血的功能方面。这两种力量的协调平衡维持着血液的正常循行。若推动力量不足，则可出现血液流速缓慢、滞涩，甚者血瘀等改变；若固摄力量不足，则可导致血液外溢，出现出血症。

（四）血的生理功能

1.营养滋润全身

血的营养作用是由其组成成分所决定的，血循行于脉内，是其发挥营养作用的前提和血沿脉管循行于全身，为全身各脏腑组织的功能活动提供营养，这一作用为"血主濡之"，全身各部（内脏、五官、九窍、四肢、百骸）无一不是在血的濡养作用下而发挥功能的。

血的濡养作用可以从面色、肌肉、皮肤、毛发等方面反映出来。血的濡养作用正常，则面色红润，肌肉丰满壮实，肌肤和毛发光滑等。当血的濡养作用减弱时，机体除脏腑功能低下外，还可见到面色不华或萎黄，肌肤干燥，肢体或肢端麻木，运动不灵活等临床表现。

2.神志活动的物质基础

血的这一作用是古人通过大量的临床观察而认识到的，无论何种原因形成的血虚或运行失常，均可以出现不同程度的神志方面的症状。心血虚、肝血虚，常有惊悸、失眠、多梦等神志不安的表现，失血甚者还可出现烦躁、恍惚、癫狂、昏迷等神志失常的改变。可见血液与神志活动有着密切关系，所以说"血者，神气也"（《灵枢·营卫生会》）。

三、津液

（一）津液的基本概念

津液，是机体一切正常水液的总称，包括各脏腑形体官窍的内在液体及其正常的分泌物，津液所包括的内容非常广泛，机体内除了藏于脏腑中的精和运行于脉管内的血之外，其他所有正常的液体都属于津液，津液是构成人体和维持生命活动的基本物质之一。

津与液皆来源于水谷精微，二者相互影响，相互转化，故往往津液并称。但二者在性状、分布和功能上有所不同，质地较清稀，流动性较大，存在于气血之中，布散于体表皮肤、肌肉和孔窍，并能渗入血脉之内，起滋润作用的，称为津；质地较浓稠，流动性较小，灌注于骨节、脏腑、脑、髓等，起濡养作用的，称为液。

津液的生成、输布、排泄过程很复杂，涉及多个脏腑的生理活动，如胃的受纳，小肠的吸收，脾的转输，肺的宣发肃降、通调水道，肾的蒸腾气化，三焦为通道等。

（二）津液的代谢

津液在体内的代谢，是一个包括生成、输布和排泄等一系列生理活动的复杂过程，这一过程涉及多个脏腑的生理功能，是多个脏腑相互协调配合的结果。

1.津液的生成

津液来源于饮食水谷，通过脾胃的运化及有关脏腑的生理功能而生成。胃主受纳腐熟，"游溢精气"而吸收饮食水谷的部分精微；小肠泌别清浊，将水谷精微和水液大量吸收后并将食物残渣下送大肠；大肠主津，在传导过程中吸收食物残渣中的水液，促使糟粕形成为粪便；胃、小肠、大肠所吸收的水谷精微及水液，均上输于脾，通过脾气的转输作用布散到全身，这就是"饮入于胃，游溢精气，上输于脾，脾气散精"的津液生成过程。

2.津液的输布

津液的输布主要由脾、肺、肾和三焦完成。

（1）脾气散精：脾对津液的输布作用，一方面脾将津液上输于肺，通过肺的宣发肃降，再得以将津液布散全身；另一方面，脾也可以将津液直接向四周布散至全身各脏腑。

（2）肺主宣发肃降，通调水道：肺接受脾转输来的津液，一方面通过宣发，将津液向身体外周体表和上部布散，一方面通过肃降，将津液向身体下部和内部脏腑输布，并将脏腑代谢后产生的浊液向肾和膀胱输送，故称"肺为水之上源"。

（3）肾主津液：肾为水脏，对津液输布代谢起着主宰作用，《素问·逆调论》说："肾者水脏，主津液"。一方面是指肾气对人体整个水液输布代谢具有推动和调控作用；另一方面，肾脏本身也是参与津液输布的一个重要环节。

（4）肝主疏泄：肝主疏泄，调畅气机，三焦气治，气行则水行，保持了水道的畅通，促进了津液输布的通畅。

（5）三焦决渎：三焦为水液和诸气运行的通路，三焦的通利保证了诸多脏腑输布津液的道路通畅，于是津液才能升降出入，在体内正常地流注布散。

3.津液的排泄

津液的排泄主要通过排出尿液和汗液来完成。除此之外，呼气和粪便也将带走一些水分。因此，津液的排泄主要与肾、肺、脾的生理功能有关。由于尿液是津液排泄的最主要途径，因此肾脏的生理功能在津液排泄中的地位最为重要。津液的排泄与津液的输布一样，主要依赖于肺、脾、肾等脏腑的综合作用，其具体排泄途径为：

（1）汗、呼气：肺气宣发，将津液输布到体表皮毛，被阳气蒸腾而形成汗液，由汗孔排出体外，肺主呼吸，肺在呼气时也带走部分津液（水分）。

（2）尿液：尿液为津液代谢的最终产物，其形成虽与肺、脾、肾等脏腑密切相关，但尤以肾为最。肾之气化作用与膀胱的气化作用相配合，共同形成尿液并排出体外，肾在维持人体津液代谢平衡中起着关键作用，所以说：

"水为至阴，其本在肾"。

（3）粪便：大肠排出的水谷糟粕所形成的粪便中亦带走一些津液。腹泻时，大便中含水多，带走大量津液，易引起伤津。

综上所述，津液的代谢主要是通过排汗、排尿等代谢过程来完成，津液代谢的生理过程，需要多个脏腑的综合调节，其中尤以肺、脾、肾三脏为要，若三脏功能失调，则可影响津液的生成、输布和排泄等过程，破坏津液代谢的平衡，从而导致津液生成不足，或环流障碍，水液停滞，或津液大量丢失等病理改变。津液生成不足或大量丢失而伤津化燥，甚则阴液亏虚，乃至脱液亡阴，其治宜滋液生津、滋补阴液、敛液救阴。津液停聚则为湿、为饮、为水、为痰，其治当以发汗、化湿、利湿（尿）、逐水、祛痰为法。

（三）津液的功能

1.滋润濡养

津液以水为主体，具有很强的滋润作用，富含多种营养物质，具有营养功能。津与液，津之质最轻清，液则清而晶莹，厚而凝结。内而脏腑筋骨，外而皮肤毫毛，莫不赖津液以濡养。分布于体表的津液，能滋润皮肤，温养肌肉，使肌肉丰润，毛发光泽；体内的津液能滋养脏腑，维持各脏腑的正常功能；注入孔窍的津液，使口、眼、鼻等九窍滋润；流入关节的津液，能温利关节；渗入骨髓的津液，能充养骨髓和脑髓。

2.化生血液

津液经孙络渗入血脉之中，成为化生血液的基本成分之一，津液使血液充盈，并濡养和滑利血脉，而血液环流不息，故曰："中焦出气如露，上注溪谷，而渗孙脉，津液和调，变化而赤为血"（《灵枢·痈疽》）。

3.调节阴阳

在正常情况下，人体阴阳之间处于相对的平衡状态，津液作为阴精的一部分，对调节人体的阴阳平衡起着重要作用。脏腑之阴的正常与否，与津液的盛衰是分不开的，人体根据体内的生理状况和外界环境的变化，通过津液的自我调节使机体保持正常状态，以适应外界的变化。如寒冷的时候，皮肤汗孔闭合，津液不能借汗液排出体外，而下降入膀胱，使小便增多；夏暑季节，汗多则津液减少下行，使小便减少。当体内丢失水液后，则多饮水以增加体内的津液，由此调节机体的阴阳平衡，从而维持人体的正常生命活动。

4.排泄废物

津液在其自身的代谢过程中，能把机体的代谢产物通过汗、尿等方式不断地排出体外，使机体各脏腑的气化活动正常。若这一作用受到损害和发生障碍，就会使代谢产物潴留于体内，而产生痰、饮、水、湿等多种病理变化。

四、精、气、血、津液的关系

气、血、津液、精等均是构成人体和维持人体生命活动的基本物质，均赖脾胃化生的水谷精微不断地补充，在脏腑组织的功能活动和神的主宰下，它们之间又相互渗透、相互促进、相互转化。在生理功能上，又存在着相互依存、相互制约和相互为用的密切关系。

（一）气与血的关系

气属阳，主动，主煦之；血属阴，主静，主濡之，这是气与血在属性和生理功能上的区别。但两者都源于脾胃化生的水谷精微和肾中精气，在生成、输布（运行）等方面关系密切，这种关系可概括为"气为血之帅""血为气之母"。

1.气对血的作用：是气为血之帅，气为血帅包含着三方面的意义：气能生血，气能行血，气能摄血。

（1）气能生血：气能生血是指气的运动变化是血液生成的动力。从摄入的饮食物转化成水谷精微，从水谷精微转化成营气和津液，从营气和津液转化成赤色的血，其中每一个转化过程都离不开气的运动变化，而气的运动变化又是通过脏腑的功能活动表现出来的。气的运动变化能力旺盛，则脏腑的功能活动旺盛，化生血液的功能亦强；气的运动变化能力减弱，则脏腑功能活动衰退，化生血液的功能亦弱。气旺则血充，气虚则血少。故在临床治疗血虚疾患时，常配合补气药，就是补益生血的动力。

（2）气能行血：气能行血指气的推动作用是血液循行的动力。气一方面可以直接推动血行，如宗气，另一方面又可促进脏腑的功能活动，通过脏腑的功能活动推动血液运行。血在脉中流行，实赖于气之率领和推动，故气之正常运动，对保证血液的运行有着重要意义。总之，气行则血行，气止则血止，气有一息之不运，则血有一息之不行；所以临床上治疗血行失常，常以调气为上，调血次之。

（3）气能摄血：气能摄血即气对血的统摄作用。气的固摄作用使血液正常循行于脉管之中而不逸于脉外。气摄血，实际上是脾统血的作用，脾为气血运行上下之总枢，其气上输心肺，下达肝肾，外灌溉四旁，充溢肌肤，所谓居中央而畅四方，血即随之运行不息。若脾虚不能统血，则血无所主，因而脱陷妄行；气不摄血则可见出血之候，故治疗时，必须用补气摄血之法，方能达到止血的目的。

2.血对气的作用

血对气的作用，即血为气之母，血为气母是指气在生成和运行中始终离不开血。血为气母的含义有二：其一，血能生气。气存血中，血不断地为气的生成和功能活动提供水谷精微，水谷精微是全身之气的生成和维持其生理功能的主要物质基础。而水谷精微又赖血以运之，借以为脏腑的功能活动不断地供给营养，使气的生成与运行正常地进行，所以血盛则气旺，血衰则气少。其二，血能载气，气存于血中，赖血之运载而达全身。血为气之守，气必依附于血而静谧。否则，血不载气，则气将飘浮不定，无所归附。故气不得血，则散而无所附。所以在临床上，每见大出血之时，气亦随之而涣散，形成气随血脱之候。

（二）气与精的关系

1.气对精的作用

（1）气可摄精：是指气对精具有封藏和控制以防止无故丢失的作用。气摄精，实际上是肾气的封藏作用。气聚则精盈，气弱则精失，若肾气亏虚，封藏失职，则表现为早泄、滑精、遗精、生殖功能低下。

（2）精依气生：精依气生，气化为精，精之生成源于气，精之生理功能赖于气之推动和激发。精包括先天之精和后天之精，先天之精依靠肾气的生化，后天之精依靠脾气的滋长，生化不止，源泉不断。气聚则精盈，气弱则精走，元气亏损，肾失封藏，每见失精之害，"精乃气之子"，精之与气，本自互生，精气充足，则神自旺。

2.精对气的作用

精藏于肾，肾精充盛，盛乃能泻，不断地供给五脏六腑，以促进脏腑的生理活动。五脏六腑的功能正常，则元气方能化生不已，精盈则气盛，精少则气衰。故元精失则元气不生，元阳不充。

（三）气与津液的关系

气属阳，津液属阴，这是气和津液在属性上的区别，但两者均源于脾胃所运化的水谷精微，在其生成和输布过程中有着密切的关系。在病理上病气即病水，病水即病气，所以在治疗上，治气即是治水，治水即是治气。

1.气对津液的作用：气对津液的作用表现为气能生津、气能行津、气能摄津三个方面。

（1）气能生津：气是津液生成与输布的物质基础和动力。津液源于水谷精气，而水谷精气赖脾胃之腐熟运化而生成，气推动和激发脾胃的功能活动，使中焦之气机旺盛，运化正常，则津液充足。所以，津液的生成、输布和排泄均离不开气的作用，气旺则津充，气弱则津亏。

（2）气能行津：气能行津指气的运动变化是津液输布排泄的动力。气的升降出入运动作用于脏腑，表现为脏腑的升降出入运动。脾、肺、肾、肝等脏腑的升降出入运动完成了津液在体内的输布、排泄过程。当气的升降出入运动异常时，津液输布、排泄过程也随之受阻；反之，由于某种原因，使津液的输布和排泄受阻而发生停聚时，则气的升降出入运动亦随之而不利。由气虚、气滞而导致的津液停滞，称作气不行水；由津液停聚而导致的气机不利，称作水停气滞。两者互为因果，可形成内生之水湿、痰饮，甚则水肿等病理变化，这是在临床上治疗水肿行气与利水法常常并用的理论依据之一。

（3）气能摄津：气能摄津是指气的固摄作用控制着津液的排泄。体内的津液在气的固摄作用控制下维持着一定的量。若气的固摄作用减弱，则体内津液任意经汗、尿等途径外流，出现多汗、漏汗、多尿、遗尿的病理现象，临床治疗时应注意补气固津。

2.津液对气的作用

（1）津可化气：水谷化生的津液，通过脾气升清散精，上输于肺，再经肺之宣降通调水道，下输于肾和膀胱，在肾阳的蒸动下，化而为气，升腾敷布于脏腑，发挥其滋养作用，以保证脏腑组织的正常生理活动。

（2）津能载气：津液是气的载体，气必须依附于津液而存在，否则就将涣散不定而无所归，津液的丢失，必导致气的耗损。如暑病伤津耗液，不仅口渴喜饮，且津液虚少无以化气，而见少气懒言、肢倦乏力等气虚之候。若因汗、吐太过，使津液大量丢失，则气亦随之而外脱，形成"气随液脱"之危候。

（四）血与精的关系

精能化血，血能生精，精血互生，故有"精血同源"之说。

1.血对精的作用：血液流于肾中，与肾精化合而成为肾所藏之精，如"夫血者，水谷之精气也，和调于五脏，洒陈于六腑，男子化而为精，女子上为乳汁，下为经水。"（《赤水玄珠·调经门》）由于血能生精，血旺则精充，血亏则精衰，临床上每见血虚之候往往有肾精亏损之征。

2.精对血的作用：肾藏精，精生髓，髓养骨，由此可见，精髓是化生血液的重要物质基础。精足则血足，所以肾精亏损可导致血虚。目前治疗再生障碍性贫血，用补肾填精之法而获效就是这个道理。以补肾为主治疗血虚，就是以精可化血为理论依据的。

（五）血与津液的关系

血与津液均是液态物质，均有滋润和濡养作用，与气相对而言，二者均属于阴，在生理上相互补充，病理上相互影响。

1.血对津液的作用：运行于脉中的血液，渗于脉外便化为有濡润作用的津液。当血液不足时，可导致津液的病变，如血液瘀结，津液无以渗于脉外，以濡养皮肤肌肉，则肌肤干燥粗糙甚至甲错。失血过多时，脉外之津液渗入脉中以补偿血容量的不足，因之而导致脉外的津液不足，出现口渴、尿少、皮肤干燥等表现。所以，中医有"夺血者无汗"，"衄家不可发汗"，"亡血者，不可发汗"之说。

2.津液对血的作用：津液和血液同源于水谷精微，被输布于肌肉、腠理等处的津液，不断地渗入孙络，成为血液的组成成分，所以，有"津血同源"之说。汗为津液所化，汗出过多则耗津，津耗则血少，故又有"血汗同源"之说。如果津液大量损耗，不仅渗入脉内之津液不足，甚至脉内之津液还要渗出于脉外，形成血脉空虚、津枯血燥的病变。所以，对于多汗夺津或津液大量丢失的患者，不可用破血逐瘀之峻剂。

血与津液均是周流于全身的液态物质，不仅同源于水谷精微，而且在运行输布过程中相辅相成，互相交会，津可入血，血可成津，共同发挥其滋养、濡润作用。在病理上血与津液又相互影响，血能病水，水能病血。水肿可导致血瘀，血瘀亦可导致水肿，这是临证屡见不鲜的。瘀血也可是水肿形成后的病理产物，而水肿则往往有瘀血见证。由于血液与津液在病理上常互相影响而并存，故在治疗上应注意水病治血、血病治水、水血兼顾等。

第四节　经络与人体

一、经络的基本概念

经络，是经脉和络脉的总称，是运行全身气血，联络脏腑形体官窍，沟通上下内外，感应传导信息的通路系统，是人体结构的重要组成部分。

经络，分为经脉和络脉两大类。经脉的"经"，有路径、途径之意，正如《释名》中说："经，径也，如径路无所不通。"可见，经脉是经络系统中的主干，即主要通路。络脉的"络"，有联络、网络之意，《灵枢·脉度》说："支而横者为络"，可见络脉是经脉的分支，错综联络，遍布全身。

二、经络系统的组成

经络系统由十二经脉、奇经八脉、十二经别、十二经筋、十二皮部，以及十五络脉和浮络、孙络等组成。

（一）经脉

经脉可分为正经和奇经两类。正经有十二，即手足三阴经和手足三阳经，合称"十二经脉"，是气血运行的主要通道。奇经有八条，即督、任、冲、带、阴跷、阳跷、阴维、阳维，合称"奇经八脉"，有统率、联络和调节十二经脉的作用。十二经别，是从十二经脉别出的经脉，主要是加强十二经脉中相为表里的两经之间的联系，还由于它通达某些正经未循行到的器官与形体部位，因而能补正经之不足。

1. 十二经脉

十二经脉又名十二正经，是经络系统的主体。其命名是根据其阴阳属性，所属脏腑、循行部位综合而定的。它们分别隶属于十二脏腑，各经用其所属脏腑的名称，结合循行于手足、内外、前中后的不同部位，并依据阴阳学说，给予不同的名称。十二经脉的名称为：手太阴肺经、手厥阴心包经、手少阴心经、手阳明大肠经、手少阳三焦经、手太阳小肠经、足太阴脾经、足厥阴肝经、足少阴肾经、足阳明胃经、足少阳胆经、足太阳膀胱经。

十二经脉通过手足阴阳表里经的联接而逐经相传，构成了一个周而复始、如环无端的传注系统。气血通过经脉即可内至脏腑，外达肌表，营运全身。其流注次序是：从手太阴肺经开始，依次传至手阳明大肠经，足阳明胃经，足太阴脾经，手少阴心经，手太阳小肠经，足太阳膀胱经，足少阴肾经，手厥阴心包经，手少阳三焦经，足少阳胆经，足厥阴肝经，再回到手太阴肺经。其走向和交接规律是：手之三阴经从胸走手，在手指末端交手三阳经；手之三阳经从手走头，在头面部交足三阳经；足之三阳经从头走足，在足趾末端交足三阴经；足之三阴经从足走腹，在胸腹腔交手三阴经。

行于上肢，起于或止于手的经脉，称"手经"；行于下肢，起于或止于足的经脉，称"足经"。分布于四肢内侧面的经脉，属"阴经"；分布于四肢外侧面的经脉，属"阳经"。阴经隶属于脏，阳经隶属于腑。按照阴阳的三分法，一阴分为三阴：太阴、厥阴、少阴；一阳分为三阳：阳明、少阳、太阳。命名如下表（表5-1）。

表5-1　十二经脉名称分类表

	阴经（属脏）	阳经（属腑）	循行部位 （阴经行内侧、阳经行外侧）	
手	太阴肺经	阳明大肠经	上肢	前　缘
	厥阴心包经	少阳三焦经		中　线
	少阴心经	太阳小肠经		后　缘
足	太阴脾经＊	阳明胃经	下肢	前　缘
	厥阴肝经＊	少阳胆经		中　线
	少阴肾经	太阳膀胱经		后　缘

＊在小腿下半部和足背部，肝经在前缘，脾经在中线。在内踝尖上八寸处交叉后，脾经在前缘，肝经在中线。

2.奇经八脉

奇经八脉，是督脉、任脉、冲脉、带脉、阴跷脉、阳跷脉、阴维脉、阳维脉的总称。奇经是与正经相对而言的，由于其分布不如十二经脉那样有规律，与五脏六腑没有直接的属络联系，相互之间也没有表里关系，有异于十二正经，故曰"奇经"，又因其数有八，故曰"奇经八脉"。

奇经八脉的主要功能：其一：密切十二经脉的联系；其二：调节十二经脉气血，对十二经气血有蓄积渗灌等调节作用；其三：与某些脏腑关系密切。

（1）任脉：行于腹面正中线，其脉多次与手足三阴及阴维脉交会，能总任一身之阴经，故称："阴脉之海"，任脉起于胞中，与女子妊娠有关，故有"任主胞胎"之说。

（2）督脉：行于背部正中，其脉多次与手足三阳经及阳维脉交会，能总督一身之阳经，故称为"阳脉之海"，督脉行于脊里，上行入脑，并从脊里分出属肾，它与脑、脊髓、肾又有密切联系。

（3）冲脉：上至于头，下至于足，贯穿全身；成为气血的要冲，能调节十二经气血故称"十二经脉之海"，又称"血海"。同妇女的月经有关。

（4）带脉：起于季胁，斜向下行到带脉穴，绕身一周，如腰带，能约束纵行的诸脉。

（5）阴跷脉、阳跷脉：跷，有轻健跷捷之意。有濡养眼目、司眼睑开合和下肢运动的功能。

（6）阴维脉、阳维脉：维，有维系之意。阴维脉的功能是"维络诸阴"；阳维脉的功能是"维络诸阳"。

3.十二经别：十二经别是十二正经离、入、出、合的别行部分，是正经别行深入体腔的支脉。十二经别都是从十二经脉的四肢部位别出，阳经经别合于本经，阴经经别合于相表里的阳经。它有三个方面的生理功能：（1）加强了十二经脉中相为表里的两条经脉在体内的联系；（2）对其他络脉有统率作用，加强了人体的内部联系；（3）灌注气血濡养全身。

4.十二经筋：十二经筋是十二经脉之气结聚于筋肉、关节的体系，是十二经脉的外周连属部分。其功能活动有赖于经络气血的濡养，并受十二经脉的调节，故将其划分为十二个系统，称为"十二经筋"。经筋的作用主要是约束骨骼，利于关节屈伸活动，以保持人体正常的运动功能。

5.十二皮部：十二经脉及其所属络脉，在体表有一定的分布范围，与之相应，全身的皮肤也就划分为十二个部分，称十二皮部。皮部，是十二经脉之气散布之所在，由于它居于人体最外层，所以是机体的卫外屏障。

（二）络脉

络脉是经脉的分支，有别络、浮络和孙络之分。别络是较大的和主要的络脉，十二经与督脉、任脉各有一支别络，再加上脾之大络，合为"十五别络"。别络具有加强相为表里两经脉之间在体表的联系。浮络是循于人体浅表部位而常浮现的络脉；孙络是细小的络脉，连属部，包括经筋和皮部，是十二经脉与筋肉和体表的连属部分。

1.十五络脉：十二经脉和任督二脉各自别出一络，加上脾之大络，共计十五条，称为十五络，分别以十五络所发出的腧穴命名，其主要作用是加强阴阳、表里经之间在体表的联系。

2.孙络：从别络分出最细小的分支称为"孙络"，它的作用同浮络一样输布气血，濡养全身。

3.浮络：在全身络脉中，浮行于浅表部位的称为"浮络"，它分布在皮肤表面，其主要作用是输布气血以濡养全身。

三、经络的生理功能

以十二经脉为主体的经络系统，具有沟通联系、感应传导及运输、调节等基本功能。

（一）沟通联系作用

人体由脏腑、形体、官窍和经络构成。它们虽然各有不同的功能，但又共同组成了有机的整体活动。人体全身内外、上下、前后、左右之间的相互联系，脏腑、形体、官窍各种功能的协调统一，主要是依赖经络的沟通联系作用实现的。

经络可联络沟通全身脏腑组织，主要有四种联系：其一是脏腑与体表外周肢节之间的联系。其二是脏腑与五官九窍之间的联系。其三是脏腑之间的联系，主要体现有二：首先是十二经脉各经都分别络属于一脏一腑；其次是某些经脉还可联系多个脏腑，从而构成了脏腑间的多种联系。其四是经脉与经脉之间的联系。其主要体现有三：即十二正经阴阳表里相接，有一定的衔接和流注次序；其次是十二正经与奇经八脉之间纵横交错；再次则是奇经八脉之间亦彼此相互联系，从而构成了经脉之间的多种联系。

（二）运输渗灌作用

经络运输渗灌气血的作用，体现为经脉作为运行气血的主要通道而具有运输气血的作用，以及络脉作为经脉的分支而具有布散和渗灌经脉气血到脏腑形体官窍及经络自身的作用。

（三）感应传导作用

感应传导，是指经络系统具有感应及传导针灸或其他刺激等各种信息的作用。经络的感应传导作用，是通过运行于经络之中的经气对信息的感受负载作用而实现的，经气，是一身之气分布于经络者，具有感受、负载和传递信息的作用。通过经气对信息的感受和负载作用，各种治疗刺激及信息可以随经气到达病所，起到调整疾病虚实的作用，故《灵枢·九针十二原》强调："刺之要，气至而有效"。

（四）调节作用

经络系统通过其沟通联系、运输渗灌气血作用及其经气的感受和负载信息的作用，对各脏腑形体官窍的功能活动进行调节，使人体复杂的生理功能相互协调，维持阴阳动态平衡状态。当人体发生疾病时，出现气血不和及阴阳偏盛偏衰，即可运用针灸等治法来激发经络的调节作用，以"泻其有余，补其不足，阴阳平复"。

四、经络学说的应用

（一）阐释病理变化

一是经络为病邪由表传里和反映病变的途径。外邪可通过经络从皮毛腠理而内传脏腑，如风寒袭表入里犯肺等。二是经络亦为脏腑间病变相互影响的途径，如足厥阴肝经挟胃，注肺中，故肝病可犯胃、犯肺。

（二）指导疾病诊断

一是根据疾病症状出现的部位，结合经络循行的部位及所联系的脏腑，以分经诊断疾病。如头痛，痛在前额，多与阳明经有关；痛在头两侧，多与少阳经有关；痛在后头部及项部，多与太阳经有关；痛在头巅顶，则多与厥阴经有关。二是在经络循行部位，或在经气聚集的某些穴位处，可有明显的压痛或有结节状、条索状反应物，或局部皮肤出现某些形态变化，常有助于疾病的循经诊断。如肺病可在肺俞穴出现结节或中府穴有压痛；肠痈可在阑尾穴有压痛等。

（三）指导疾病治疗

如针灸、按摩，可在其病变的邻近部位或经络循行的远隔部位取穴。其经穴的选取，亦是根据病属何经，再进行"循经取穴"。又如药物治疗，亦以经络为通道，通过经络的传导转输而使药到病所，发挥治疗效应。如治头痛，属太阳经者可用羌活，属少阳经者可用柴胡，属阳明经者可用白芷，并可引导其他药物归入上述各经，以发挥治疗作用。

五、敲经络养生法

中医理论中的经络学说早就传遍了整个欧洲及美洲，被视为上流社会的"贵族保养法"，人体有十二经脉，对相应经脉的敲打，可针对性的改善部分生理机能，从而达到保健的目的。

（一）敲打可以美容的经脉

1.肺经：让你的皮肤不再干燥

肺主皮毛，如果你经常敲打肺经的同时，保证每天至少1500毫升的进水量，就能使水分通过肺经运转到真皮层，使你的皮肤不再干燥！肺经虽贯穿手臂，但最主要的作用部分在下手臂内侧，建议你从肘横纹开始敲打，用半空拳，敲到手腕上停止，清晨3点到5点是肺经运行时期，可将敲打肺经作为晨练第一课！

2.胆经：让你头发黑亮

胆经由臀部中点开始，踝底端结束，胆经的主要作用部分在大腿外侧。当胆汁分泌不足时，人体无法有效分解食物中的油脂，头发会显得油油的。因此建议你每天用力敲打大腿外侧，左右各200下，以提高胆汁分泌速度，让头发健康黑亮。

3.心包经：让你吃不胖

心包经的主要作用部位从肩胛下缘开始，沿上臂内侧，至肘横纹止。经常敲打上臂内侧，除了提高心脏功能，让你的呼吸和血流更有力外，还有一定的减脂效果。19点到21点是心包经运行时间，如果你在晚饭后敲打，可使血液中积存的胆固醇顺畅地排出体外，加快食物脂肪在体内的代谢速度，即使吃得很多，也不用担心发胖！

4.大肠经：帮你排毒

大肠的重点作用部位集中于手背，建议你反复揉捏手腕至食指指尖，这样可清肠润胃，使你代谢通畅，有很强的排毒效果，还能让你皮肤滑润、口气清晰！大肠经的作用时间是早上5到7点，如果你在早餐前敲打大肠经，就能帮助身体代谢掉夜晚沉积于体内的毒素！

5.三焦经：让你免疫力提高

三焦经是人体健康功能的总指挥，它的集中作用位置在手背、经常揉捏手腕部至无名指指尖，能提高身体活力，让你不再小病连连！三焦经的运行时间是21点到23点，建议你敲打前尽量少喝水，三焦经还主管水液运行，体内水液沉积太多，会让你次日清晨感觉眼皮肿肿的！

6.膀胱经：让你记性好

膀胱经从头顶百会穴开始，延至后背，于脚跟止。一般中医认为，膀胱经真正的效力位置在小腿外侧，你只要敲打小腿就够。经常敲打膀胱经，可改善脑部供血质量，刺激脑神经细胞活性，让你记忆力提高！15点到17点是膀胱经运行时间，那时敲打可有效减少"午乏"，让你的精力格外充沛。

7.胃经：让你脸色白里透红

面部供血主要靠胃经，颜面汹涌程度，皮肤弹性都与胃经供血有关。如果脸上突然起了皱纹，很可能是胃经气血亏虚而致。胃经的主要作用部位在大腿前侧，建议你握半空拳，用力敲打大腿，以微有痛感为佳。最好的胃经敲打时间是早上7点到9点，坚持敲打，你会发现脸色红润，即使熬夜，也不会太憔悴！

（二）经络按摩中几个关键的点

1.小指尖端：所属经络——手少阴心经。经常按摩、按压小指尖端有利于心脏健康，姐妹们在感到胸闷、心慌的时候也可以用这个方法。而且在晕车、晕船的时候用力重掐小指尖端，也能迅速缓解晕车症状。

2.拇指尖端：所属经络——手太阴肺经。经常摩擦、按压拇指尖端有宣肺、利肺的功效，有助于维持呼吸系统健康。尤其秋季，经络运行到手太阴肺经，更是进行呼吸系统保健的最佳时机。此外，咳嗽时用力重掐拇指尖端，还能缓解咳嗽症状。

3.手掌中央：所属经络——手厥阴心包经。经常用食指指关节挤压手掌中心能促进全身血液循环，对调理月经、肤色都有一定功效。此外，如果能长期坚持这种按摩方法的话，还能保护你的心脏。

4.鼻翼两侧：所属经络——手阳明大肠经。用食指指腹轻轻按压鼻翼两侧对大肠的健康非常有益，便秘或腹泻时按压此处对症状也有一定改善。

5.脚底中心：所属经络——足少阴肾经。睡前按摩能提高睡眠质量，清晨按摩能带来一天的旺盛精力。常常按摩更有利于泌尿和生殖系统健康。建议用弯曲的食指关节挤压2分钟左右。

6.膝盖内侧凹陷处——所属经络：足太阴脾经。可用拇指按压或热水热敷。按压时尽量用力至感到明显酸胀。经常按压能调理脾脏功能，并有助于增加食欲、促进消化和营养吸收。

7.大腿根部：所属经络——足厥阴肝经。摩擦大腿根部至发热，能促进肝脏造血和排毒。为避免皮肤受损，建议在润肤露或沐浴露的滋润下进行。

8.外眼角：所属经络——足少阳胆经。闭眼，用中指指腹按压外眼角是促进胆囊健康的有效方法，此外还有明目的功能。

9.臀横纹中央：所属经络——足太阳膀胱经。按压臀横纹中央有利膀胱健康，还可治疗痔疮、坐骨神经痛、便秘，并且有提臀功效。注意按压时先垂直向下用力，再用指力向上勾。

（三）敲经络歌

舒经活络能养生，刺激穴位妙无穷，按摩激活自潜能，

敲打经络来养生，养生保健防百病，自然疗法持平衡，

运行气血靠经络，分布全身上下中，顺其自然靠免疫，

养生源头活水生，培补元气靠智慧，做人做事循人性，

人生要义是健康，全面健康靠养生，免疫平衡抵抗力，

自然按摩经络通，心量智慧妙无穷，自己才是好医生，

天池指压管头痛，止痛最好压膻中，风寒大肠和肾经，

风热感冒大肠经，疏理经气敲肝经，神瘦力乏敲肾经，

心烦易怒敲肝经，肢体沉重敲肾经，要解脾郁敲脾经，

宽胸解郁压太冲，祛风名目长梳头，睛明除病有奇功，

古人浴面擦神庭，邪气祛除诸阳升，要降浊气擦涌泉，

固肾壮腰醒脑神，常压脚面揉膝盖，点按三星人寿增，

心脑疾病压劳宫，内关神门足三里，涌泉心泵常压按，

一级防范心脑症，神丹妙药心平衡，平衡心力赛吃药，

胸腺免疫常拍打，免疫功能胜医生，按揉胸腹调百脉，
拍打胸腹气血通，冲门穴属阳脾经，醒脑名目气血平，
道家注重头面部，佛家重视按摩腹，医家重视按穴位，
术并用显奇功，脖子硬敲大肠经，牙病重按合谷穴，
疏通脾胃两条经，放松肌肉脾胃宁，敲打按揉心包经，
排毒畅血一身轻，理气止痛压内关，宁心安神胃气正，
任脉关元和气海，强壮抗震壮阳刚，中腕能治胃诸疾，
宽心顺气压膻中，命门壮阳还补肾，滋补脾胃阳气升，
阳脉之海是督脉，百会升阳强记忆，顺时旋转百会穴，
宁心安神有奇功，空拳叩击百会穴，血液循环增免疫，
交擦手指能提神，拍击手掌脑轻松，敲击足底除疲劳，
恢复全身精气神，单脚站地强内脏，脚尖登楼血压平，
爱生闷气敲肝经，刷子刷脚促分泌，胃经常敲精力旺，
三阴交治妇科病，唉声叹气敲肝经，贫血揉按足三里，
脸色苍白敲胃经，脾虚脸黄敲脾经，亚健康敲肝胆脾，
经络畅通气血盛，增强体质敲胃经，顺气血充要敲经，
要想预防糖尿病，分敲肝胆脾胃经，高血压病能预防，
分别敲打胆肾经，气血通畅心情好，阴阳平衡血压降，
敲打肝肾防增生，热水泡脚能辅助，哮喘常因爱生气，
气逆上返才哮喘，放松肌肉三阳经，关元气海温气阳，
压太冲穴敲肺肝，怨气缓慢往下降，头痛按压天池穴，
天池穴在乳头旁，腰椎病敲膀胱经，膀胱经在体背部，
胆结石症敲肝经，牙疼胃肝压太冲，舒服健康敲经功，
坚持实践有奇功。

第六章　中医养生观与保健方法

养，护养、保养、调养；生，生命、生存、生长；养生，保养生命，养护生命。保健，保持健康、保卫健康，与"养生"一词有相似之意。但西医保健的具体活动方式与中医养生还有些不同之处："保健"多为群体活动，如开展群众卫生，除害灭病，接种疫苗，环境保护等群防工作；而"养生"多为个体行为活动，因人而异，较少进行群体养生活动，因为养生是建立在审因施养或辨证施养基础之上的。

把"养生"与"保健"两个名词连在一起，无从考证，但被后人称为"养生保健"。现在有"养生保健"书刊、"养生保健"学术团体，乃至"养生保健"国际学术交流活动等。这是一个自然而然，被医界、药界和保健品界欢迎的现实。这是当前古今中外，医药卫生学术与技术大交流、大融合、大汇通的结果。中医的养生之道，基本概括了几千年来医药、饮食、宗教、民俗、武术等文化方面的养生理论。其内容不外以下四点：

一、顺其自然

体现了"天人合一"思想。强调在养生过程中要符合自然规律，不可违背自然规律。同时也要重视人与社会的统一协调，人要与自然环境统一，也要与社会统一。正如《黄帝内经》主张："上知天文，下知地理，中知人事，可以长久。"老子《道德经》云："人法地，地法天，天法道，道法自然。"

二、形神兼养

在养生过程中既要注重形体养护，更要重视精神心理方面的调摄，即所谓"形神兼养""守神全形""保形全神""药养不如食养，食养不如神养"。

三、动静结合

现代医学主张"生命在于运动"，中医也主张"动则生阳"，主张运动健身，但中医养生也主张"动中取静""不妄作劳"。正如《周易外传》所说"动静互涵，以为万变之宗"，《类经·医易》所说："天下之万理，出于一动一静。"

四、综合和审因施养

养生不拘一法、一式，应形、神、动、静、食、药……多种途径，多种方式进行养生活动。另外，也要因人、因地、因时之不同用不同的养生方法，所谓"审因施养""辨证施养"。

据史料记载，中国历史上从秦始皇算起，直到清朝末代皇帝溥仪，中国经历了300多位皇帝，其平均寿命是39.2岁。超过80岁的只有5位，即最长寿的乾隆皇帝（89岁）、梁武帝萧衍（85岁）、唯一的女皇帝武则天（81岁）、宋高宗赵构（80岁）和五代吴越武肃王钱镠（80岁）。超过70岁的有10位，包括元世祖忽必烈（79岁）、唐玄宗李隆基（77岁）、明太祖朱元璋（70岁）和三国吴大帝孙权（70岁）等。但是中国古代著名的中医大家，寿命都比较长。据《辞海》提供的材料，我国古代有医著传世、并有生卒年或年寿记载的大医家约有40人，其中活过百岁的2人，活过九旬的2人，80至89岁的15人，70至79岁的14人。寿过古稀的共有33人，占83%，未过半百的无一人，平均寿命高达79岁，是皇帝的两倍多。如唐朝名医孙思邈，世称孙真人，后世尊之为药王。著有《千金要方》，他认为："人命至贵，贵于千金，一方济之，德逾于此。"生于公元581年，卒于公元682年，享年101岁（也有说141岁）。宇陀宁玛·元丹贡布，藏医学家，生于公元708年，卒于公元837年，终年125岁，著有医学巨著《四部医典》。金代名医张元素，易水学派代表人物，著有《医学启源》，他主张"运气不齐，古今异轨，古方今病不相能也"。生于公元1131年，卒于公元1234年，终年104岁。甄权，绘有《明堂人形图》，撰有《针经钞》，他通颐养之术，提出吐故纳新可使肺气清肃，是健身延年的有效方法；并主张饮食不必甘美，生于公元541年，卒于公元643年，终年102岁。吴有性，明代温病大家，在1642年写成《温疫论》，生于公元1561年，卒于公元1661年，终年101岁。明代名医杨济时，字继洲，在家传《卫生针灸玄机秘要》基础上，博采众书，参以己验，编成《针灸大成》。生于公元1522年，卒于公元1620年，终年99岁。王冰，少时笃好易老之学，讲求摄生，究心于医学，尤嗜《黄帝内经》，用了十二年之久，著成《素问》24卷，合81篇，王氏对运气学说很有研究，为后世运气学说之祖。生于公元710年，卒于公元805年，终年96岁。三国名医吴普94岁，晋朝名医葛洪81岁，宋朝名医钱乙82岁，元朝名医朱丹溪78岁，清朝名医叶天士80岁。等等。

为了便于比较，再以文字记载较可靠的清王朝的情况为例，清代276年共有十二个皇帝，他们的年寿是：太祖努尔哈赤67岁，太宗皇太极53岁，世祖福临23岁，圣祖玄烨68岁，世宗雍正57岁，高宗弘历88岁，仁宗颙琰60岁，宣宗旻宁68岁，文宗奕詝30岁，穆宗载淳19岁，德宗载湉37岁，溥仪61岁。寿过古稀的仅一人，未过半百的倒有四人。清代最有成就的医家约十四人，他们的寿命：喻昌79岁，李中梓67岁，傅青主77岁，张石顽74岁，叶天士79岁，薛雪89岁，徐大椿79岁，赵学敏76岁，陈修园70岁，吴鞠通78岁，王清任63岁，王旭高64岁，吴尚80岁，王孟英59岁。寿过古稀的十人，未过半百的无一人。以上帝王与中医大家的对比一目了然。贵为帝王虽锦衣玉食却很难长寿，个中缘由不必说述。总结下名医多高寿的原因主要有三：第一，深谙养生之道，珍惜精气，节戒色欲，饮食起居规律；第二，重视运动，勿使过度，古时行医，多自己采药制药，常劳顿于山林湖泽之中，既不乏运动和体力劳动，又能得养性怡神的好处。第三，注意养神，调节七情，胸怀广阔，不患得患失，使精神经常处于稳定的状态，"正气存内，邪不可干"。

我们知道，人之生老病死正如春夏秋冬、花开花落一般，属自然现象，但这是指自然凋亡而言。对人来说，不但贵生，重生，乐生，而且还要顺其自然。生命自然凋亡就是无病无痛，无疾而终，此乃天年；而病理死亡则是提前得病、提前衰老、提前死亡，此为夭亡。原因是：违背了自然规律，最终受到了自然的惩罚。

第一节　养生保健的理论基础

《黄帝内经》认为，人的天赋寿命当在百岁以上，如《素问·上古天真论》说"上古之人，其知道者，法于阴阳，和于术数，食饮有节，起居有常，不妄作劳，故能形与神俱，而尽终其天年，度百岁乃去，今时之人不然也，以酒为浆，以妄为常，醉以入房，以欲竭其精，以耗散其真，不知持满，不时御神，务快其心，逆于生乐，起居无节，故半百而衰也。"还认为人体生长壮老已的整个生命过程，就是五脏的功能逐步盛衰变化的生理过程，"男女之壮也，并始于肾气盛衰；其后也，亦由于肾气之衰微，人之盛衰，皆本源于肾"。正因为肾气是人体生长衰老的根本，所以保持肾气充实，就可以延缓衰老的进程。另一方面，由于肾与脏腑相互为用，后天脏腑之气对肾气的滋生，又是充实肾气的重要保证。正如《灵枢·天年》篇中所说："人生十岁，五藏始定，血气已通，其气在下，故好走；二十岁，血气始盛，肌肉方长，故好趋；三十岁，五藏大定，肌肉坚固，血脉盛满，故好步；四十岁，五脏六腑，十二经脉，皆大盛以平定，腠理始疏，荣华颓落，发鬓斑白，故好坐；五十岁，肝气始衰，肝叶始薄，胆汁始灭，目始不明；六十岁，心气始衰，苦忧悲，血气懈惰，故好卧；七十岁，脾气虚，皮肤枯；八十岁，肺气衰，魄离，故言善误；九十岁，肾气焦，四藏经脉空虚；百岁，五藏皆虚，神气皆去，形骸独居而终唉。""好走""好趋""好步""好坐""好卧"，形象地描述了人体生机的盛衰变化。这种生机盛衰变化的基本原因，就是《素问·上古天真论》在论述人体生长发育和衰老过程时所强调的肾气自然盛衰规律。《灵枢·天年》篇又说："五藏坚固，血脉和调，肌肉坚利，皮肤致密，营卫之行，不失其常，呼吸微徐，气以度行，六府化谷，津液布扬，各如其常，故能长久。"说明加强后天的调养，保持脏腑之气的旺盛来充养先天的肾气，是延年益寿的重要原则。因此，养生的任务，就在于运用各种方法，保持肾气的充实，预防疾病的发生，延缓衰老的速度。

第二节　养生保健的基本原则

《灵枢·本神》篇说："故智者之养生也，必顺应四时而适寒暑，和喜怒而安居处，节阴阳而调刚柔。如是则僻邪不至，长生久视。"智者就是懂得并实行养生之道的人；视，活也；久视，即长寿。为了便于掌握中医养生学的理论，根据前人经验的总结和归纳，提出以下的基本原则，用以指导养生实践。

一、协调脏腑

五脏间的协调，即是通过相互依赖，相互制约，生克制化的关系来实现的。有生有制，则可保持一种动态平衡，以保证生理活动的顺利进行。

脏腑的生理，以"藏""泻"有序为其特点。五脏是以化生和贮藏精、神、气、血、津液为主要生理功能；六腑是以受盛和传化水谷、排泄糟粕为其生理功能。藏、泻得宜，机体才有充足的营养来源，以保证生命活动的正常进行。任何一个环节发生了故障，都会影响整体生命活动而发生疾病。

脏腑协同在生理上的重要意义决定了其在养生中的作用。从养生角度而言，协调脏腑是通过一系列养生手段和措施来实现的。协调的含义大致有二：一是强化脏腑的协同作用，增强机体新陈代谢的活力。二是纠偏，当脏腑间偶有失和，及时予以调整，以纠正其偏差。这两方面内容，作为养生的指导原则之一，贯彻在各种养生方法之中，如：四时养生中强调春养肝、夏养心、长夏养脾、秋养肺、冬养肾；精神养生中强调情志舒畅，避免五志过极伤害五脏；饮食养生中强调五味调和，不可过偏等等，都是遵循协调脏腑这一指导原则而具体实施的。所以说，协调脏腑是养生保健的指导原则之一。

二、畅通经络

经络是气血运行的通道。只有经络通畅，气血才能川流不息地营运于全身。只有经络通畅，才能使脏腑相通、阴阳交贯，内外相通，从而养脏腑、生气血、布津液、传糟粕、御精神，以确保生命活动顺利进行，新陈代谢旺盛。所以说，经络以通为用，经络通畅与生命活动息息相关。一旦经络阻滞，则影响脏腑协调，气血运行也受到阻碍。因此，《素问·调经论》说："五脏之道，皆出于经隧，以行血气，血气不和，百病乃变化而生。"所以，畅通经络往往作为一条养生的指导原则，贯穿于各种养生方法之中。

畅通经络在养生方法中主要作用形式有二：一是活动筋骨，以求气血通畅。二是开通任督二脉，营运大小周天。因而，任督二脉相通，可促进真气的运行，协调阴阳经脉，增强新陈代谢的活力。由于任督二脉循行于胸腹、背腰，二脉相通，则气血运行如环周流，故在气功导引中称为"周天"，因其仅限于任督二脉，并非全身经脉，故称为"小周天"。在小周天开通的基础上，周身诸经脉皆开通，则称为"大周天"。一旦大、小周天能够通畅营运，则阴阳协调、气血平和、脏腑得养，精充、气足、神旺，故身体健壮而不病，由此可以看出，畅通经络这一养生保健原则的重要意义。

三、清静养神

在机体新陈代谢过程中，各种生理功能都需要神的调节。故神极易耗伤而受损。因而，养神就显得尤为重要。《素问病机气宜保命集》中指出："神太用则劳，其藏在心，静以养之。"所谓"静以养之"，主要是指静神不思、养而不用，即便用神，也要防止用神太过而言。《素问·痹论》中说："静则神藏，躁则消亡"，也是这个意思。静则百虑不思，神不过用，身心的清流有助于神气的潜藏内守。反之，神气的过用、躁动往往容易耗伤，会使身体健康受到影响。所以，《素问·上古天真论》中说"精神内守，病安从来"，强调了清静养神的养生保健意义。

清静养神是以养神为目的，以清静为大法。只有清静，神气方可内守。清静养神原则的运用归纳起来，大要不外有三。一是以清静为本，无忧无虑，静神而不用，即所谓"恬淡虚无"之态，其气即可绵绵而生；二是少思少虑，用神而有度，不过分劳耗心神，使神不过用，即《类修要诀》所谓："少思虑以养其神"；三是常乐观，和喜怒，无邪念妄想，用神而不躁动，专一而不杂、可安神定气，即《黄帝内经》所谓："以恬愉为务"。这些养生原则，在传统养生保健方法中均有所体现。如：调摄精神诸法中的少私寡欲，情志调节；气功、导引中的意守、调息、入静；四时养生中的顺四时而养五脏；起居养生中的慎起居、调睡眠等等，均有清静养神的内容。

四、节欲葆精

葆通保，皆为保持、保养之意。由于精在生命活动中起着十分重要的作用，所以，要想使身体健康而无病，保持旺盛的生命力，养精则是十分重要的内容。《类经》明确指出："善养生者，必宝其精，精盈则气盛，气盛则神全，神全则身健，身健则病少，神气坚强，老而益壮，皆本乎精也。"葆精的意义，于此可见。

葆精的另一方面含义，还在于保养肾精，也即狭义的"精"。男女生殖之精，是人体先天生命之源泉，不宜过分泄漏，如果纵情泄欲，会使精液枯竭，真气耗散而致未老先衰。《千金要方·养性》中指出："精竭则身惫。故欲不节则精耗，精耗则气衰，气衰则病至，病至则身危。"告诫人们宜保养肾精，这是关系到机体健康和生命安危的大事。足以说明，精不可耗伤，养精方可强身益寿，作为养生的指导原则，其意义也正在于此。

欲达到养精的目的，必须抓住两个关键环节。其一为节欲。所谓节欲，是指对于男女间性欲要有节制，自然男女之欲是正常生理要求，欲不可绝，亦不能禁，但要注意适度，不使太过，做到既不绝对禁欲，也不纵欲过度，即是节欲的真正含义。节欲可防止阴精的过分泄漏，保持精盈充盛，有利于身心健康。其二是保精，此指广义的精而言，精禀于先天，养于水谷而藏于五脏，若后天充盛，五脏安和，则精自然得养，故保精即是通过养五脏以不使其过伤，调情志以不使其过极，忌劳伤以不使其过耗，来达到养精保精的目的，也就是《素问·上古天真论》所说："志闲而少欲，心安而不惧，形劳而不倦。"避免精气伤耗，即可保精。

五、调息养气

养气主要从两方面入手，一是保养元气，一是调畅气机。元气充足，则生命有活力，气机通畅，则机体健康。

保养正气，首先是顺四时、慎起居，如果人体能顺应四时变化，则可使阳气得到保护，不致耗伤。即《素问·生气通天论》所说："苍天之气，清静则志意治，顺之则阳气固，虽有贼邪，弗能害也。此因时之序。"故四时养生、起居保健诸法，均以保养元气为主。

保养正气，多以培补后天，固护先天为基点，饮食营养以培补后天脾胃，使水谷精微充盛，以供养气。而节欲固精，避免劳伤，则是固护先天元气的方法措施。先天、后天充足，则正气得养，这是保养正气的又一方面。

此外，调情志可以避免正气耗伤，省言语可使气不过散，都是保养正气的措施。

至于调畅气机，则多以调息为主。《类经·摄生类》指出："善养生者导息，此言养气当从呼吸也。"呼吸吐纳，可调理气息，畅通气机，宗气宣发，营卫周流，可促使气血流通，经脉通畅。都可以通过不同的方法，活动筋骨、激发经气、畅通经络，以促进气血周流，达到增强真气运行的作用，促进新陈代谢活力。

六、综合调养

人是一个统一的有机体，无论哪一个环节发生了障碍，都会影响整体生命活动的正常进行。所以，养生必须从整体全局着眼，注意到生命活动的各个环节，全面考虑，综合调养。

综合调养的内容，不外着眼于人与自然的关系，以及脏腑、经络、精神情志、气血等方面，具体来说，大致有：顺四时、慎起居、调饮食、戒色欲、调情志、动形体，以及针灸、推拿按摩、药物养生等诸方面内容。从各个不同方面，对机体进行全面调理保养，使机体内外协调，适应自然变化，增强抗病能力，避免出现失调、偏颇，达到人与自然、体内脏腑气血阴阳的平衡统一，便是综合调养。

综合调养作为养生保健的指导原则之一，主要是告诫人们养生保健要有整体观念。其要点大致如下，在具体运用时要注意以下几点：

1.养宜适度　养生能使人增进健康，益寿延年。但在实际调养过程中，也要适度。无论哪种养生方法，适度是一个十分重要的问题。所谓适度，就是要恰到好处。简言之，就是养不可太过，也不可不及。应该适度，按照生命活动的规律，做到合其常度，才能真正达到"尽终其天年"的目的。

2.养勿过偏　综合调养亦应注意不要过偏。过偏大致有两种情况，一是认为"补"即是养。于是，饮食则强调营养，食必进补；起居则强调安逸，以静养为第一；为求得益寿延年，还以补益药物为辅助。当然，食补、药补、静养都是养生的有效措施，但用之过偏而忽略了其他方面，则也会影响健康。食补太过则营养过剩，药补太过则会发生阳明偏盛，过分静养，只逸不劳则动静失调，都会使机体新陈代谢产生失调。二是认为"生命在于运动"，只强调"动则不衰"，而使机体超负荷运动，消耗大于供给，忽略了动静结合，劳逸适度，同样会使新陈代谢失调，虽然主观愿望是想养生益寿，但结果往往是事与愿违。所以，综合调养主张动静结合、劳逸结合、补泻结合、形神共养，要从机体全身着眼，进行调养，不可失之过偏，过偏则失去了养生的意义，虽有益寿延年的愿望，也很难达到预期的目的，不仅无益，反而有害。

3.审因施养　综合调养在强调全面、协调、适度的同时，也强调养宜有针对性。所谓审因施养，就是指要根据实际情况，具体问题，具体分析，不可一概而论。一般来说，可因人、因时、因地不同而分别施养。不能千人一面，统而论之。

七、持之以恒

恒，就是持久，经常之意。养生保健不仅要方法合适，而且要经常坚持不懈地努力，才能不断改善体质。只有持之以恒地进行调摄，才能达到目的。

1.养生贯穿一生　在人的一生中，各种因素都会影响最终寿限，因此，养生必须贯穿人生的自始至终。

2.练功贵在精专　中医养生保健的方法很多。要根据自己各方面的情况，合理选择。选定之后，就要专一、精练，切忌见异思迁，朝秦暮楚。古人云，药无贵贱，中病者良；法无优劣，契机者妙。因为每一种功法都有自身的规律，专一精练能强化生命运动的节律，提高生命运动的有序化程度。如果同时练几种功法，对每一种功法都学不深远，则起不到健身作用，而且各种功法的规律不完全相同，互有干扰，会影响生命活动的有序化，身体健康水平不可能提高。

3.养生重在生活化　提倡养生生活化，就是要积极主动地把养生方法融入到日常生活的各个方面。因为作、息、坐、卧、衣、食、住、行等等，必须符合人体生理特点、自然和社会的规律，才能给我们的工作、学习和健康带来更多的益处。总之，养生是人类之需，社会之需，日常生活中处处都可以养生，只要把养生保健的思想深深扎根生活之中，掌握健身方法，就可做到防病健身，祛病延年，提高健康水平。

第三节　养生保健的具体方法

一、五脏养生保健法

以五脏为中心的整体观，是中医脏象学说的主要特点。五脏生理功能和相互之间的平衡协调是维持机体内外环境相对恒定的重要环节。因此，被称为"生命器官"。生命器官健全的人，抵抗疾病的能力强，患病后也易治疗和康复，保护体内重要脏器是养生保健的基本出发点。

《黄帝内经》形象地把我们的身体比喻成一个王国，以此来对应说明五脏六腑的生理功能，这个王国里有皇帝，有宰相，有将军，还有其他大臣，他们各负其责，各司其职，他们各自做好自己的工作，完成自己的任务，彼此之间相互协调，和谐有序，那么这个国家就能抵御外邪的侵略，就健康长寿；否则敌人就会攻入人体，就会生病。

（一）心的保健法

物理的心：是红色的，由肌肉纤维组成的。生理的心：一年365天一直在跳动，一天24小时不停地为人服务着，一小时跳动86400次。社会的心：浮躁而不安定的，欲望十分强烈的，能容纳天地大海的。心为"君主之官"，是皇帝。心脏是整个人体生命活动的主宰，在脏腑中占首要地位，掌控身体的各个部门，所以是皇帝。心脏的主要生理功能是主血脉。心气旺盛，血液便能顺着经脉流动以营养全身；相反，如果心气不足，则血流不畅或血脉空虚，就会出现心悸等病理现象。"舌者，心之官也"，所以心开窍于舌。

《黄帝内经》中说："心者，君主之官，神明出焉。"又强调"心者，生之本，神之变也，其华在面，其充在血脉，为阳中之太阳，通于夏气"。《黄帝内经》认为：心包括心脏与脉管两部分的生理功能，相当于西医循环系统，这是心的最基本的生理功能。心为"君主之官"，"五脏六腑之大主也"。历来都把心脏看作人体的"中心器官"。心脏的生理功能主要有主血脉，主神志两个方面。心脏健康与否，直接影响到人体的健康与寿命。在当代，心脏病虽然可以得到许多有效治疗，但仍是人类死亡的主要原因之一。可见，心脏保健至关重要。

1. "心主血脉"的保健　心主血脉包括主血和主脉两个方面，并且构成了体内一个相对独立的系统，这个系统的功能状况直接影响着全身的生理功能。"心主血脉"的保健宜从多方面入手，但其基本出发点有二：一是增强心脏功能，二是减轻心脏负担。

科学配膳，《素问·五脏生成》云："心之合脉也……多食咸，则脉凝泣而变色。"《素问·生气通天论》指出："味过于咸，大骨气劳，短肌，心气抑。"指出了饮食过咸会给心脏带来不利影响。心脏饮食保健的基本要求是：营养丰富，清淡多样。切忌暴饮，戒过食刺激物，凡刺激性食物和兴奋性药物，都会给心脏带来一定的负担，故应戒烟少酒，不宜饮大量浓茶，辣椒、胡椒等物亦要适量；适量减肥，体重过重会加重心脏负担。运动锻炼、饮食减肥等，对控制体重是有意义的。运动锻炼，经常参加运动锻炼，可以增强冠状动脉的血流量，对心脏大有益处。

2."心主神志"的保健

心主神志的功能与心主血脉的功能是密切相关的，血脉是神志活动的物质基础，神志是血脉功能的综合反映。情志主化分属五脏，但总统于心，故心主神志之保健至关重要。

情志平和，则气血宣畅，神明健旺，思考敏捷，对外界信息的反应灵敏正常。"喜伤心"，对于生活中的重大变故，宜保持冷静的头脑，既不可漫不经心，又不必操之过急，以保证稳定的心理状态。环境适宜，良好的生活环境和工作环境对人的心理健康是非常重要的。人是社会的一员，每个人不可能脱离社会而生活。因此。要热爱生活，同社会环境保持密切联系，建立融洽的人际关系，使人们的精神生活得到互相纠正，互相补充，保持稳定的情绪。

（二）肝的保健法

肝为"将军之官"，是将军。在一个王国里，将军主管军队，是力量的象征。因此肝在人体中也是主管力量的。肝主疏泄、藏血，肝能调畅全身气机，是气机升降出入的枢纽，又是贮藏血液，调节血量的重要器官，被称为重要的"生命器官"。肝为性格刚烈的将军，有主升主动的特点，它调畅人体的气机，促进脾胃的正常运转和调畅情志。肝功能正常时，气血调畅，心情舒展，并且是脾胃运行的重要保证。相反，如果肝功能失常，则会出现胸胁、两乳、小腹胀痛不适，头痛、心情抑郁或急躁易怒等症状。"目者，肝之官也"，所以肝开窍于目。现代医学认为，肝脏是人体最大的消化腺和腺体，是人体新陈代谢的枢纽，还有解毒和调节水液与激素平衡的作用。

肝主疏泄与藏血功能之间是相互联系、协调平衡的。如果疏泄不及，肝气郁结，可致各种瘀血之病理变化；如果升泄太过，影响藏血功能，则可导致各种出血之症。二者在保健上也是相一致的。应遵循以下几个方面：

1.饮食平衡　肝的疏泄功能是促进脾胃运化功能的一个极重要环节，肝脏本身必需的蛋白质和糖类等，要从饮食中获得。因此，应保持五味不偏，宜食些易消化的高蛋白和含纤维素多的食物，高纤维食物有助于保持大便通畅，有利于胆汁的分泌和排泄，这是保护肝脏疏泄功能的一项重要措施。肝脏需要丰富的营养，但不宜给予太多的脂肪，否则，有引起"脂肪肝"的可能性。

2.切忌嗜酒　少饮酒还有利于通经、活血、化瘀和肝之阳气的升发。但不能过量饮酒，过量可引起食欲减退，发生酒精中毒，还可导致脂肪肝、肝硬化、急性中毒甚至引起死亡。因此，日常生活中切忌过量饮酒，以免损伤肝胆。

3.戒怒防郁　人的情志调畅与肝的疏泄功能密切相关。反复持久或过激的情志，都会直接影响肝的疏泄功能。"怒伤肝"，肝喜调达，在志为怒。抑郁、暴怒最易伤肝，导致肝气郁结或肝火旺盛的病理变化。因此，要重视培养控制过极情绪和疏导不良情绪的能力，保持情绪畅达平和。

4.多喝白水　多喝水可以补充体液，增强血流循环，促进新陈代谢，多喝水还有利于消化吸收和排出废物，减少代谢产物和毒素对肝的损害。

5.适量运动　开展适合时令的户外活动，既能使人体气血畅通，促进吐故纳新，强身健体，又可怡情养肝，达到护肝保健的目的。

6.服饰宽松　宽松衣带，披散头发，形体得以舒展，气血不致瘀积。肝之气血顺畅，身体必然强健。

（三）脾胃保健法

脾胃是"仓廪之官"，是后勤部长。脾胃的主要功能是主运化，可以运化水液，运化水谷，把人们吃进去的食物、水谷精微等营养物质以及水输送给其他器官。脾胃功能正常人体消化吸收功能健全，人体就会健康。如果脾胃功能减退，则会引起腹泻或大便干燥，食欲不振、倦怠、消瘦等病变。"口唇者，脾之官也"，所以脾开窍于口。脾胃为后天之本，气血生化之源，在养生和防病方面有着重要意义。

1.饮食保健

脾胃最重要的功能就是受纳、腐熟饮食，运化水谷精微，为整个人体的生命活动提供能源和动力。因此，饮食保健是其保健的重点。如饮食有节、饮食卫生、进食保健等。将在饮食养生保健法中详谈，此不复赘。

2.其他防护措施

脾胃的保健还要充分注意综合护养，积极参加各种有益的健身活动，提高身体素质。生活起居要有一定规律，保证充足而良好的睡眠，生活、工作从容不迫而不过度紧张。适应自然变化，注意腹部保暖。脾胃功能素虚者，可采用药兜保暖，结合腹部自我按摩。此外，还可采用针灸保健、气功保健等。如在患病时，用药要顾及脾胃。一是在药物之中适当配合保护脾胃之品，二是尽量避免服用损伤脾胃的药物。例如，阿司匹林、水杨酸制剂、保泰松、吲哚美辛、红霉素、利血平、激素等能引起溃疡，宜少用或慎用。

（四）肺的保健法

肺为"相傅之管"，是宰相。肺为宰相，它的位置也是"一人之下，万人之上"，其重要性仅次于心脏。肺的生理功能主气和司职呼吸。中医认为，肺为五脏之华盖，称为"娇脏"，是非常娇弱的脏器。肺在呼吸过程中，与外界直接相通，外界的冷暖变化和各种致病微生物、灰尘等有害因素，都时刻影响着肺脏，肺脏的形态结构和功能退化，则更易受外界有害因素的侵袭。在正常情况下，肺气的上升下降使全身的气道通畅，身体内外的气得以交换，对体内的水液运行和排泄起调解作用。如果肺的功能失调，不仅是肺本身病变，还会导致痰饮、水肿等病症。"鼻者，肺之官也"，所以肺开窍于鼻。

1. "肺主气、司呼吸" 的保健

肺主气、司呼吸，调节气的升降出入运动，呼浊吸清，吐故纳新，从而保证人体新陈代谢的正常进行。

保护肺的健康，首先应尽量避免吸入空气中的杂质和有毒气体。有毒、有害物质吸入过多，则可引起肺部病变和全身病变。因此，要积极预防和控制空气污染，改善劳动环境、居住环境、活动环境，对灰尘多的环境进行"静化"处理，搞好环境卫生，加强预防措施，如防尘器、防尘口罩、通风设备等，多呼吸新鲜空气，吸烟者要下决心戒烟，对肺脏保护是很有好处的。

此外，根据自己的爱好，选择适当的运动项目，积极参加运动锻炼。如早晚到空气新鲜的地方散步，做广播体操、呼吸体操、打太极拳、练气功等，可有效地增强体质，改善心肺功能。同时，经常训练腹式呼吸以代替胸式呼吸，每次持续5～10分钟，可以增强膈肌、腹肌和下胸肌活动，加深呼吸幅度，增大通气量，减少残气量，从而改善肺功能。

2. "肺主宣发和肃降" 的保健

肺的宣发和肃降，是新陈代谢的两个方面，是相互依存、相互制约、相反相成的。一旦二者功能失去协调，就会发生种种病变。因此，保护协调肺的宣降功能，对增强体质、预防疾病，具有重要意义。

（1）注意饮食宜忌　肺的保健要少吃辛辣辛味，宜淡食少盐忌咸；饮食切勿过寒过热，尤其是寒凉饮冷。《黄帝内经》早就有"大饮则气逆"和"形寒饮冷则伤肺"之明诫。因此在饮食上一定要合理调摄，切不可贪凉饮冷。

（2）防寒保暖　寒冷季节或气温突变时，最易患感冒，诱发支气管炎。

因此，要适应自然，防寒保暖。随气温变化而随时增减衣服，汗出之时要避风。室内温、湿度要适宜，通风良好，但不宜直接吹风。胸宜常护，背宜常暖，暖则肺气不伤。

（3）耐寒锻炼　耐寒锻炼的目的，在于增强机体免疫功能，预防感冒。具体方法可采用冷水浴面，空气浴和健鼻的保健。实践证明，效果颇佳。

（4）疾病防治　积极预防感冒是有效方法之一。患有发作性呼吸系统疾病者，如慢性支气管炎、哮喘等，在气温变化时，大的节气交接前，尤应做好预防保健和治疗措施，以免诱发旧疾或加重病情。此外，可用"冬病夏治"之法。在夏季末发病之时，采用方药或针灸固本扶正之法，增强抵抗力，到了冬季就可少发病，或不发病。

（五）肾的保健法

肾是"作强之官"，是首席技术官，通俗的说就是掌管发明工匠的官。肾藏精，主命门之火。精是构成人体的基本物质，"精者，生之本也"。肾精气的盛衰对人的成长发育和生殖功能起着决定性的作用，同时精气对各脏腑组织濡养滋润。主生殖和生长发育，为"先天之本"，肾又主水、主纳气，调节水液代谢，故肾称为水火之脏，内寓元阴元阳。"耳者，肾之官也"，所以肾开窍于耳。肾脏功能包括了生殖系统、部分内分泌、呼吸、神经、免疫、运动等系统的功能，肾气盛衰决定着机体生、长、壮、老、已整个生命活动过程。现代医学认为，肾脏是主要的排泄器官，对调节体内的水与电解质和排泄体内的代谢产物和毒物起着极重要的作用。增强肾脏功能，是强身抗老的重要一环。

1. "肾主藏精"的保健

肾藏精，是肾的主要生理功能。肾中精气，是生命活动之本，是肾阴、肾阳的物质基础，也是人体生长发育及各种功能活动的物质基础。因此，对"肾主藏精"功能的合理保健，对预防疾病，防止衰老有普遍的指导意义。

（1）饮食保健 肾本身需要较大量的蛋白质和糖类，有利于肾脏的饮食宜选择高蛋白、高维生素、低脂肪、低胆固醇、低盐的食物。高脂和高胆固醇饮食易产生肾动脉硬化，使肾脏萎缩变性，高盐饮食影响水液代谢。另外，适当配用一些碱性食物，可以缓和代谢性酸性产物的刺激，有益肾脏保健。

（2）节欲保精 精为人身三宝之一，保精是强身的重要环节。在未婚之前要防止"手淫"，既婚则需节欲，绝不可放纵性欲。自古就有"强力入房则伤肾"之说。所谓伤肾实由失精过多引起，因此，节欲保精，是强肾的重要方法之一。

（3）药饵保健 体质虚弱者，可根据具体情况，辅以药物保健。肾阳虚者，可选用金匮肾气丸、右归丸等。肾阴虚者，可选用六味地黄丸、左归丸等。阴阳两虚者，可选用全鹿丸、二仙汤等。药物保健的要求，应做到阴阳协调，不可偏执。

2."肾主水液"的保健

人体内的水液代谢，是由肺、脾、三焦、肾等脏腑共同完成的，但肾的气化功能起着主宰作用。特别是尿液的生成和排泄，与肾中精气的蒸腾气化直接相关。若"肾主水液"的功能发生障碍，则可引起多种病理变化。可见，肾脏主水功能对维持机体健康是很重要的。

（1）保持小便通畅 小便通畅，在维持体内水液代谢平衡中起着关键性的作用。小便代谢障碍，会增加肾盂和肾实质发炎的机会，还可发生尿中毒或其他疾病。因此，要积极防治影响小便功能的疾患。服用某些易结晶的药物，加磺胺类药物，宜多喝水，并同时服用苏打，使尿液变成碱性，以免沉淀结晶。

（2）预防肾脏感染 防止肾脏感染要从两方面入手，一是防止逆行性尿道感染，方法是讲卫生，适当多喝水；二是防止血液循环和淋巴循环的途径感染肾脏。积极防治上呼吸道感染，皮肤感染，如对扁桃腺炎、龋齿、鼻窦炎、疮疖、皮肤脓肿、结核病等，必须及时防治，以免引起肾脏感染。

3.其他防护保健措施

肾脏保健，尚需注意以下几点：

（1）慎用损害肾脏的药物 有些药物对肾脏有损害，非用不可时，应采取短期少量或适当配伍，以免损伤肾功能。

（2）运动保健 积极参加各项运动锻炼，对强肾健身颇为有益。同时，还需结合对肾脏有特殊作用的按摩保健。例如，腰部按摩法。此外，腰部热敷与腹压按摩法亦可采用。

总之，五脏保健是多方面的、综合性的，通过饮食、情志、起居、环境、运动、药物、推拿、气功、导引等方面的调养保健，才能达到整体摄养的目的。这些方面对每一脏都是适用的，但五脏的生理又各有不同，故保健方法亦各有侧重。

二、一日养生保健法

《黄帝内经》指出："故阳气者，一日而主外，平旦阳气生，日中而阳气隆，日西而阳气已虚，气门乃闭。是故暮而收拒，无扰筋骨，无见雾露，反此三时，形乃困薄。"意思是早晨阳气升起的时候，人们应立即起来起床活动，以助阳气的生发；日暮阳气收拒的时候，就应及时休息安睡，以助阳气的蓄积。如果因违反阳气运动的规律而任意作息，身体就会困顿而衰败。一日二十四小时十二个时辰，每个时辰分属人体的十二个经络，按照中医养生特点分述如下。

（一）子时胆经当令，阳气开始生发，此时宜休息以养阳气。

（二）丑时肝经当令，肝气主升，将军之官，主谋略，此时注意休息可养肝血。

（三）寅时肺经当令，相傅之官，此时人体气血重新分配，必须在深度睡眠中度过。

（四）卯时大肠经当令，肺和大肠相表里，这时候应该大便，排出体内糟粕。

（五）辰时胃经当令，故必须吃早餐，否则营养供给不足，对身体伤害大。

（六）巳时脾经当令，此时脾将摄入的饮食水谷运化为身体所需物质，并交给小肠来吸收。

（七）午时心经当令，与子时相对，心肾相交，须午睡，故子午觉很重要。

（八）未时小肠经当令，小肠开始吸收食物精华。

（九）申时膀胱经当令，膀胱与肾互为表里，行走坐卧均养生，是学习的最佳时机。

（十）酉时肾经当令，肾神为志，肾最具创造力，五脏中肾最大，肾为元气所在。

（十一）戌时心包经当令，喜乐出焉，娱乐之时，心之愉悦。心为君主之官，心包经代邪受过。此时可放松身心，适当娱乐，通过身体保障气的运行。

（十二）亥时三焦经当令，上焦，心肺；中焦，脾胃；下焦，肝肾。这个时候该休息了，生命进入一个新的轮回。

附：《黄帝内经》十二时辰养生秘诀

1.子时前一定要入睡

子时是晚上23：00至次日凌晨1：00，此时胆经当令，是胆汁运作和骨髓造血的时间。子时是身体休养及修复的开始，应休息而不是熬夜，否则会致胆火上逆，引发失眠、头痛、忧愁易思等多种症状。凡在子时前入睡者，晨醒后头脑清晰、面色红润；反之，子时前不睡者，面色清白。子时不宜吃夜宵，不易消化。晚饭吃得多、吃夜宵都会影响睡眠。"胆有多清，脉有多清"。

2.丑时要愉快入眠

丑时是凌晨1：00至3：00，此时肝经当令，是肝脏修复的时间。肝经可调节全身血液并疏导全身，使气血调和，解毒和排出毒素，为人体进行清洗工作。此时宜愉快入眠，以免过度压抑导致气血不畅。中医认为："人卧则血归于肝。"丑时前未入睡的人，面色会显得青灰，情志倦怠而易烦躁。

3.寅时要有较深的睡眠

寅时是凌晨3：00至5：00，此时肺经当令，是呼吸运作时间。其特点为"多气少血"，"肺朝百脉"。肝在丑时把血液推陈出新之后，将新鲜血液提供给肺，通过肺送往全身。所以，人在清晨面色红润，精力充沛。寅时人体体温最低，血压也最低，脉搏和呼吸都处于最弱状态，脑部供血最少，此时值夜班的工作人员易出差错，重病人员也更易出现死亡，必须引起足够重视。如果寅时易醒，则为气血不足的表现，应加以注意。老人要慢起床，少早练。老年人肾气不足，若寅时易醒，可如《素问·刺法论》中所述："肾有久病者，可以寅时面向南，净神不乱思，闭气不息七遍，以引颈咽气顺之，如咽甚硬物，如此七遍后，饵舌下津令无数。"

4.卯时宜喝温开水排便

卯时是上午5：00至7：00，此时大肠经当令，有利于排泄。卯时血气流注于大肠，此时最适宜喝杯温开水，促进排便。早餐可吃香蕉、橘子、苹果类的酸性、高纤维果蔬。卯时不宜饮酒，否则肝脏无力及时解毒，导致血液中酒精浓度提高，必然对身体有害。

5.辰时吃早餐

辰时是上午7：00至9：00，此时胃经当令，胃已经超过半天时间没有进食了，所以，每天一定要早起吃早餐，早餐要多吃一些、吃好一些，也不易发胖。此时调理胃经最好，以启动人体的能量系统。

6.巳时理脾经

巳时是上午9：00至11：00，此时脾经当令，是脾脏最活跃的时间。办公室一族也宜起身活动活动，倒杯水慢慢饮用，让脾脏处于最活跃的程度；亦可坐位时两腿并拢，用力挤压腿内侧脾经，活动大足趾，如果已经有饥饿感，也不宜马上进食，可以按压公孙穴，以减少胃酸分泌。脾功能好，消化吸收就好，血的质量就好，所以口唇红润，否则唇白或暗、紫。

7.午时最宜小憩

午时即11：00至13：00，此时心经当令，是养心的时间。午时心气推动血液运行，宜养神、养气、养筋。此时要保持心情舒畅，午餐后适当休息或午睡，但午睡不能超过1个小时，否则会引起失眠。起来后要适量运动，以利疏通周身气血，增强心脏的功能活动。

8.未时消化吸收功能最旺盛

未时是指13：00至15：00，此时小肠经当令。小肠可泌清浊，将水液入膀胱，糟粕入大肠，精华上输至脾。故午餐应在下午1点前吃完，这样小肠才可以在其能力最旺盛的时候吸收营养物质。佛家也有"过午不食"之说。

9.申时多喝水利排尿

申时是指15：00至17：00，此时膀胱经当令。膀胱储藏水液和津液，并将多余水液排出体外。此时最宜多喝水，是一天最主要的喝水时间，及时排尿，乌龙茶或普洱茶最适合减肥人群。此时头脑最清醒，记忆力最好，适合工作和学习。

10.酉时工作完毕多休息

酉时是指17：00至19：00，此时肾经当令。肾藏生殖之精和五脏六腑之精。肾为先天之本，肾在酉时进入储藏精华的阶段。申时发低烧是气血大伤。由于此时是工作完毕需稍事休息之时，因此不宜过劳。阳痿患者可在此时按摩肾经穴位，效果最为明显。练练功法多做十趾抓地动作刺激刺激足底经络穴位，包括涌泉穴，这是一举两得的补肾方法。

11.戌时要保持心情愉快

戌时是指19: 00至晚上21: 00，此时心包经当令，再一次增强心的力量。《素问·灵兰秘典论》中说："膻中者，臣使之官，喜乐出焉。"此时要保持心情愉快，晚餐不宜过腻过多，餐后要休息；运动以散步方式最好，不宜剧烈运动，否则容易失眠。此时可拍拍手张开双臂调理一下心包经。此时是心包经与脑神经活跃的时间，是看书学习的最佳时间。

12.亥时睡眠休养生息

亥时是指21: 00至23: 00，此时三焦经当令。三焦经主管人体诸气，既是人体气血运行的要道，也是六腑中最大的腑。如在亥时睡眠，百脉可休养生息，对身体十分有益。容易水肿的人睡前不宜多喝水。

三、四季养生保健法

《吕氏春秋·尽数》提道："天生阴阳寒暑燥湿，四时之化，万物之变，莫不为利，莫不为害。圣人察阴阳之宜，辨万物之利，以便生，故精神安乎形。而寿长焉。"就是说顺应自然规律并非被动地适应，而是采取积极主动的态度，首先要掌握自然界变化的规律，以防御外邪的侵袭。四季养生就是指顺应自然界春、夏、秋、冬的季节变化，通过调养护理的方法，达到健康长寿的目的。

四季养生保健，是现代医学知识与传统养生观念的有机融合，为人们在不同季节、不同节气合理安排饮食起居、药膳食谱以及调养生息提供了全新的保健养生理论。

四季养生的关键在于顺应阴阳气化。人为什么要顺应阴阳气化养生呢？因为天、地、人是一个整体，人与天、地是相应的。所以，要顺应阴阳气化养生，就必须懂得阴阳气化的规律。说具体一点，天下万事万物都是阴阳的运动，都是阴与阳的合抱体，它们互相转化，互相制约，阴极则阳，阳极则阴，阴中有阳，阳中有阴。人的养生也要随着自然界的阴阳消长而变化。我们知道一天之中的子时（夜晚23至1点）、一年之中的冬至是阴极；而一天之中的午时（11至13点）、一年之中的夏至是阳极时刻。

阴极则阳生，阳极则阴长。就是说：阴极则阳，阳极则阴，阴到了极点就会开始向阳转化，阳到了极点就会开始向阴转化。阴极之后，进入阳长阴消阶段；阳极之后，则又进入阴长阳消时期。卯时是一天中的5至7点，是一年之中的春分；酉时是一天中的17至19点，是一年之中的秋分。简要言之，从子到午为阳时，从午到子为阴时。

人的五脏和四季气化是完全相通的，具体是：春生（风）气通于肝，夏长（火）气通于心，长夏化（湿）气通于脾，秋收（燥）气通于肺，冬藏（寒）气通于肾。所以《黄帝内经》早已指出四季养生的方法，而这些方法就是遵循四季阴阳消长的规律进行的。

（一）春季养生

春天是阳长阴消的开始，所以应该养阳。春天主生发，万物生发，肝气内应，养生之道在于以养肝为主，原则是：生而勿杀，以使志生。养神志以欣欣向荣。逆之则伤肝，夏为寒变，奉长者少。意思是伤了肝气，就会降低适应夏天的能力。

《素问·四气调神大论》指出："春三月，此谓发陈。天地俱生，万物以荣。夜卧早起，广步于庭，被发缓形，以使志生，生而勿杀，予而勿夺，赏而勿罚，此春气之应，养生之道也。逆之则伤肝，夏为寒变，奉长者少。"

夜睡早起，广步于庭。"夜卧早起"，就是说晚点睡、早点起。春天的生发之气刚刚起来，不要睡得太早，也不要睡得太晚，最好在子时前入睡，在肝经当令的丑时保持熟睡。不少人的肝病其实是熬夜"熬"出来的。一般人在熬夜后大都会双目赤红，这就是肝火上升的症状。早起就是在太阳刚升起的时候起床，起床后应多散步。

被发缓形，以使志生。"被发缓形"告诉人们，此时要披散开头发，穿着宽敞的衣物，不要使身体受到拘束。"以使志生"，以便使精神随着春天万物的生发而舒畅活泼，充满生机。

生而勿杀，予而勿夺，赏而勿罚。意思是说，对待事物，也要符合春天的特点，应当发生的就让它发生，而不要去伤害它；应当给予的就给予，而不要剥夺它；应当培养的就去培养，而不要惩罚它。否则会使肝脏之气受到损害，到了夏天还会发生寒性疾病。

春季一定要避风。肝恶风。恶是厌恶、讨厌的意思。肝属木，木生风，风为百病之长，风轻上行，外来邪风先侵犯头部，易造成头痛。

春宜省酸增甘。现在很多人都爱吃醋，关键是要了解所用食物或药物的性味归经，辨明病证的阴阳表里寒热虚实。对证则有效，不对证就无效。再者，"食饮有节"，五味不可过极和偏嗜。《备急千金要方》中指出春季宜"省酸增甘，以养脾气"。为什么要省酸增甘？酸性收敛，不利"发陈"，有违春气之应，甘味入脾，脾属土，肝属木，肝木可以克脾土。春三月任肝木舒畅条达生长，符合"赏而勿罚，予而勿夺"的原则。为防止肝木过旺克伐脾土，可在饮食上增加甘味以"实其脾气"。

饮食调养方面，要考虑春季阳气初生，宜食辛甘发散之品，不宜食酸收之味，饮食药膳以"升补"为主。《素问·藏气法时论》说："肝主春，……肝苦急，急食甘以缓之，……肝欲散，急食辛以散之，用辛补之，酸泻之"。在五脏与五味的关系中，酸味入肝，具有收敛之性，不利于阳气的生长和肝气的疏泄，饮食调养要投其脏腑所好，明确了这种关系，就知道了春宜省酸增甘以养脾气。春季养肝的另一方面，就是要防病保健，特别是初春，天气由寒转暖，各种致病的细菌、病毒随之生长繁殖。温热毒邪开始活动，现代医学所说的各种传染病多有发生和流行，为避免春季传染病的发生，在预防措施中，一要消除传染源；二要常开窗，使室内空气流通，保持空气清新；三要加强锻炼，提高肌体的抵抗能力。依此可知，夏季就宜省苦增辛以养肺气，长夏当省甘增咸以养肾气，秋季则宜省辛增酸以养肝气，冬季则宜省咸增苦以养心气。也就是说春季宜少食酸味，多食甜味，以补养脾气；夏季宜少食苦味，多食辣味以补养肺气；长夏（长夏是指从立秋到秋分的时段）少食苦味，多食咸味，以补养肾气；秋季少食辣味，多食酸味，以补养肝气；冬季少食咸味，多食苦味，以补养心气。这些理论是根据五行理论推衍而来，对于四季分明的地区可以作为参考，实际应用宜因人、因时、因地而异，不可为养生而照书养生，分析明白原理后还要应用有效，这才是硬道理。

（二）夏季养生

夏天是阳长阴消的极期，夏天主长，万物茂盛，心气内应，养长应以养心为主。要使气得泄，因为夏天属阳，阳主外，所以汗多。逆之则伤心，秋天就会得痿证，就会降低适应秋天的能力，所谓奉收者少。夏季常常衣单被薄，即使体健之人也要谨防外感，一旦患病不可轻易运用发汗之剂，以免汗多伤心。夏季还应情宜开怀，安闲自乐，切忌暴喜伤心。此时晨可食葱少汗，晚可饮红酒以通气血。在膳食调养中当低脂低盐多维清淡为主。

《素问·四气调神大论》指出："夏三月，此谓蕃秀。天地气交，万物华实。夜卧早起，无厌于日，使志无怒，使华英成秀，使气得泄，若所爱在外，此夏气之应，养长之道也。逆之则伤心，秋为痎疟，奉收者少，冬至重病。"

夜卧早起，夏季要早点起床，以顺应阳气的充盈；晚些入睡，以顺应阴气的不足。

无厌于日，厌，有厌恶、厌弃的意思。也就是说，夏季多阳光，但不要厌恶日长天热，因为通过日照，可以补养人体的阳气。每次晒太阳，不得少于15分钟，但不宜过长，过长会损害皮肤。

使志无怒，夏季要保持一个淡泊宁静的心境，不要发怒；只要神清气和，思想平静，心火就不会生。当然，也不能大喜，过喜则会伤心。

使气得泄，夏天一定要使体内的气宣泄出来，如夏日困扰，懈怠厌倦，恼思郁积，气滞不宣，则有违养生之道。怎样宣泄呢？最好是天气凉爽的时段进行一些运动，如散步、慢跑、体操、太极拳等，以微汗为宜。

所爱在外，就是说情绪外向，呈现出对外界事物有浓厚的兴趣。

（三）秋季养生

秋天是阴长阳消的时候，所以要养阴为主。秋天主收，万物收敛，肺气内应，养生应以养肺为主。收敛神气，逆之则伤肺，冬为飧泄，奉藏者少，降低了适应冬天的能力。

《素问·四气调神大论》："秋三月，此谓容平。天气以急，地气以明。早卧早起，与鸡俱兴，使志安宁，以缓秋刑，收敛神气，使秋气平，无外其志，使肺气清，此秋气之应，养收之道也。逆之则伤肺，冬为飧泄，奉藏者少。"

早卧早起，与鸡俱兴，在这个季节，人们应该"早卧早起，与鸡俱兴"，也就是说，要早睡早起，起床时间要比春季稍晚一些，大体以与鸡活动的时间一致为宜。鸡叫的时候也就是天刚刚亮的时候，所以人们一定把握好这个时机起床。

使志安宁，以缓秋刑，到了秋天，精神情绪要保持安定，秋冻要适度，所谓的秋冻，就是"秋不忙添衣"。初秋时，暑热未尽，凉风时至，衣被要逐渐添加，但不可一下加得过多，捂得太严。晚秋时，"月落乌啼霜满天"，穿衣要少一些，有意识地让身体冻一冻，但要适度，以自己能接受为宜，这样可避免因多穿衣服致使身热汗出。汗液蒸发，阴津耗伤，阳气外泄，此时易生肺病。

无外其志，使肺气清，如果您秋天还一天到晚想事情，那您的肺就不够调和了，身体就会变得不好，所以您要开始收敛种种作为，保持平静。怎样才能做到安定平静呢？这就要求人们收敛思绪，控制心情，遇事不急不躁，平静自然，使肺气保持通利调畅。

如果违背上面的法则，就会伤害肺气，到了冬季还会发生顽固腹泻病。秋季的"收"是冬季"藏"的基础，秋天阳气应当收而未能很好地收，冬天阳气就会应藏而不能藏，因此会产生腹泻。

（四）冬季养生

冬天，大地收藏，万物皆伏，肾气内应而主藏，养生应以养肾为主，逆之则伤肾，春天会生痿病。奉生者少，降低了适应春天的能力。

《素问·四气调神大论》说："冬三月，此谓闭藏。水冰地坼，无扰乎阳，早卧晚起，必待日光，使志若伏若匿，若有私意，若已有得，去寒就温，无泄皮肤，使气亟夺，此冬气之应，养藏之道也。逆之则伤肾，春为痿厥，奉生者少。"

早卧晚起，必待日光，冬季是万物生命潜藏的季节，自然界阳气深藏而阴寒之气较盛，表现为风寒凛冽，水结冰，地冻裂的景象。为了适应环境，人们此时要减少活动，不要扰动体内的阳气，要做到"早卧晚起"，早卧就是尽量收藏阳气，晚起是为了避免无谓的消耗。"必待日光"。就是说一定要等到天大亮才起来，老年人不宜过早的锻炼。

使志若伏若匿，在冬季，还要使自己的思想情绪平静，好像有所收获而不肯泄露机密那样，保持平静而不露声色，这就要求我们在冬季要保持含而不露。尽管在冬季要做到"神藏"，不要使情志过激，但仍要保持愉快、乐观的心态，不能因严冬之时枯木衰草、万物凋零而抑郁寡欢。

若有私意，若已有得。"若有私意"，有什么话，有什么打算，也不要随便告诉别人，藏在心里就可以了。"若已有得"，有很多东西，似乎已经得到，不要再去追究，不要去外面寻求，悄然安住则有利于身心健康。

总体来讲，春夏要养阳、秋冬要养阴。要顺应大自然的阴阳气化养生，因为四时阴阳消长变化是万物生、长、化、收、藏的根本，所以《黄帝内经》说圣人要春夏养阳，秋冬养阴。

春夏为什么要养阳？因为春夏是阳长阴消的阶段，顺应阳长的气化趋势养阳，效果就会比其他时候要好，所以春夏要养阳。

秋冬为什么要养阴？因为秋冬是阴长阳消的阶段，顺应阴长的气化趋势养阴，效果就会比其他时候要好，所以秋冬要养阴。

四、饮食养生保健法

药补不如食补，饮食由脾胃化生精微，营养五脏六腑。若水谷摄入不当，就会损伤脾胃，导致多种疾病。因此《素问·上古天真论》提出"饮食有节"的养生方法，维护脾胃化源。其内容包括节饮食、忌偏嗜、适寒温三个方面。

（一）节饮食

"节"节制。饮食要有节制，不可过饱，特别要防止暴饮暴食和过量。（多饮伤神，厚味昏神，饱食闷神）。过饱，就会引起肠胃疾患，正如《素问·痹论》说："饮食自倍，肠胃乃伤。"肠胃伤则后天水谷化源不足，易生百病，因而，养生就要求定量饮食，既满足机体的营养需要，又无伐伤脾胃之弊。后世养生家极其重视这种养生方法，如孙思邈《千金要方》说："不欲极饥而食，食不可过饱"，"常欲令如饱中饥，饥中饱耳"。节，还有"节律"含义，即饮食要有节律。要养成定时定量进食的习惯，从而维护脾胃功能活动的正常，保持后天之本的生机旺盛不衰，这对于防病抗衰老有积极意义。

（二）忌偏嗜

饮食五谷，本以养人，但五味偏嗜能偏助脏气，久则扰乱脏腑间的协调关系，导致脏腑病变，甚至引起早衰，故《素问·生气通天论》说"是故谨和五味，骨正筋柔，气血以流，腠理以密。如是则骨气以精，谨道如法，长有天命"。这就是要求人们要谨慎地调和饮食五味，切忌偏嗜，具体内容可分两个方面：

1.合理调配饮食的气味，保证各种营养物质的比例均衡，从而达到补精益气的目的。《灵枢·五味》篇介绍各种谷类、果类、肉类、菜蔬的气味说："五谷，粳米甘，麻酸，大豆咸，麦苦，黄黍（黏黄米）辛；五果：枣甘，李酸，栗咸，杏苦，桃辛；五畜：牛甘，犬酸，猪咸，羊苦，鸡辛；五菜：葵甘，韭酸，藿咸，薤苦，葱辛。"人们可根据食物的不同气味，调和搭配服用，才无偏补之虞。对于素体虚弱者，《五味》篇载有五脏病"五宜"的饮食方案："脾病者，宜食粳米饭、牛肉、枣、葵；心病者，宜食麦、羊肉、杏、薤；肾病者，宜食大豆黄卷、猪肉、栗、藿；肝病者，宜食麻、犬肉、李、韭；肺病者，宜食黄黍、鸡肉、桃、葱。"这是借助本味滋补五脏的食疗之法。同时，亦可根据病变性质和治疗需要调节饮食气味，配合治疗，或补救药物攻邪的弊端，如《素问·藏气法时论》说："毒药攻邪，五谷为养，五果为助，五畜为益，五菜为充。气味和而服之，以补精益气。"

关于调和五味养生与食疗问题，自《黄帝内经》而后，后世有进一步的发展，如《金匮要略》《千金要方》等均有专门讨论；《本草求真》《太平圣惠方》载有食疗之品；唐孟诜撰有《食疗本草》，专为记述可以食用、疗病的本草。此后，食疗专著续有问世。养生家和民间长寿老人的经验中，也都有各种调饮食的方法。目前中医临床上，饮食疗法和配合药疗，已成为治疗学中一个重要方面，药食两用植物也逐渐走上了餐桌。

2.控制肥甘厚味的摄入，防止饮酒过度　适当的油蛋鱼肉类肥甘厚味，与谷食同餐，能滋补精血，但过食无度或久食不化，反会变为秽浊，甚至酿为消瘅、痿厥、卒中、偏枯等证，因此，《黄帝内经》养生学说反对恣食肥甘厚味。后世据此而主张养生以清淡为主，特别是老人，年迈脾弱，运化不健，尤当注意。

此外，热病和疫病患者，食宜清淡、适量，忌多食或进食肉类等难以消化的食物。在热病或疫病中，病情稍愈，患者常欲进食，但由于脾胃虚弱，所以易引起食复或热遗，甚至病情恶化，故《素问遗篇·刺法论》说"勿饱食""无食一切生物，宜甘宜淡"。《素问·热论》也说"病热少愈，食肉则复，多食则遗，此其禁也"。

酒为熟谷之液，性辛而类湿。微饮可助通气血，促进消化；多饮则致气逆，所以忌多饮也是养生的重要原则。如果"以酒为浆"，嗜酒无度，就能成为早衰的原因。所以孙思邈说："饮酒不欲使多，……久饮酒者，腐烂肠胃，溃髓蒸筋，伤神损寿。"

（三）适寒温

饮食要调适寒温，不寒不热，才能为脾胃运化水谷提供必要的条件，正如《灵枢·师传》篇说："食饮者，热无灼灼，寒无沧沧。寒热适中，故气将持，乃不致邪僻（不正）也。"灼灼，如火烧样热烫；沧沧，寒凉；气将持，指元气得以执持。由于饮食寒温适中，脾胃健运，则食以养人，元气充盛，寒热痰浊之邪不生，这也是饮食养生中不可忽视的一个方面。饮食的寒温不单是指食物自身的温度，还应包括食性的寒热。

附：饮食习惯与健康

1.饮食六宜　宜早，人体经一夜睡眠，肠胃空虚，清晨进些饮食，精神才能振作，故早餐宜早。宜缓，吃饭细嚼慢咽有利于消化，狼吞虎咽，会增加胃的负担。宜少，人体需要的营养虽然来自饮食，但饮食过量也会损伤胃肠等消化器官。宜淡，饮食五味不可偏亢，多吃淡味，于健康大有好处。宜暖，胃喜暖而恶寒，饮食宜温，生冷宜少，这有利于胃对食物的消化与吸收。宜软，坚硬之物，最难消化，而半熟之肉，更能伤胃，尤其是胃弱年高之人，极易因此患病。所以煮饮烹食须熟烂方食。

2.饭前喝汤　我国人民用餐习惯一般都是先吃饭、后喝些菜汤。西方人的用餐习惯是先喝点汤，再吃饭（面包等）。这两种不同的用餐习惯，究竟哪一种科学、合理？从科学卫生的观点看，先喝点汤再吃饭比较好。因为人在感觉饥饿时马上吃饭对胃的刺激比较大，日久，容易发生胃病或消化不良。如果吃饭前先喝点汤，就好像运动前做预备活动一样，可使整个消化器官活动起来，使消化腺分泌足量消化液，为进食做好准备。这样，就会减轻对空胃的刺激，对胃的保护有一定好处。

3.站着吃饭　医学家对世界各地不同民族的用餐姿势研究表明，站立位最科学，坐式次之，而下蹲位最不科学。这是因为下蹲时腿部和腹部受压，血液受阻，回心血量减少，进而影响胃的血液供应。而吃饭时，恰恰是胃最需要新鲜血液的时候，某些胃病可能与下蹲式就餐姿势有关。人们吃饭时大都采用坐势，主要是因为工作劳累，而坐势比较轻松，就餐的同时能够得到休息。

4.吃饭说话　传统习惯认为，吃饭时不宜说说笑笑，否则对消化吸收不利。而现在一些保健专家则认为：吃一顿午饭用30分钟左右为宜，在此时间里边吃边说，可使一起进餐者交流感情，解除烦恼，使肠胃能正常地消化食物。其原因是：愉快的心情不仅能增进食欲，还可兴奋中枢神经，从而促进消化液大量分泌，使胃肠处于最佳消化状态。

5.喜吃苦食　苦味食物不仅含有无机化合物、生物碱、萜烃类，而且含有一定的糖、氨基酸等。苦味食物中的氨基酸，是人体生长发育、健康长寿的必需物质。苦味还能调节神经系统功能，帮助人们从紧张的心理状态下松弛下来，缓解由疲劳和烦闷带来的恶劣情绪。苦瓜、咖啡、苦菜、慈姑、茶叶、巧克力、啤酒等苦味食品含维生素 B_{17}，有强大的杀伤癌细胞的能力。

6.营养均衡　不挑食，不偏食。水果应在两餐间食用；汤应在饭前喝；瓜类蔬菜要单独食用。三餐有别。早吃好，午吃饱，晚餐适量。草率的早中餐、丰盛的晚餐，使人患肥胖的占67%。早餐以低糖低脂肪高蛋白为佳。午餐同样，因为午餐食用鸡或鱼等高蛋白可使血液中充满氨基酸，包括酪氨酸，酪氨酸可通过血脑屏障，在大脑中转化为使头脑清醒的化学物质；另一个能通过血脑屏障的关键营养物质是胆碱，它存在于鱼、肉、蛋黄、大豆制品、燕麦片、米、花生和山桃核中，胆碱是脑神经递质乙酰胆碱的化学前体，在记忆中起主要作用。晚餐以高碳水化合物为佳。

7.心情舒畅　吃饭时情绪好，食欲增强，血液循环良好，胃肠的消化功能强，免疫力增强；如在吃饭时情绪压抑和郁闷，则会影响食欲，影响血液的正常循环，降低整个消化系统的功能，降低人的免疫力。讲究卫生，饭前洗手，不吃腐烂变质的食物。

8.细嚼慢咽。细嚼可使食物磨碎成小块，并与唾液充分混合，以便吞咽。同时，嚼还能反射性地引起唾液、胃液和胰液等消化液的分泌，为食物的进一步消化提供了有利条件。定时定量。吃饭有规律，定时定量，能使胃肠道有规律地蠕动和休息，从而增加食物的消化吸收率，使胃肠道的功能保持良好状态，减少胃肠疾病的发生。

9.少吃多餐。进食少，血液中的糖浓度低，身体分泌的胰岛素就少，胆固醇的水平就降低，体内脂肪也会减少；但要注意，不论吃多少餐，总热量不应超过一日三餐的总量。节制饮食。节制饮食不仅能减轻胃肠负担，而且由于机体处于半饥饿状态，自主神经、内分泌和免疫系统受到一种良性刺激，从而调动人体本身的调节功能，内循环均衡稳定，使免疫力增强，神经系统兴奋与抑制趋向于平衡，有利于提高人的抗病能力。

五、按摩养生保健法（见第七章）

第七章　保健按摩养生法

第一节　保健按摩学概述

一、保健按摩学的产生和发展

按摩术产自民间，经过历代的重复和总结，形成有历史文字记录的宝贵文献，对人类的健康及与疾病的斗争，发挥了重大的作用。自有按摩以来，就自然而然地形成了自我按摩和接受按摩的两种形式，当找不到合适的、能施以按摩术的人时，迫使患者自我进行按摩，但如有施术者时，则必然的采取接受按摩的形式。当人类进步，集团或社会开始建立后，头人或首领类的有权力的人产生，他们使用命令施以接受按摩术。因此按摩技术发展较快，虽然秦汉时的第一部按摩专著《黄帝岐伯按摩十卷》已失传，但在《黄帝内经》中，仍有十四篇论及按摩，占总篇数的8.5%，说明按摩术在中医临床各科中占有重要地位。按摩学既然发展如此迅速，自我按摩学必然也有所发展。隋代巢元方所著的《诸病源候论》中，在许多治病方法的基础上，再附以导引按摩之法，令患者自旋，此即所谓自我按摩术之文献鼻祖也；如"相摩拭目，令人明"，就是说"先用两手掌相搓后，再揉拭双目，可以使人清脑醒目"。到了唐代，按摩学又有了新的发展，在许多医学文献中，均提出了很多较高水平的按摩医学理论，如《唐六典》中指出"按摩可除八疾，风、寒、暑、湿、饥、饱、劳、逸"，就是说按摩术可以清除受风、寒、暑、湿后所患的八种疾病。而所指的饥、饱、劳、逸纯属现今的保健按摩范畴，由此可见历史上自我按摩与接受按摩，就是互相借鉴，而又相互提高的。因此保健按摩可分接受按摩与自我按摩二种，就其适应范围来说，二者基本相同，既可无病强身，增强体质，以免患病，消除疲劳，周身舒适，又可有针对性地无病防病，预防疾病地发生，如预防感冒，预防视力减退，预防鼻炎，预防冻疮，预防颈椎病等等，还可轻病自治，所谓轻病，可理解为小病，慢性病，或正处于恢复期的病，为此，本篇将从强身、防病这两个方面论述保健按摩术。

二、保健按摩学的特点

（一）本法因是用手施以按摩手法，从而达到强身、防病效果，故有自我保健与接受保健之分；自我保健，就是自己对自己的健康进行保护，而接受保健是由于自己没有条件进行操作，因而接受他人对自身健康的保护，称之为保健按摩。

（二）保健按摩，既然有自我及接受之别，所以施术时，其手法必有由于条件之限制而有大同小异之差异，自我施术受手臂活动之不便、体位不当之限，而接受保健则无此困难，故自我按摩手法为施术方便，而略有不同程度的改变，以达到其目的。

（三）保健按摩适应范围非常广泛，无论男女老幼有病无病均可适用，以增强机体抗病能力，祛病延年为目的，有病可治病（轻病），无病可防病，而且更擅长于康复和消除疲劳。

（四）保健按摩，简单易学，只要熟记操作手法要领、穴位和部位，即可自由施术。而且此疗法安全、平稳，施术即便有误，亦无任何副作用。

（五）操作方便，不受条件、地点的限制，随时随地均可施术。

（六）保健按摩，可以单独应用，也可同时配合其他疗法施治，也可配合药物疗法同时治疗。

（七）保健按摩，贵在坚持，只要持之以恒，精神内守，意念丹田，临床证明，可事半功倍定能收效也。

（八）接受保健其手法应是以头、胸、腹、背部为重点，而自我保健，却由于自身之所限，操作时多以片为穴，有一定的针对性、选择性和方向性，一般均以四肢及容易自身触摸部位为主。

（九）无论何种保健方法，均应因人、因时、因病而异，灵活选用和安排保健次数。

三、保健按摩学的主要作用原理

中医认为，按摩具有舒筋活络、调养生息的作用。其主要作用原理为：

（一）保健按摩对消除疲劳的作用原理

1.疏通经络　人们在工作、学习、运动、旅行中，经常会出现精疲力尽、劳累不适或肌肉酸痛等，应用按摩手法可以消除疲劳。保健按摩消除疲劳的机理之一，就是疏通经络。由于肌肉疲劳导致经络阻塞，经络阻塞不通导致"不通则痛""不通不荣"，因而出现肌肉疲劳、酸痛不适的症状。采用一定的保健按摩手法，在人体一定的经络穴位或部位按摩，可以疏通经络，即"通则不痛"。

2.运行气血　通过按摩，可以使疲劳不适部位的气血运行加快，从而使机体的肌肉、关节、筋脉等得到气血的濡养的滋润，迅速解除疲劳，恢复体力。此外，经络畅通，气血运行也会得到改善，因为经络是气血运行的通道。

3.醒脑提神　对于精神疲劳的人，在头面及有关穴位上进行按摩操作，通过对一定穴位施以手法，可以达到醒脑提神、清爽头目的效果。脑为元神之府，头脑清爽则全身为之一振，各种疲劳和不适就会豁然消失。

（二）保健按摩对健体防病的作用原理

1.平衡阴阳　在生理状态下，人体阴阳维持着动态的平衡，如果阴阳平衡遭到破坏，就转化为疾病状态。所以，要健体防病，就要保持阴阳的平衡状态。保健按摩对人体各部施以按摩操作，所作用的既有阳经，也有阴经，可以调整人的经络使之处于阴阳平衡状态。"阴平阳秘"，则身体健康。

2.增强正气　未病先防，要增强人体的正气。保健按摩可以促进血脉流通，使气机调畅；可以增强体质，提高正气的抗邪能力，减少或防止疾病的发生。

3.调整脏腑　脏腑功能正常，则身体保持健康，不易产生疾病。保健按摩通过全身经络，特别是一些保健要穴的按摩，可以增强和调整五脏六腑的生理功能，使人体气血的生成与运行、水液的输布与排泄、饮食的消化与气机的调畅等脏腑功能正常，从而达到健体防病的作用。

（三）保健按摩对延缓衰老的作用原理

1.嫩肤驻颜　按摩面部，通过经络的作用，促进气血的运行，滋养皮肤，使面部皮肤红润、细腻、有光泽，使人看起来更年轻，达到延缓衰老的作用。

2.补肾抗衰　肾藏精，主生长发育，肾中精气的多少，与人的生长壮老已的变化有着密切的关系。肾中精气充盈，则人不易衰老，可以延年益寿；否则，就会未老先衰。保健按摩，通过在足少阴肾经、足太阳膀胱经和督脉等经络上保健穴位的按摩，可以补益肾中精气，增强脏腑功能，强筋健骨，延缓衰老。

3.祛病延年　疾病对人体会产生种种损害，这些损害会使人加快衰老。按摩能预防疾病的发生，减少这些损害，因此，能起到延缓衰老，延年益寿的作用。

综上所述，不难看出，保健按摩术既可无病强身，延年益寿；又可无病防病，针对个体差异弱点，调理补益；还可有病治病。一举三得，何乐而不为也。

四、施保健按摩术注意事项

（一）精神愉快。保健按摩不是单纯的力或穴位的效应，而更重要的是身心的锻炼。只有恬淡虚无，真气才能从之，只有心静神安，法术方可见功。

（二）持之以恒。保健按摩既是保健方法，又是锻炼意志的好方法，意志训练又是保健收效的基本条件，三日打鱼，两天晒网，是不会见功的。无论是自我保健，还是接受保健，都应长期坚持不懈，方可收效。

（三）保健按摩术与医疗相结合。须知保健按摩术，不是仙术，更不是长生不老术，只能起到增强免疫，抗衰缓老的一种良好手段而已。故当患病时，在可能条件下可与保健按摩术配合医疗，可使疗程缩短，在疾病后期向愈时，以保健按摩术可使尽快恢复生理健康；在无病时，可用保健按摩有针对性地防止某些病的发生或生理机能衰退，或无病强身。万不可有病不治，贻误病期。

（四）生活规律化。在选用保健按摩术过程中，必须做到生活规律化，如定时休息，睡眠充分；饮食定量，讲究营养，软硬适中；劳逸结合，禁忌忧思；风寒湿邪，避之有时；四季应变，节制房事。

（五）做保健按摩术时，要认真细心，要选择好妥当的时间；在用饭前后，宜解二便，妇女经期妊期，身体疲劳，大汗自汗时，均不宜做自我保健或接受保健。

（六）作接受保健术时，环境安静，空气新鲜，温度适宜。

（七）作自我保健术时，要熟记穴位及部位，基本掌握操作手法的要领及步骤，认真细作，修剪指甲，长短适宜，洗净手指，以免损伤皮肤。

（八）体位尽量放松、舒适，排解二便，呼吸均匀，消除杂念，意念不移，心平气和。

五、保健按摩所需要的体位

原则上任何体位均可，但具体上应以患者周身肌肉能放松，关节松弛，而且便于接受手法操作为好。对自我保健来说，以体位舒适，便于自我操作为准；一般在头面部、颈项部、胸腹部以坐位或仰卧位为佳；在腰部臀部及胁部以侧卧位为佳；在四肢及腰骶部以坐位及俯卧位为佳。

六、对保健按摩手法的要求

对保健按摩手法有一定的要求，要力缓、柔和，均匀；一般操作时应感到舒适、放松感；但对有些部位，则要求必须感到酸、胀、麻甚至有痛感或窜感。

（一）从施力大小论，对接受保健术应以轻柔手法开始，手法逐渐加力，至略有感觉，然后再以轻手法结束。而自我保健术则自始至终均为轻手法。对轻病自治则要求有轻有重，轻重结合。

（二）从施力的深度而论，对接受保健术，按摩层次应由浅而深，逐层进行；对自我保健术则不存在深浅问题，而是要求手法和部位准确。

（三）从手法速度而论，对接受保健术，应轻松速度略快，结束时速度减慢。对自我保健术则按不同情况，不同手法，各有不同要求，一般应以慢速为主。

第二节　保健按摩常用手法

用手或肢体的其他部分，按各种特定的技术和规范化动作，在患者体表进行操作，以治疗和预防疾病的一种技巧动作，称为按摩手法。手法是按摩防治疾病的主要手段，其熟练程度、功力深浅和如何恰当地运用，对保健和治疗效果有直接的影响。

观点：法之所施，使患者不知其苦，方称为法。
手法的基本要求：持久、有力、均匀、柔和、深透。

持久：手法能严格按照规定的技术要求和操作规范，持续操作足够时间而不乏力、不变形，保持动作力量的连贯性。

有力：手法必须具备一定的力量，这种力量不是固定不变的，应根据治疗对象、体质、施治部位等不同而酌情增减。

均匀：手法操作要注意节奏性和用力的平稳性，即动作不能时快时慢，用力不能时轻时重。

柔和：手法要轻而不浮，重而不滞，用力不可生硬粗暴或用蛮力，变换动作要自然。

深透：手法的刺激要深达机体组织的深层。深透的手法作用于体表，其刺激能透达至深层的筋脉骨肉，甚至脏腑。

以上几点是密切相关、相辅相成、互相渗透的。持久能使手法逐渐深透有力，均匀协调的动作则使手法更趋柔和，而力量与技巧相结合则使手法既有力又柔和，这就是通常所说的"刚柔相济"。要使手法持久、有力、均匀、柔和，达到刚中有柔、柔中有刚、刚柔相济的程度，必须要经过一定时间的手法训练和临床实践，才能由生而熟，熟而生巧，乃至得心应手，运用自如，做到如《医宗金鉴》所说的"一旦临证，机触于外，巧生于内，手随心转，法从手出"。

一、摆动类手法

（一）一指禅推法

以拇指端、螺纹面或桡侧偏峰着力，通过腕部的往返摆动，使手法所产生的力通过拇指持续不断地作用于施术部位或穴位上，称为一指禅推法。

动作要领：手握空拳，拇指伸直盖住拳眼，以拇指端或螺纹面着力于体表施术部位或穴位上。沉肩、垂肘、悬腕，前臂主动运动，带动腕关节有节律地左右摆动，使所产生的功力通过拇指端或螺纹面轻重交替、持续不断地作用于施术部位或穴位上（图7-1）。

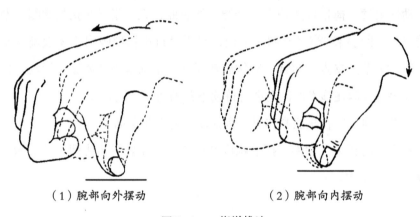

（1）腕部向外摆动　　　　　　　　（2）腕部向内摆动

图7-1　一指禅推法

注意事项：1.操作时宜姿态端正，心和神宁。姿态端正，有助于一指禅推法的正确把握；心主神宁，则有利于手法的操作功贯拇指。

2.操作时必须做到：沉肩、垂肘、悬腕、指实、掌虚。"沉肩"是指肩部自然放松，不可耸肩。"垂肘"是指肘关节自然下垂、放松。"悬腕"指腕关节要自然垂屈、放松，不可将腕关节用力屈曲，否则影响摆动。"指实"是指拇指的着力部位，在操作时要吸定而不可滑动、摩擦。"掌虚"是指操作中手掌与手指部位都要放松。总之，整个动作都要贯穿一个"松"字，只有这样，才能蓄力于掌，发力于指，手法刚柔相济，形神俱备。

3.一指禅推法在体表移动操作时，前臂维持较快的摆动频率，即每分钟120～160次，但拇指端或螺纹面的移动缓慢。

应用：本法接触面小，刺激偏弱或中等，深透性好，适用于全身各部，为常用的保健推拿手法。临床主要用于头痛、失眠、高血压、妇科及消化系统病症。

（二）滚法

以手背近小指部吸附于体表施术部位，通过腕关节的屈伸和前臂的旋转运动，使小鱼际与手背在施术部位上做持续不断的滚动，称为滚法。

动作要领：拇指自然伸直，余指自然屈曲，无名指与小指的掌指关节屈曲约90°，手背沿掌横弓排列呈弧面，以手背近小指部吸附于体表施术部位上。以肘关节为支点，前臂主动做旋转运动，带动腕关节做屈伸运动，使小鱼际和手背尺侧在施术部位上进行持续不断的滚动（图7-2）。

注意事项：1.在滚法操作时不宜拖动、跳动和摆动。

2.操作时压力、频率、摆动幅度要均匀，动作要灵活协调。手法频率每分钟120～160次。

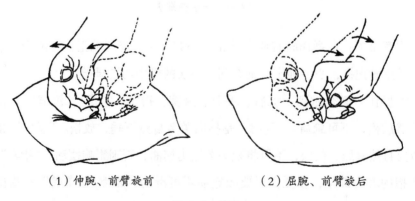

（1）伸腕、前臂旋前　　　　（2）屈腕、前臂旋后

图7-2　滚法

应用：本法为常用保健推拿手法之一，着力面积大，压力也大，刺激平和舒适，主要用于颈项、肩背、腰臀、四肢等肌肉丰厚部。具有活血祛瘀、舒筋通络、滑利关节、缓解肌肉痉挛等作用。临床主要用于肢体疼痛、肌肤麻木、颈椎病、肩周炎、腰椎间盘突出症、半身不遂、各种运动损伤、运动后疲劳、月经不调等。

（三）揉法

以手指螺纹面、手掌大鱼际、掌根或全掌着力，吸定于体表施术部位上，做轻柔和缓的环旋转动，且带动吸定部位组织运动，称为揉法。

动作要领：1.大鱼际揉法　沉肩、垂肘、腕关节放松。大拇指内收，余四指自然伸直，用大鱼际附着于施术部位上，以肘关节为支点，前臂作主动运动，带动腕关节摆动，使大鱼际在施术部位上做轻缓柔和的环旋揉动，并带动吸定部位组织一起运动（图7-3）。

2.掌根揉法　肘关节微屈，腕关节放松并略背伸，手指自然弯曲，以掌根部附着于施术部位。以肘关节为支点，前臂做主动运动，带动腕及手掌连同前臂做小幅度的回旋揉动，并带动吸定部位组织一起运动。

3.全掌揉法　是以整个手掌掌面着力，操作术式与掌根揉法相同。

注意事项：1.揉法操作时压力要适中，且注意吸定于施术部位，带动吸定部位组织一起运动，不能在体表形成摩擦。

2.大鱼际揉法操作时前臂应有推旋动作，且腕部宜放松；掌根揉法操作时腕关节略有背伸，松紧适度，压力可稍重些。

3.揉法操作动作要灵活，有节律性，频率一般情况下每分钟120~160次左右。

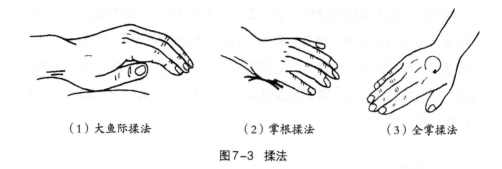

（1）大鱼际揉法　　　　（2）掌根揉法　　　　（3）全掌揉法

图7-3　揉法

应用：常用手法之一。本法轻柔缓和，刺激平和舒适，接触面可大可小，适用于全身各部位。具有醒神明目、消积导滞、宽胸理气、健脾和胃、活血祛瘀、缓急止痛、调节胃肠功能等作用。

二、摩擦类手法

（一）摩法

用指或掌在体表做环形或直线往返摩动，称为摩法。

动作要领：1.指摩法　沉肩，垂肘，腕关节微屈，指掌部自然伸直，食、中、无名和小指并拢，其指面附着于施术部位，以肘关节为支点，前臂主动运动，使指面随同腕关节做环形或直线往返摩动（图7-4）。

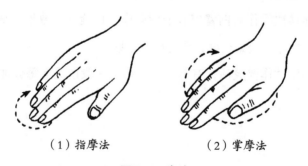

（1）指摩法　　　　　（2）掌摩法

图7-4　摩法

2.掌摩法 手掌自然伸直，沉肩、垂肘，腕关节放松并略背伸，将手掌平放于体表施术部位上。以肘关节为支点，前臂主动运动，使手掌随同腕关节连同前臂做环旋或直线往返摩动。

注意事项：摩法操作速度不宜过快，也不宜过慢；压力不宜过轻，也不宜过重，摩动时不带动皮下组织。

应用：本法刺激量较小，轻柔而舒适，适用于全身各部，尤以腹部应用较多。具有疏通经络、行气活血、消肿止痛、舒筋缓急、调和营血、宽胸理气等作用。临床主要用于脘腹胀痛、消化不良、泄泻、便秘等病症。

（二）擦法

用指或掌贴附于一定部位，做较快速的直线往返运动，使之摩擦生热，称为擦法。

动作要领：以食、中、无名和小指指面或掌面及手掌的大、小鱼际置于体表施术部位。沉肩，屈肘，腕伸平，指掌伸直。以肘或肩关节为支点，前臂或上臂做主动运动，使手的着力部分在体表做均匀的上下或左右直线往返摩擦移动，使施术部位产生一定的热量。用指面着力称指擦法；用全掌面着力称掌擦法；用手掌的大鱼际着力称大鱼际擦法；用小鱼际着力称小鱼际擦法（图7-5）。

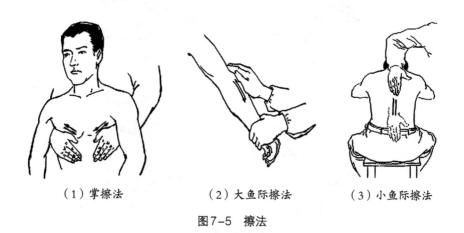

（1）掌擦法　　　　　（2）大鱼际擦法　　　　（3）小鱼际擦法

图7-5 擦法

注意事项：1.擦法操作时，腕关节不能活动，以保持手掌面的稳定，指擦法以肘关节为支点，前臂为动力源；掌擦法和大小鱼际擦法均以肩关节为支点，上臂为动力源。

2.着力部分要紧贴皮肤，压力适度。

3.擦法操作时，以感觉擦动所产生的热已徐徐进入受术者体内为宜，此时可称为"透热"。透热后，结束手法操作。

应用：本法适用于全身各部，具有温经通络、祛风除湿、行气活血、消肿止痛、宽胸理气、调理脾胃、温肾壮阳等作用。主要用于运动系统、呼吸系统、消化系统及生殖系统疾病。

（三）推法

以指、掌、拳或肘部着力于体表一定部位或穴位上，做单方向的直线或弧形推移，称为推法。

动作要领：1.拇指平推法　以拇指螺纹面着力于施术部位或穴位上，余四指置于其前外方以助力，腕关节略屈曲。拇指及腕部主动施力，向其食指方向呈单方向直线推移。（图7-6）。

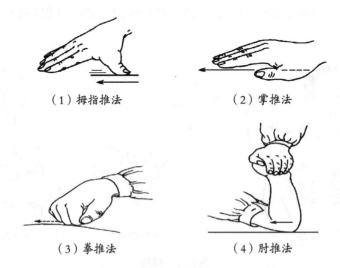

（1）拇指推法　　　　　　　（2）掌推法

（3）拳推法　　　　　　　（4）肘推法

图7-6　推法

2.掌推法　以掌根部着力于施术部位，腕关节略背伸，以肩关节为支点，上臂部主动施力，通过肘、前臂、腕，使掌根部向前方做单方向直线推移。

3.拳推法　手握实拳，以食、中、无名及小指四指的近侧指间关节的突起部着力于施术部位，腕关节挺劲伸直，肘关节略屈。以肘关节为支点，前臂主动施力，向前呈单直线推移。

4.肘推法　屈肘，以肘关节尺骨鹰嘴突起部着力于施术部位，另一侧手臂抬起，以掌部扶握屈肘侧拳顶以固定助力。以肩关节为支点，上臂部主动施力，做较缓慢的单方向直线推移。

注意事项：1.施用推法时，为了防止推破皮肤，一般要使用润滑剂（如凡士林、按摩膏、滑石粉等）。

2.推时着力部要紧贴体表，呈单方向直线推移。

应用：保健推拿常用手法之一。拇指推法用于肩背、腰臀等。掌推法用于胸腹、肩背等。拳推法用于腰背部等。肘推法用于腰背部脊柱两侧的膀胱经及臀部等。本法具有疏通经络、行气活血、消肿止痛、舒盘缓急、调和营卫、宽胸理气等作用。

拇指推法主要用于头痛、失眠、感冒、高血压等。掌推法主要用于胸闷、脘腹胀痛、便秘等。拳推法主要用于风湿痹痛、肌肉劳损等。肘推法主要用于腰背风湿痹痛、顽固性腰腿痛、坐骨神经痛。

（四）搓法

用双手掌面对称地夹住肢体的一定部位，做相反方向的快速搓动，称为搓法。

动作要领：沉肩，垂肘，腕部微背伸，手指自然伸直，以双手掌面夹住施术部位，令受术者肢体放松。以肘关节和肩关节为支点，前臂与上臂部主动施力，做相反方向的较快速搓动，并同时缓慢地做上下往返移动（图7-7）。

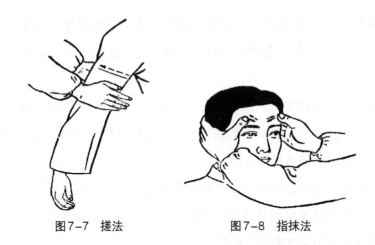

图7-7　搓法　　　　　　　　图7-8　指抹法

注意事项：1.搓法操作时两手夹持不宜太紧，避免造成手法呆滞。

2.两手用力要对称，动作要协调、连贯，搓动速度要快，移动速度宜慢。

应用：搓法常作为推拿的结束手法之一使用。是一种刺激较为温和的手法，主要用于四肢、胸胁部，以上肢最为常用。具有滑利关节、舒筋通络、调和气血、疏肝理气、消除疲劳等作用。

（五）抹法

以拇指螺纹面或掌面着力，紧贴于体表一定部位，做上下或左右直线或弧形曲线的往返抹动，称为抹法。

动作要领：1.指抹法　以单手或双手拇指螺纹面置于一定的施术部位，余指置于相应的位置以固定助力。以拇指的掌指关节为支点，拇指主动施力，做上下或左右直线或弧线曲线的往返抹动（图7-8）。

2.掌抹法　以单手或双手掌面置于一定的施术部位。以肘关节为支点，前臂部主动施力，腕关节放松，做上下或左右直线或弧形曲线的往返抹动。

注意事项：1.注意抹法和推法的区别。通常所说的推法是指平推法，其运动是单向、直线，而抹法则是或上或下，或左或右，或直线往来，或曲线运转，可根据不同的部位灵活变化运用。

2.抹法操作时压力要均匀，动作应和缓，即重而不滞，轻而不浮，连贯性要强。抹动时，不宜带动深部组织。

应用：常用于面部、手足部保健推拿。具有清醒头目、疏肝理气、消食导滞、活血通络、解除痉挛等作用。临床常用于感冒、头痛、面瘫等病症的治疗。

三、振动类手法

（一）抖法

用双手或单手握住受术者肢体远端，用力做缓缓的连续不断的小幅度的上下抖动，称为抖法。

动作要领：1.受术者肩臂部放松。术者站其前外侧，取马步势，沉肩，垂肘，用双手握住受术者腕部，然后两前臂微用力做连续的小幅度的上下抖动，合抖动所产生的抖动波似波浪般地传递到肩部（图7-9）。

2.抖下肢法　受术者仰卧位。术者站立其足端，取马步势，沉肩，垂肘，用双手分别握住其两足踝部，将下肢抬起，然后上、前臂部同时施力，做连续的上下抖动，使其下肢及髋部有舒松感。两下肢可同时操作，亦可单侧操作。

注意事项：1.抖法操作时，应嘱受术者将被抖动的肢体自然伸直并放松，操作者不可屏气，抖动的幅度要由小缓慢增大，频率要快，抖动所产生的抖动波应从肢体远端传向近端。

2.若患者肩、肘、腕有习惯性脱位，则禁用此法。

应用：本法适用于四肢部，以上肢最为常用。具有调和气血、舒筋活络、放松肌肉、滑利关节等作用。

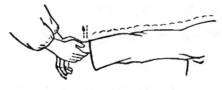

（1）上肢抖法

图7-9　抖法

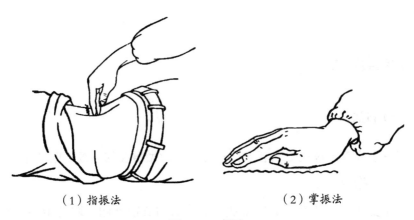

（1）指振法　　　　　　　　　　（2）掌振法

图7-10　振法

（二）振法

以掌或指为着力部，在人体某一部位或穴位上做连续不断的振动，称为振法。

动作要领：沉肩，垂肘，肘关节微屈曲，腕部放松，以食、中指螺纹面或以掌面置于施术部位或穴位上，注意力集中于掌或指部，做交替性静止性发力，产生快速而强烈的振动，使受术部位或穴位产生温热感或疏松感（图7-10）。

注意事项：1.操作时手掌或手指轻按于施术部位，注意力高度集中于手掌或指部，在意念和静止力的结合下，前臂伸、屈肌群同时对抗收缩形成振颤。不可故意摆动，也不要向受术部位施压。

2.振动的幅度要小，频率要快，振动时不可断断续续。

应用：指振法适于全身各部穴位；掌振法多用于胸腹部。本法具有温中散寒、理气和中、消食导滞、调节胃肠、行气活血等作用。

四、挤压类手法

(一)按法

以指或掌按压体表一定部位或穴位，逐渐用力，按而留之，称按法。

动作要领：1.指按法 以拇指螺纹面着力于受术部位，余四指张开，置于相应部位以支撑助力，腕关节屈曲。拇指主动用力，垂直向下按压。当按压力达到所需的力度后，要稍停片刻，即所谓的"按而留之"，然后松劲撤力，再做重复按压，使按压动作既平稳又有节奏性（图7-11）。

2.掌按法 以单手或双手掌面置于施术部位。以肩关节为支点，利用身体上半部的重量，通过上、前臂传至手掌部，垂直向下按压，用力原则同指按法。

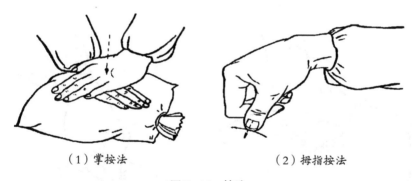

（1）掌按法　　　　　　　　　　（2）拇指按法

图7-11　按法

注意事项：1.按压部位要准确，着力部紧贴体表。按压的用力方向多为垂直向下或与受力面相垂直。指按法接触面积小，刺激较强，常在按后施以揉法，有"按一揉三"之说。

2.不可突施暴力。不论指按法还是掌按法，其用力原则均是由轻而重，再由重而轻，按压到一定深度后，需在受术部位停留一定时间，结束时指、掌、肘应慢慢放松。

应用：指按法全身各部位均可应用，尤以穴位处最为常用。掌按法多用于背腰部、骶部、下肢部。本法具有活血止痛、疏通经络、调节脏腑、开通闭塞、解痉散结、矫正畸形等作用。临床主要用于各种疼痛及软组织损伤等病症。

（二）点法

用指端或屈曲的指间关节部着力于施术部位，持续地进行点压，称为点法。

动作要领：1.拇指端点法　手握空拳，拇指伸直并紧靠于食指中节，以拇指端着力于施术部位或穴位上。前臂与拇指主动静止性发力，进行持续点压（图7-12）。

2.屈食指点法　屈食指，其他手指相握，以食指第一指间关节突起部着力于施术部位或穴位上，拇指末节尺侧缘紧压食指指甲部以助力。前臂与食指主动静止性发力，进行持续点压。

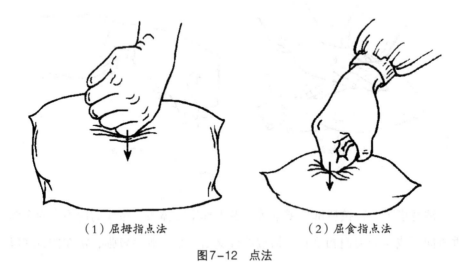

（1）屈拇指点法　　　　　　　　（2）屈食指点法

图7-12　点法

注意事项：1.点法操作时，用力方向宜与受力面垂直，点取部位、穴位要准确，用力平稳，由轻到重，以"得气"或病人能耐受为度，不可久点。

点后宜加揉，以免造成局部软组织。

2.操作时，术者要呼吸自然，不可屏气发力，也不可施用暴力或蛮力。

应用：本法从按法演变而来，作用面更小，刺激量大，感应强。适用于全身各个部位，特别是穴位处。具有解痉止痛、开通闭塞、舒筋活络、补泻经气、调整脏腑功能等作用。临床主要用于各种痛症的治疗。

（三）捏法

用拇指和其他手指在施术部位作对称性的挤压，称为捏法。

动作要领：用拇指和食、中指指面，或用拇指和其余四指指面夹住肢体或肌肤，相对用力挤压，随即放松，再用力挤压、放松，重复以上挤压、放松动作，并循序移动（图7-13）。

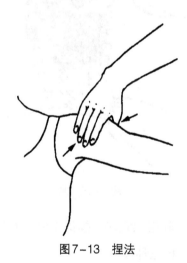

图7-13 捏法

注意事项：1.捏法操作时拇指与其余手指用力要对称，且均匀而柔和，动作要连续而有节奏性。

2.捏法操作时尽量以指腹接触被治疗部位，以增强柔和感。

应用：本法主要用于颈项部、四肢部、耳部。具有舒筋通络、行气活血等作用。临床主要用于疲劳性四肢酸痛、颈椎病等。

（四）拿法

用拇指和其余手指相对用力，有节律性地提捏或揉捏肌肤，称为拿法。

动作要领：用拇指与其余手指的指面相对用力，在腕关节与掌指关节的协调活动下，捏住施术部位肌肤并逐渐收紧挤压、提起，以拇指同其他手指的对合力进行轻重交替、连续不断有节奏地提捏，并施以揉动。以拇指与食、中指指面为着力部的称三指拿法；以拇指与食、中、无名指面为着力部的称四指拿法；以拇指与其余四指为着力部的称五指拿法（图7-14）。

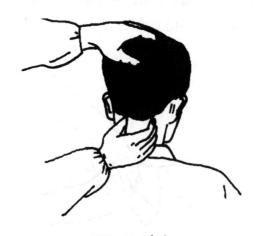

图7-14 拿法

注意事项：1.捏拿的软组织宜多，捏提中宜含有揉动之力。实则拿法为复合手法，含有捏、提、揉三种成分。

2.腕关节要放松，动作柔和而灵活，连绵不断，富有节奏性。拿法同捏法一样要求对称用力，且用力要由轻渐重。

应用：本法主要适用于颈项、肩、四肢部及头部。具有舒筋通络、行气活血等作用。临床主要用于颈椎病、四肢酸痛等病症的治疗。

（五）捻法

用拇、食指夹住治疗部位进行捏揉捻动，称为捻法。

动作要领：用拇指螺纹面与食指桡侧缘或螺纹面相对捏住施术部位，拇指与食指做相反方向主动运动，稍用力做较快速的捏、揉、捻动，状如捻线（图7-15）。

注意事项：1.操作时拇指与食指的运动方向须相反。

2.操作时动作要灵活连贯，柔和有力，捻动的速度宜稍快，而在施术部位上的移动速度宜慢。

应用：本法主要适用于四肢小关节。具有理筋通络的作用。

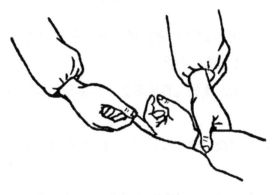

图7-15 捻法

（六）拨法

术者用手指按于穴位或一定部位上，适当用力做与肌纤维垂直方向来回拨动，其状如弹拨琴弦，称为拨法，又名拨络法、弹拨法、指拨法等。

动作要领：操作时拇指端要深按于韧带或肌肉、肌腱的一侧，然后做与韧带和肌纤维成垂直方向的拨动，好像弹拨琴弦一样。也可沿筋内的一端依次向另一端移动弹拨，使局部有酸胀感，并能耐受为度（图7-16）。

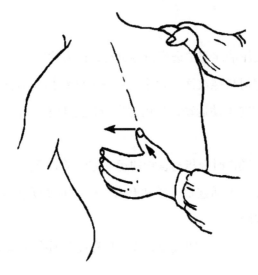

图7-16　拨法

注意事项：1.用拇指的桡侧面或拇、食、中指的指端，深触于肌腹之中，使病人有酸胀感并以能忍受为度。

2.拨动的方向与肌纤维的走行成垂直，即纵行纤维作横向拨动，横行纤维作纵向拨动。

3.拨动频率可快可慢，速度要均匀，用力要由轻到重，再由重到轻，刚中有柔。

应用：本法刺激量较强，具有剥离粘连，消散结聚，解痉镇痛，理筋整复等作用。多与其他手法配合治疗伤筋、软组织损伤等症。

五、叩击类手法

（一）拍法

用虚掌有节奏地拍打体表，称拍法。

动作要领：术者五指并拢，掌指关节微屈，使掌心空虚。上肢放松，肘关节微屈，腕部背伸，前臂主动运动，上下挥臂平稳而有节奏地用虚掌拍击施术部位。拍法可用单手操作，亦可双手同时操作（图7-17）。

注意事项：1.拍打时要使掌、指周边同时接触施术部位，使掌内空气压缩成较清脆的震空声。

2.腕关节要放松。拍打后要迅速提起，不要在拍打部位停顿，用力宜先轻后重。

3.两手操作时，应有节奏地交替拍打。

应用：本法适用于肩背、腰骶及下肢部。具有消除疲劳、解痉止痛、活血通络等作用。临床主要用于腰背筋膜劳损、腰椎间盘突出症等。

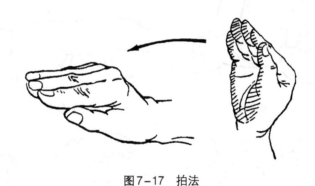

图7-17　拍法

（二）击法

用拳、掌根、掌侧小鱼际、指尖或桑枝棒击打体表一定部位，称为击法。

动作要领：1.拳击法　手握空拳，肘关节屈曲，腕关节伸直，前臂主动施力，用拳背有节律地平击施术部位（图7-18）。

2.掌击法　手指自然松开，腕关节略背伸。前臂主动施力，用掌根有节律地击打施术部位。

3.侧击法　掌指部伸直，腕关节略背伸，前臂主动运动，用小鱼际部有节律地击打施术部位。

4.指尖击法　手指半屈，腕关节放松。前臂主动运动，以指端有节律地击打施术部位。

注意事项：1.击打时，要含力蓄劲，收发自如，力量由轻到重，适可而止，动作要连续而有节奏，快慢适中。

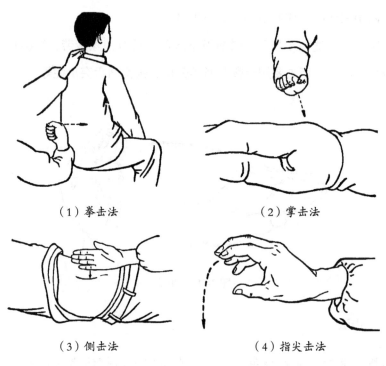

（1）拳击法　　　　　　　　　　　（2）掌击法

（3）侧击法　　　　　　　　　　　（4）指尖击法

图7-18　击法

2.击打时要有反弹感，当一触及受术部位后即迅速弹起，不可停顿或拖拉。

应用：拳击法多用于大椎穴、腰骶部。掌击法多用于百会穴、腰臀部、下肢部。侧击法多用于肩背部、腰臀部、四肢部。指尖击法多用于头部、胸胁部。本法具有舒筋通络、调和气血、缓解痉挛、祛瘀止痛等作用。

六、运动关节类手法

（一）摇法

使关节做被动的环转运动，称摇法。

动作要领：1.颈项部摇法　受术者取坐位，颈项部放松。术者立于其背后或侧后方，以一手扶按其头顶后部，另一手托扶于下颌部，两手臂协调运动，以相反的方向缓缓地使头颈部按顺时针或逆时针方向进行环形摇转，可反复摇数次（图7-19）。

2.肩关节摇法　（1）受术者取坐位，肩关节放松，术者位于其侧方，两腿呈弓步，以一手扶住受术者肩关节上部，另一手握住其腕部，做肩关节顺时针或逆时针方向的环转摇动。此为握手摇肩法（图7-20）。

（2）准备势同上，一手扶住其肩关节上部，另一手托其肘部，使其前臂放在术者前臂上，做肩关节顺时针或逆时针方向的环转摇动。此为托肘摇肩法。

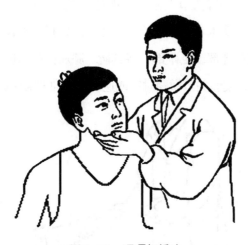

图7-19　颈项部摇法

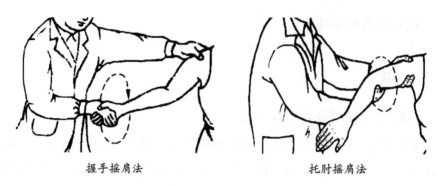

握手摇肩法　　　　　　　　　托肘摇肩法

图7-20　肩关节摇法

3.摇腕关节法　受术者取坐位，掌心向下。术者双手合握其掌上，以两拇指扶按于腕背侧，余指端扣于大小鱼际部，两手协同用力，做顺时针或逆时针方向摇转运动（图7-21）。

4.摇腰法　（1）仰卧位摇腰法：受术者仰卧位，两下肢并拢，屈髋屈膝。术者双手分按其两膝部，或一手按膝，另一手按于踝部，协调用力，做顺时针或逆时针方向的摇转运动（图7-22）。

（2）俯卧位摇腰法：受术者俯卧位，两下肢伸直。术者一手按压其腰部，另一手臂托抱住双下肢膝关节上方，做顺时针或逆时针方向的摇转运动。

5.摇髋关节法　受术者取仰卧位，一侧屈髋屈膝。术者一手按其屈起的膝部，另一手握其同侧踝部或足跟部，将其髋、膝屈曲的角度均调整到90°左右，然后两手协调用力，使髋关节做顺时针或逆时针方向的摇转运动（图7-23）。

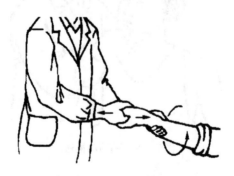

图7-21　摇腕关节法

6.摇踝关节法 受术者仰卧位，下肢自然伸直。术者取坐位于其足端，用一手托住足跟，另一手握住足背部，在稍用力拔伸的情况下做环转摇动（图7-24）。

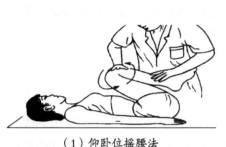 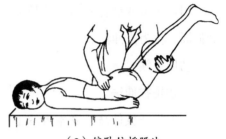

（1）仰卧位摇腰法　　　　　　　（2）俯卧位摇腰法

图7-22 摇腰法

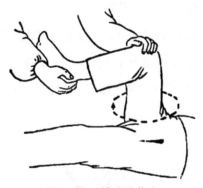 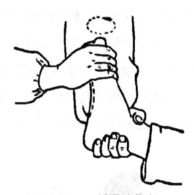

图7-23 摇髋关节法　　　　　图7-24 摇踝关节法

注意事项：

1.被摇关节要放松，运摇力量应直接作用于被摇关节。摇转的方向可顺时针，亦可逆时针，一般以顺、逆方向各半。

2.摇转的幅度应控制在人体生理活动范围内进行，力量由轻到重，幅度由小到大，速度由慢到快，做到因势利导，适可而止，切忌使用暴力。

3.对习惯性关节脱位及椎动脉型、交感神经型颈椎病，颈部外伤，颈椎骨折等病症禁用摇法。

应用：本法适用于全身各关节部。具有舒筋活血、松解粘连、滑利关节等作用。临床主要适用于各种软组织操作及运动功能障碍等病症的治疗。

（二）拔伸法

固定关节或肢体一端，牵拉另一端，应用对抗的力量使关节或半关节得到伸展，称为拔伸法。

动作要领：

1.颈椎拔伸法

（1）掌托拔伸法：受术者取坐位。术者站于其后，以双手拇指端和螺纹面分别顶按住其两侧枕骨下方风池穴处，两掌分置于两侧下颌部以托挟助力。然后掌根及臂部同时协调用力，拇指上顶，双掌上托，缓慢地向上拔伸1~2分钟。以使颈椎在较短时间内得到持续牵引（图7-25）。

（2）肘托拔伸法：受术者取坐位。术者站于其后，一手扶其枕后以固定助力，另一上肢的肘弯部托住其下颌部，手掌侧扶住对侧颜面以加强固定。托住其下颌部的肘臂与扶枕后部一手协调用力，向上慢慢地拔伸1~2分钟，以使颈椎在较短时间内得到持续地牵引。

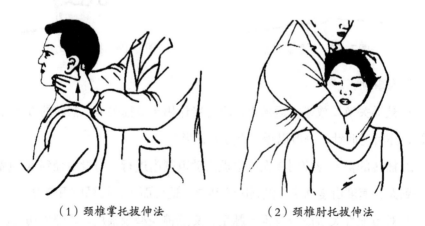

（1）颈椎掌托拔伸法　　　　（2）颈椎肘托拔伸法

图7-25　颈椎拔伸法

1.肩关节拔伸法

（1）肩关节上举拔伸法：受术者坐低凳。术者立于其身体后方，一手托住其患肩侧上臂下段，并自前屈位或外展位将其手臂缓慢抬起，另一手握住其前臂近腕关节处，同时握上臂一手上移其下。两手协调用力，向上缓慢拔伸，至阻力位时，以钝力持续进行牵引。

（2）肩关节对抗拔伸法：受术者取坐位。术者立于其患侧，以两手分别握住其腕部和肘部，于肩关节外展位逐渐用力牵拉。同时嘱患者身体向一侧倾斜，或请助手协助固定其身体上半部，与牵拉之力相对抗，持续拔伸1～2分钟（图7-26）。

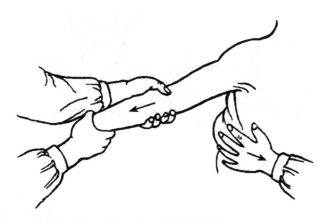

图7-26　肩关节拔伸法

2.腕关节拔伸法　受术者取坐位，术者立于其体侧。一手握住其前臂下端，另一手握住其手掌部。双手同时相反方向用力，缓慢地进行拔伸（图7-27）。

3.指间关节拔伸法　术者以一手握住患者腕部，另一手捏住患指末节，两手同时用力，做相反方向拔伸（图7-28）。

4.腰部拔伸法　受术者仰卧，以手抓住床头。术者立于其足端，两手分别握住其两踝部，两手同时用力向下逐渐用力牵引（图7-29）。

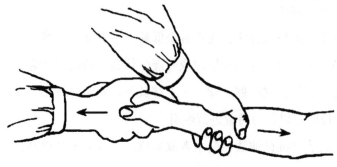

图7-27 腕关节拔伸法

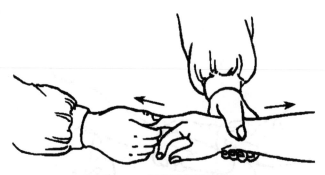

图7-28 指间关节拔伸法

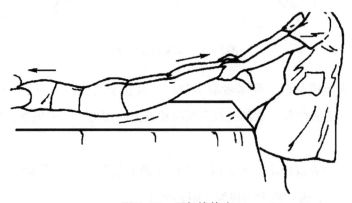

图7-29 腰部拔伸法

5.踝关节拔伸法 患者仰卧位。术者以一手握住其患侧的小腿下段，另一手握住其足掌前部。两手协同用力，向相反方向牵拉拔伸。在牵拉拔伸过程中，可配合进行踝关节的屈伸活动（图7-30）。

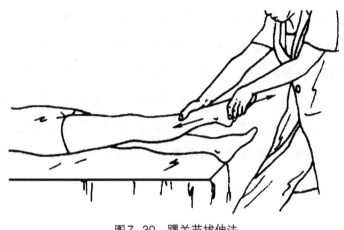

图7-30 踝关节拔伸法

注意事项：1.拔伸力量由小到大，不可用突发性地猛力拔伸，以免造成牵拉损伤。

2.拔伸动作要稳而缓，用力要均匀而持续，当拔伸到一定程度后，需要一个稳定的持续牵引力。

3.拔伸力量和方向以患者的关节生理活动范围或耐受程度而定。

应用：本法主要适用于全身各关节部。具有舒筋活血、理筋整复、松解粘连、滑利关节等作用。临床主要用于软组织损伤、骨折及关节脱位等病症的治疗。

第三节 自我保健按摩法

自我保健推拿，常结合功法、导引锻炼，为历代医家所推崇。《尊生类缉》云："延年却病以按摩导引为先"。《备急千金要方·养性》亦云："非但老人须知服食，将息、节度，极须知调节按摩，摇动肢节，导引行气，行气之道，礼拜一日勿往，不得安于其处以致壅滞，故流水不腐，户枢不朽，亦在斯也矣。"

自我保健推拿即为对自己进行推拿操作，达到强身健体目的的一种推拿方式。具有操作方便、适应证广、疗效明显、经济安全、容易推广等优点，在养生学中占有重要的地位。《寿亲养老新书》有云："日夕之间，常以两足赤肉更次用一手握指，一手摩擦。数目多时，觉足心热，即将脚趾略略转动，倦则少歇。或令人擦之亦得，终不若自擦为佳。"对于年老、小儿不能自行推拿，亦可借助一些器械，或采取接受保健推拿方法。下面介绍几种常用方法。

一、固肾益精法

固肾益精法能加强巩固肾脏功能，并在一定程度上对肾系病变有较好的防治作用。

（一）搓擦涌泉

盘膝而坐，双手掌对搓发热后，从三阴交过踝关节至足内侧一线往返摩擦至透热，然后左右手分别搓擦涌泉穴至发热止。

（二）摩肾俞

两手掌紧贴俞穴，双手同时做环形抚摩，共32次。顺转为补，逆转为泻，肾俞穴宜补不宜泻。肾虚腰痛诸症者，可适当增加次数。

（三）揉命门

以两手的食、中两指点按在命门穴上，稍用力做环形揉动，顺、逆方向各32次。

（四）擦腰骶

身体微前倾，屈肘，两手掌置于两侧腰骶部，以全掌或小鱼际着力，向下至尾、骶部做快速的往返摩擦，以透热为度。

（五）摩丹田

用左或右掌以丹田为轴心，做顺、逆时方向的摩动各32次，然后随呼吸向内向下按压丹田穴1分钟。

（六）擦少腹

双手掌分别置于两胁下，同时用力斜向少腹部推擦至耻骨部，往返操作，以透热为度。

（七）缩二阴

全身放松，做腹式呼吸，在呼气时稍用力收缩前后二阴，吸气时放松，重复32次。

二、健脾益胃法

健脾益胃法对脾胃系病变有良好的防治作用。

（一）摩脘腹

仰卧位，用左手或右手掌置于腹部，以脐为中心，由内向外地顺、逆时方向摩运脘腹部各2分钟。

（二）分阴阳

两手分别置于剑突下，稍用力由内向外沿肋处分推，并逐渐向小腹部移动，往返5~8遍。

（三）揉天枢

用双手食、中指同时按揉天枢穴，顺、逆时针各1分钟。

（四）按中脘

左手或右手四指并拢置于中脘穴上，采用腹式呼吸，吸气时稍用力下按，呼气时做轻柔的环形揉动，如此操作2分钟。

（五）按揉足三里

取坐位，双手拇指或食、中指置于足三里穴上，稍用力按揉，以出现酸胀感为度。

三、疏肝利胆法

疏肝利胆法，对肝胆系病变有很好的防治作用。

（一）疏肋间

取坐位或仰卧位，两手掌横置于骨正中，手指分开，指距与肋间隙等宽，先用左手掌从胸骨正中向右侧腋下分推疏理肋间，从上至下往返3~5遍。然后用右手向左疏理肋间，两手交替分推至胁肋。注意手掌应紧贴肋间，用力平稳，动作轻快柔和。

（二）摩膻中

用左手或右手的四指并拢置于膻中穴，顺、逆时针方向摩运膻中穴各1分钟。

（三）擦胁肋

两手五指并拢置于前乳下，沿胁肋方向搓擦并逐渐下移至浮肋，往返3~5遍，或以胁肋部有温热感为宜。

（四）按揉章门、期门

用两手掌掌根或中指端分别置于两侧的章门、期门穴上，稍用力按揉各1分钟。

（五）运双眼

端坐凝神，头正腰直，两眼球先顺时针方向缓缓转运32次，然后再逆时方向转动32次。

（六）拨阳陵泉

两手拇指或中指分别置于两侧的阳陵泉上，余四指辅助，先按揉1分钟，再用力横向弹拨该处肌腱5~8次，以出现酸胀为度。

（七）掐太冲

用两手拇指的指尖分别置于两足的太冲穴上，稍用力按揉1发钟，以出现酸胀感为度。

四、宣肺通气法

宣肺通气法，对肺系各种病症有良好的防治作用。

（一）疏气会

坐位或仰卧位，双手手掌相叠，置于膻中穴上，上下往返推擦2分钟，以局部有温热感为度。

（二）疏肺经

右掌先置于左乳上方，环摩至热后，以掌沿着肩前、上臂内侧前上方，经前臂桡侧至腕、拇、食指背侧（肺经循路线），上、下往返推擦32次，然后换左手操作右侧。

（三）揉中府

坐位，两手臂交叉抱于胸前，用两手中指指端置于两侧中府穴上，稍用力顺、逆时针方向按揉各32次。

（四）勾天突用中指中食指端置于天突穴处，向下向内勾揉1分钟。

（五）理三焦

两手四指交叉，横置于膻中穴上，两掌根按置于两乳内侧，自上而下稍用力平推至腹部天枢穴。操作32次。

（六）擦迎香

用双手中指指腹分别置于鼻旁迎香穴上，上、下快速推擦各32次，以局部有温热感为度。

五、宁心安神法

宁心安神法对心系各种病症有较好的防治作用。

（一）振心脉

站立位，两足分开与肩同宽，身体自然放松，两手掌自然伸开，以腰左右转动带动手臂前后摆动，到体前时，用手掌面拍击对侧胸前区，到体后时，以掌背拍击对侧背心区。拍击力量由轻到重，各拍击32次。

（二）摩胸膛

右掌按置于两乳之间，指尖斜向前下方，先从左乳下环形推摩心前区，复原，再以掌根在前，沿右乳下环形推摩，如此连续呈"∞"形操作32次。

（三）拿心经

右手拇指置于左侧腋下，余四指置于上肢内侧，边拿捏边按揉，沿上臂内侧渐次向下操作至腕部神门穴，如此操作5~8次，再换手操作右侧。

（四）按内关

用右手拇指按压在左手内关穴上，余四指在腕背辅助，拇指稍用力按揉内关穴1分钟，再换手操作右侧。

（五）揉神门

右手握住左手腕背，中指置于左腕尺侧神让穴处，以中指端稍用力向内向上按揉神门穴1分钟，多面手换手操作右侧。

六、消除疲劳法

消除疲劳法能促进血液循环，增强心脏的舒缩功能和促进淋巴液的回流，促进各组织器官的良性调节，较快地排出体内积聚的有害物质，进一步使肌肉、肌腱、韧带等组织的张力和弹性迅速恢复，从而消除疲劳，恢复机体功能，使机体处于良好状态。

（一）揉风池

坐位，两手抱头，两拇指分别置于脑后风池穴，稍用力做向内向上按揉，各32次，以局部有酸胀感为度。

（二）揉百会

坐位，闭目静息，用单手食指或中指指腹按揉头顶百会穴1分钟，以出现酸胀感为度。

（三）栉头

坐位，双手十指微屈置于头前额，用十指指腹稍用力向上梳理头皮，渐次移动过头顶向下至后枕部，往返操作5~8次或多多益善。

（四）击头

坐位，双手十指分开微屈，以指叩击头部，叩击时需连续不断，腕关节放松，用力不要太大，约叩30次。

（五）捶腰背

坐位或站立位，双手握拳，反手至背后，用拳眼捶击腰背部，往返32次。背部也可以木棒捶打。

(六) 拿委中、承山

坐位，两下肢屈曲，用双手拇指与中指相对用力拿委中、承山穴各1分钟，拿承山时，配合拿腓肠肌数次，则效果更好。

(七) 揉跟腱

坐位，先将右下肢屈曲置于左大腿上，用左手拇指与食指相对用力揉捏小腿再跟腱，并按揉踝关节两侧的昆仑穴和太溪穴半分钟，然后转动踝关节，顺、逆时针各16次，再换脚操作左下肢跟腱，方法相同。

(八) 展胸腰

站立位，双手十指交叉，同时翻掌向上撑至头顶最大限度，然后深吸气，同时身体随之后仰；呼气时上身前俯，并将交叉之双手下按至最低点（最好按到地）。整个过程中，膝关节需挺直，两腿并拢且要踏稳，重复操作8次。

七、振奋精神法

振奋精神法，可使全身感到轻松舒适，精神愉快、振奋。

(一) 挤风池

坐位，两手掌分置于后枕部两侧，拇指分别按于两侧风池穴上，余四指自然分开置于头之两侧，用拇指先按揉风池穴1分钟，然后用力向前挤压，同时四指指腹与拇指相对用力拿头的后侧部，反复操作32次。

（二）揉太阳

坐位，用两手中指指端置于太阳穴处，稍用力做顺、逆时针方向的按揉各1分钟，然后再用力向上向后推挤太阳穴，以局部有酸胀感为度。

（三）分前额

坐位，两手食指屈曲，拇指按于太阳穴上，用屈曲的食指桡侧缘置于前额正中，由内向外沿眉弓上方分推至眉梢处止，反复操作32次。

（四）振百会

坐位，两目平视，牙齿咬紧，单掌掌根在头顶百会穴处做有节律的、轻重适宜的拍击16次。

（五）揉腰眼

站立，两手握拳，屈肘，将拳置于腰眼处，做顺、逆时针方向的按揉32次，以局部有酸胀感为度。

（六）晃腰脊

站立位，两脚分开与肩同宽，双手虎口叉腰，然后做腰部的顺、逆时针方向的摇晃各32次，亦可同时进行腰部的仰俯活动。

（七）拍打法

站立位，按顺序以虚掌左右交替肩、上肢到手；单掌拍击膻中穴；双掌拍击腰臀部；双掌拍击下肢，均20次。

另介绍日常按摩保健的30种方法，大家不妨根据自身情况挑选几种按摩法，在闲暇时为身体加点油。

1. 浴头

两手掌心按住前额，稍用力擦到下额部，再翻向头后两耳上，轻轻擦过头顶，还复到前额，这算1次。共擦10次，接着用指肚均匀轻揉整个头部的发根十次。能调和百脉，使气血不衰，面色红润，减少皱纹。

2. 扣攒竹

用拇指弯曲的突出部左右交替叩击双侧攒竹穴（位于眉头陷中），每穴15～20次，用力以微感不适为度。有消除额痛、眼胀、恢复视力疲劳等作用。

3. 旋眼睛

端坐，两眼向左旋转5次，然后向前注视片刻，再向右旋转5次，前视片刻。对保护视力极有好处。

4. 点睛明

以两食指分别点按双侧睛明穴（眼内角内上方0.1寸）15～30秒，以微感不适为度，有止眼痛和明目的作用。

5. 揉眼皮

以两手拇指轻按开双侧眼皮上，然后旋转揉动，顺逆时针各揉20次。有消除眼痛和明目的作用。

6. 按太阳

用两手食指端分别压在双侧太阳穴上旋转，顺逆时针各揉按10～15次。有止痛醒脑的作用。

7. 叩牙齿

口轻闭，上下牙齿相互轻叩20～30次。有防止牙齿松动脱落，促进消化功能的作用。

8. 磨鼻背

用拇指背用力摩擦双侧鼻背至局部发热。有助于通气，预防感冒。

9. 干洗面

两手互相指并拢，由额向下洗脸20～30次。有醒脑、降压的作用。

10. 假梳头

两手指尖接触头皮，从额到枕后，从头顶到颞侧进行梳头，以头部有热感为度。有醒目、止痛、降血压的作用。

11. 鸣天鼓

两手掌心紧按两耳孔，两手中三指轻击后枕部10次，然后掌心掩按耳孔，手指轻按后枕部不动，再突然抬离，接连开闭放响10次，最后两食指插入耳孔内转动3次，再突然放开。这样算作1次，共做3～5次。有醒脑、增强记忆、强化听力、预防耳病的作用。

12. 揉胸脯

以两手掌按在两乳外上方，旋转揉动，顺逆时针各揉10次。有加速血流，减少胸肌疲劳的作用。

13. 抓肩肌

以右手拇指、食指、中指配合捏起左肩肌，左手则捏起右肩肌，交叉进行，各10次，有松肩去疲劳作用。

14. 点膻中

以拇指肚稍用力压两乳头连线中点处（即膻中穴），约30秒后突然放开，如此重复5次。有豁胸、顺气、镇痛、止喘作用。

15. 苏华盖

端坐，心神宁静，深吸一口气，然后慢慢呼出，重复10次。有吐故纳新，健肺顺气，改善呼吸功能的作用。

16. 豁胸廓

两手微张五指，分别放于胸前两旁的胸壁上，手指端沿肋间隙从内向外滑动，重复10～15次。有开胸顺气、止痕止喘作用。

17.舒大肠

一手叉腰，另一手五指张开，指端向下，从心口窝，沿脐两旁向下腹部，再向右向上至右肋下再向左。即沿大肠走行方向擦揉10次。有疏通大肠、增进消化、预防便秘的作用。

18.分阴阳

以肚脐为中心，两手虎口相对，平置于脐眼左右，两手向内向外揉抚，共10次。有顺气、消胀、增进消化功能的作用。

19.揉环跳

坐位或站位，左拇指端揉左侧环跳穴（股骨大转子与骶管裂孔连线的外1/3处），再用右手拇指端揉右侧环跳穴，交叉进行，各10次。有通经活络，壮筋强足作用。

20.搓腰眼

两手紧按腰眼，用力向下搓到骶尾部，左右手一上一下同时进行，共30次。有壮腰强肾、防治腰痛的作用。

21.甩双手

两臂自然下垂，向前向后甩动30~50次。有放松肩、臂、腕、指关节，通畅气血，增强手臂功能的作用。

22.捶两肩

左右手握空拳，在对侧上肢从肩到手腕扑打共20~30次。有通经活络、灵活关节、防止关节炎及手臂酸痛的作用。

23.顶十指

两手掌心相对，左右手指用力相顶共10次。有活动指关节，促进手部功能的作用。

24.捏虎口

以右手拇、食指捏左手虎口，再以左手拇、食指捏右手虎口，各10次。有增进手部功能、治疗头面部疾患的作用。

25.旋膝盖

两手掌心紧按双膝，先向外旋转10次，再向内旋转10次。有驱逐风灵活筋骨、增强膝部功能以及防止关节炎的作用。

26.擦大腿

两手抱紧一侧大腿根部，用力下按到膝盖，然后擦回大腿根部，来回共20次。有促使关节灵活，增强腿肌，防止腿病等作用。

27.揉腓肠

以两手掌挟紧一侧小腿肚旋转揉动，每侧30次，有疏通气血，加强肌力的作用。

28.掐跟腱

以拇、食指掐跟腱，每侧掐20次。有改善足部功能、消除下肢疲劳，增强脚力的作用。

29.搓脚心

两手搓热后，用手搓两脚心，左右各搓80次。有导虚火、舒肝明目的作用。

30.五指养生操

手指脚趾多揉揉，失眠头痛不用愁。常揉拇指健大脑，常揉食指胃肠好。常揉中指能强心，常揉环指肝平安。常揉小指壮双肾，十指对力强心脏。双手对插头脑清，旋转关节通经脉。反掌伸展松筋骨，揉揉十指祛头痛。按摩四关行气血，摇肩转膊松颈椎。甲角切切精神爽：

第一节：虎口平击36次。

说明：打击大肠经合谷穴。主治：预防及治疗颜面部位的疾病，如视力模糊、鼻炎、口齿疼痛、头痛及预防感冒。

第二节：手掌侧击36次。

说明：打击小肠经后溪穴。主治：头顶强疼、放松颈项肌肉群及预防骨刺、骨头退化。

第三节：手腕互击36次。

说明：打击心经及包络经大陵穴。主治：预防及治疗心脏病、胸痛、胸闷，缓解紧张的情绪。

第四节：虎口交叉互击。

说明：穴位是八邪穴。主治：预防及治疗末梢循环，如手麻、脚麻等末梢循环疾病。

第五节：十指交叉互击36次。

说明：穴位是八邪穴。主治：预防及治疗末梢循环，如手麻、脚麻等末梢循环疾病。

第六节：左拳击右掌心36次。

说明：经络是心经和心包络经劳宫穴。主治：消除疲劳及提神作用。

第七节：右拳击左掌心36次。

说明：经络是心经和心包络经劳宫穴。主治：消除疲劳及提神作用。

第八节：手背互相拍击36次。

说明：打击到的是三焦经阳池穴。主治：调整内脏机能、预防及治疗糖尿病。

第九节：搓揉双耳36次。

说明：耳垂的穴位很多。主治：眼点、颜面部及胸部位的循环。

第十节：手掌心互相摩擦6下至微热，轻盖双眼，眼球左右转6圈，周而复始作6次。

说明：运用气功原理，调整眼睛的经气，主治：预防近视、老花及视力模糊。

第八章　足反射疗法

第一节　足反射疗法概述

一、足反射疗法的历史

足反射疗法，远在有文字可考的历史以前，就被各种不同的文明认识到双足与机体内部器官之间的关系。世界各地的人们运用不同的形式对双足刺激以增进健康。

二、足反射疗法常用手法

足反射疗法常用的手法有：示指扣拳法、拇指刮压法、拇指推法、示指关节刮压法、双指钳法、拇指侧刮法等。

三、反射学与反射疗法

反射学：即研究反射理论与实践的学科。

反射疗法：是建立在现代反射学理论基础上，采用手法或其他方法，对人体体表各全息元中的反射区（点）施加刺激引起人体内部的生理调整的一种自然疗法或自然保健法。反射疗法是反射学在医疗保健领域的实际应用。

四、反射的概念、结构基础与分类

（一）反射：是指在中枢神经系统参与下，机体对内外刺激的规律性应答反应。

（二）反射的结构基础：反射弧。即感受器、传入神经、中枢神经系统、传出神经、效应器五个部分。这五部分缺一不可，且不能调整顺序。

五、反射疗法的六大要素

（一）位置准确：根据定位准确操作。

（二）力度适中：以有酸痛感为度。

（三）频率适宜：以与被操作者的心率相同或相近的频率为宜。

（四）疗程合理：以7天或10天为一疗程，共进行2—3个疗程。

（五）科学配伍：根据不同病症，配伍不同反射区。

（六）刺激充裕：保证每个反射区的刺激时间充裕。

六、刺激的含义

刺激，即机体感受到的内外环境等变化。对不同刺激机体的反应不同。

七、反射疗法的禁忌证

并非所有病症都可以实施反射疗法，其禁忌证如下：

（一）开放性损伤的局部，肌腱、韧带等软组织的断裂伤，骨折早期，禁止在损伤局部进行反射疗法；

（二）严重心肌梗死、中风早期、急腹症等严重危及生命的急性病症；

（三）严重急性感染性疾病，严重心脑血管疾病，结核病活动期，严重的癫痫等精神性疾病，肿瘤、重要脏器衰竭等严重的器质性疾病；

（四）各种急性中毒的抢救期；

（五）处于妊娠及月经期的妇女，下腹部及合谷、三阴交等有特定作用的穴位；

（六）各种严重出血病的患者；

（七）极度疲劳、醉酒、饥饿或过饱者。

第二节　足反射区及操作

目前，全球通用的双足反射区有60余个。为便于记忆和学习，将其分为四组，分别是足底反射区、足内侧反射区、足外侧反射区和足背反射区。

一、足反射区概述

双足的反射区并非完全相同。双足共有的反射区有肾上腺、肾、输尿管、膀胱、腹腔神经丛、额窦、垂体、小脑及脑干、三叉神经、头部（大脑）、颈项、甲状腺、眼、耳、斜方肌、肺及支气管、胃、胰、十二指肠、小肠、横结肠、生殖腺22个反射区。其中左足有心、脾、降结肠、乙状结肠及直肠、肛门，右足有肝、胆囊、升结肠、盲肠及阑尾、回盲瓣等等反射区。双足反射区大致呈对称结构排列。

因肾上腺、肾、输尿管、膀胱、尿道（一说为腹腔神经丛）五个反射区，主要功能为排泄代谢产物、维持内环境稳定、分泌激素，因此有人将上述反射区称为"基本反射区"。

二、足底反射区

足底反射区这一组包括31个反射区（图8-1），分别是肾上腺、肾、输尿管、膀胱、腹腔神经丛、额窦、垂体、小脑及脑干、三叉神经、头部（大脑）、颈项、甲状腺、眼、耳、斜方肌、肺及支气管、胃、胰、十二指肠、小肠、横结肠、生殖腺、心、脾、降结肠、乙状结肠及直肠、肛门、肝、胆囊、升结肠、盲肠及阑尾、回盲瓣。（注：后文"示指"即通常所说食指，为紧挨着拇指的手指）

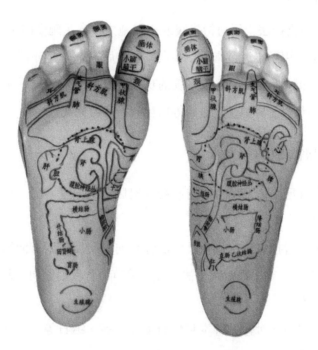

图8-1　双足底反射区模型图

（一）肾上腺反射区

【位置】双足底第1、第2跖骨与跖趾关节所形成的足掌中央"人"字形交叉点略偏外侧处。

【操作】示指扣拳法：用示指近节指骨顶端由足掌中央"人"字形交叉点点按，左手拇指辅助向外侧推动，直至找到敏感点为止。

【作用】一般用于消炎、止痛、退热、止喘、抗过敏、抗休克及风湿性关节炎、心律失常、肾上腺功能亢进、肾上腺功能减退及其他内分泌疾患的治疗与保健。

（二）肾反射区

【位置】双足底第1、第2跖骨与跖趾关节所形成的足掌中央"人"字形交叉点后方凹陷处。

【操作】拇指推法：用拇指指腹或指端施力，自足趾端向足跟方向推压；用示指扣拳法：用示指近节指骨顶端点按渗透后施力竖直向下刮压。

【作用】加强肾及整个泌尿系统的功能，有助于对泌尿系统疾患以及水肿、风湿性关节炎、肾源性高血压等病症的治疗与保健。

（三）输尿管反射区

【位置】双足底，肾反射区与膀胱反射区之间，呈"L"或倒"L"形的区域。

【操作】示指扣拳法：从肾反射区竖直向膀胱反射区方向刮压，到跟骨前缘拐向足内侧；或用拇指刮压法：拇指关节沿肾反射区向下刮压，至跟骨前缘拐向足内侧。

【作用】有助于对输尿管本身疾患（如炎症、结石等）及其他泌尿系统疾患的治疗与保健。

（四）膀胱反射区

【位置】双足掌底面与足掌内侧的交界处，舟骨下方，拇展肌侧旁，足跟前方。

【操作】拇指关节刮压法：用拇指关节在足底和足内侧交界处刮压；或用示指扣拳法：左足即用左手，用示指关节对交界处进行点按刮压。

【作用】有助于膀胱疾患（如炎症、结石、肿瘤等）、其他泌尿系统疾患、前列腺疾患的治疗与保健。

（五）腹腔神经丛反射区

【位置】位于双足掌后大致呈一圆形区域。

【操作】拇指推法：用双手拇指指腹推揉反射区；示指扣拳法：将圆形区域逐个指位刮压。

【作用】调节腹腔脏器的功能，对功能性胃肠病症状如腹胀、腹泻、胃肠痉挛、反酸、呃逆等有疗效。

（六）前额反射区

【位置】双足底，足拇趾趾端，其余四趾趾腹。

【操作】拇指关节刮压法：用拇指关节向足内侧刮压；用示指远端、中端指关节顶点刮压。

【作用】有助于头痛、头晕、失眠，脑部及鼻、眼、耳、口腔等部位疾患的治疗与保健。

（七）垂体反射区

【位置】双足底，拇趾趾腹约中间区域。

【操作】拇指关节刮压法：用拇指关节点按在足拇趾的上下、左右两个最长线交界点。

【作用】有助于垂体本身功能失调造成的疾患（侏儒症、肥胖症、尿崩症等）及内分泌系统疾患，儿童发育不良、智能低下及更年期综合征等的治疗与保健。

（八）小脑及脑干反射区

【位置】双足底，拇趾趾腹根部外侧。

【操作】拇指关节刮压法：用拇指指端关节点按反射区。

【作用】有助于小脑萎缩或小脑及脑干的功能失常造成的疾患、肌腱、关节疾患、平衡器官疾患、共济失调、血压不正常等的治疗与保健。

（九）三叉神经反射区

【位置】双足拇趾外侧指缝内。

【操作】拇指推法：用拇指指腹从足趾端沿足趾缝推压后向隆起处提压；或用拇指关节顶点向足内侧点按。

【作用】有助于偏头痛，三叉神经痛，面神经麻痹或痉挛，腮腺炎及头面部其他疾患的治疗与保健。

（十）头部（大脑）反射区

【位置】双足底，足拇趾整个趾腹。

【操作】拇指指腹推法：用拇指指腹对整个足拇趾推压，由下向上或反之均可；用拇指关节由趾端向趾根方向压刮，反之亦可，由趾根向趾端刮压效果更好。

【作用】有助于脑出血、脑血栓及其后遗症，脑震荡，头痛，头晕，失眠，神经衰弱，神志不清，大脑萎缩及大脑功能失常造成的各种疾患，脑性瘫痪，帕金森病等的治疗与保健。

（十一）颈项反射区

【位置】双足底，拇趾根部横纹处。

【操作】拇指关节刮压法：用拇指指关节由外向足内侧刮压。

【作用】有助于颈椎病，落枕，颈部软组织损伤等颈部疾患的治疗与保健。

（十二）眼反射区

【位置】双足第2趾与第3趾的底面和两个侧面，第2趾根部、第3趾根部以及第2趾、第3趾交界点，即"三点六面"。

【操作】拇指腹推法：用手拇指由趾端向趾根轻推，在第2趾根部、第3趾根部以及第2趾、第3趾交界点用示指扣拳法点按；用拇指关节刮压法：刮压第2趾、第3趾除足背以外的面，且用拇指关节点按上述三点，指关节点压，其余四指在足中指后部固定。

【作用】有助于眼部各种疾患的治疗与保健。

（十三）耳反射区

【位置】双足第4趾与第5趾的底面和两个侧面，第4趾根部、第5趾根部以及第4趾、第5趾交界点，如上述"三点六面"。

【操作】拇指腹推法：用手拇指由趾端向趾根轻推，在第2趾根部、第3趾根部以及第2趾、第3趾交界点用示指扣拳法点按；用拇指关节刮压法：刮压第2趾、第3趾除足背以外的面，且用拇指关节点按上述三点，指关节点压，其余四指在足中指后部固定。

【作用】有助于耳部各种疾患的治疗与保健。

（十四）甲状腺反射区

【位置】双足底，第1、第2趾间缝向后延伸，再转向内侧，呈弧形带状包围着第1跖骨小头。

【操作】拇指关节刮压法：用拇指指关节点按后行"C"字形区域刮压。

【作用】有助于甲状腺功能亢进或减退，甲状腺炎，甲状腺肿大及肥胖症等的治疗与保健。

（十五）斜方肌反射区

【位置】在双足底，第2、第3、第4、第5趾的后方，成一横带状区域。

【操作】拇指刮压法：用拇指指关节刮压第2、第3、第4、第5趾的后方横带状区域。

【作用】有助于颈项部及肩背部酸痛，落枕，上肢无力、酸痛及麻痹等病症的治疗与保健。

（十六）肺及支气管反射区

【位置】在双足底，斜方肌反射区的后方，肾上腺反射区前方、第1、第2趾间缝外侧，呈片状区域。自横带中部向第3趾延伸呈一竖条状区域，是支气管敏感区。

【操作】拇指刮压法：用拇指指关节由内向外刮压肺反射区后沿支气管敏感区向上提压。

【作用】有助于肺部及支气管疾患如肺炎、支气管炎、支气管哮喘、肺气肿等的治疗与保健。

（十七）心反射区

【位置】左足底，第4、第5趾间缝垂直延长线与第5跖骨小头水平线的后方凹陷处。

【操作】示指扣拳法：在第5跖骨小头水平线的后方凹陷处进行点按；用拇指关节刮压法：即用拇指关节竖缘在第4、第5趾间缝向足趾方向刮压。

【作用】有助于心脏与循环系统疾患如心律失常、心前区疼痛、心肌炎、冠心病、血脂偏高、动脉硬化、高血压、低血压等的治疗与保健。

（十八）脾反射区

【位置】位于左足底，第4、第5趾间缝垂直延长线上，心反射区后约2横指处。

【操作】示指扣拳法：用示指关节点压。

【作用】除脾本身疾患外，常用于贫血、皮肤病、食欲缺乏、消化不良、发热、炎症等病症的治疗与保健，以增强机体的免疫能力。

（十九）胃反射区

【位置】双足底内侧第1跖骨小头的后方，甲状腺反射区后方前后宽度约为1横指的区域。

【操作】拇指关节刮压法：即用拇指指关节横向或纵向刮压反射区。

【作用】有助于胃及消化系统症状如恶心、呕吐、腹胀、胃痛、胃酸过多、消化不良、急慢性胃肠炎、胃溃疡及胃下垂等的治疗与保健。

（二十）胰反射区

【位置】双足底内侧，胃反射区的后方，前后宽度约为1横指的区域。

【操作】拇指关节刮压法：即用拇指指关节横向或纵向刮压反射区。

【作用】有助于胰腺本身疾患（如胰腺炎等）及因胰腺功能不良而引起的疾患如糖尿病、消化不良等的治疗与保健。

（二十一）十二指肠反射区

【位置】双足底内侧，胰反射区的后方，前后宽度约为1横指的区域。

【操作】拇指关节刮压法：即用拇指指关节横向或纵向刮压反射区。

【作用】有助于胃、十二指肠疾患的治疗与保健。

（二十二）小肠反射区

【位置】位于双足底中部凹入区域，被升结肠、横结肠、降结肠、乙状结肠及直肠等反射区所包围，呈"口"字形。

【操作】

示指扣拳法：用示指指关节刮压"口"字内区域。

【作用】有助于消化系统疾患如胃肠胀气、腹痛、腹泻、急慢性肠炎等的治疗与保健。

（二十三）横结肠反射区

【位置】位于双足底中间，横越脚掌呈一横带状。

【操作】示指扣拳法：即用示指指关节自足内侧向足外侧推压，可用另一手拇指协助。

【作用】有助于消化系统疾患如腹痛、腹泻、肠炎等的治疗与保健。

（二十四）降结肠反射区

【位置】位于左足底外侧，上接横结肠反射区，沿骰骨外缘下行，与足外侧线平行呈竖条状，止于足跟骨外侧前缘。

【操作】示指扣拳法：即用示指指关节自上而下刮压。

【作用】有助于消化系统疾患如腹痛、腹泻、肠炎等的治疗与保健。

（二十五）乙状结肠及直肠反射区

【位置】位于左足底足跟前缘，呈一横带状。

【操作】拇指刮压法：用拇指指关节由足外侧向足内侧刮压。

【作用】有助于乙状结肠及直肠疾患如炎症、便秘、息肉等的治疗与保健。

（二十六）肛门反射区

【位置】左足底内侧，足跟的前缘。

【操作】拇指关节刮压法：用拇指指关节点按刮压。

【作用】有助于便秘、痔疮、肛瘘、直肠脱垂等的治疗与保健。

（二十七）生殖腺反射区（位置之一）

【位置】双足底，跟骨前缘处。

【操作】拇指刮压法：用拇指关节点按，其余四指辅助；示指扣拳法：一只手托起足跟，另一只手示指指关节点按。

【作用】有助于性功能低下，不孕症，更年期综合征，月经不调，痛经等生殖系统疾患的治疗与保健。

右足底的反射区与左足底基本相同，左右对称。但是有5个反射区只在左足才有，右足没有，即：心、脾、降结肠、乙状结肠及直肠、肛门反射区。另有5个反射区只在右足才有，左足没有，即：肝反射区、胆囊反射区、盲肠及阑尾反射区、回盲瓣反射区、升结肠反射区。其余的都可以参照左足同名反射区操作。

（二十八）肝反射区

【位置】右足底第3、第4、第5趾骨后方区域，敏感区域在第4、第5趾间缝垂直延长线与第5跖骨小头水平线后方凹陷内。

【操作】拇指刮压法：即以拇指第一指关节顶点刮压右足底第4、第5趾间缝垂直延长线与第5跖骨小头水平线交点附近区域；示指扣拳法：用示指指关节点按反射区。

【作用】有助于肝炎、肝硬化、肝大、肝功能异常、脂肪肝等肝脏疾患的治疗与保健。

（二十九）胆囊反射区

【位置】右足底第3、第4趾间缝垂直延长线上，肺反射区的后缘处。

【操作】示指扣拳法：即用示指指关节点压反射区。

【作用】有助于胆囊疾患如胆结石、胆囊炎、黄疸等的治疗与保健。

（三十）盲肠及阑尾反射区

【位置】右足底，跟骨前缘的外侧。

【操作】示指扣拳法：即以示指指关节点按反射区。

【作用】有助于消化系统及盲肠阑尾本身疾患的治疗与保健。

（三十一）回盲瓣反射区

【位置】右足底足跟前缘的外侧，几乎与盲肠及阑尾反射区同一位置。

【操作】示指扣拳法：即以示指指关节点按反射区。

【作用】增强回盲瓣的功能，有助于消化系统疾患的治疗与保健。

（三十二）升结肠反射区

【位置】右足底中部，与足外侧平行的一带状区域。

【操作】拇指刮压法：即用拇指指关节由足跟向足趾方向刮压。

【作用】有助于消化系统疾患如腹痛、腹泻、肠炎等的治疗与保健。

三、足内侧反射区

这一组包括10个反射区（图8-2），分别是颈椎反射区、胸椎反射区、腰椎反射区、骶骨及尾骨反射区、臀部及坐骨神经反射区（内侧）、前列腺或子宫反射区、尿道（阴道）反射区、髋关节（内侧）反射区、直肠及肛门反射区、腹股沟反射区。

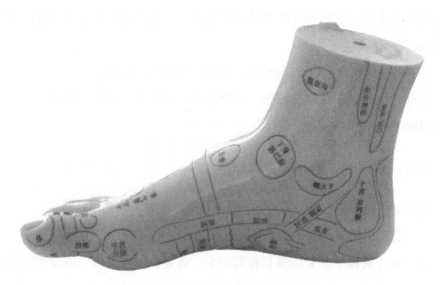

图8-2　足内侧反射区模型图

（一）颈椎反射区

【位置】双足内侧缘，拇趾根部内侧横纹尽头处。

【操作】示指关节刮压法：即用示指远端关节顶点刮压；示指外缘刮压：即拇指放在趾缝内，用示指的外缘由足跟向足趾方向刮压。

【作用】有助于颈项酸痛，颈项僵硬，落枕及各种颈椎病变（包括骨质增生及因颈椎病引起的手麻、手痛等）的治疗与保健。

（二）胸椎反射区

【位置】位于足内侧缘从第1跖骨小头到第1跖骨粗隆处。

【操作】拇指刮压法：以拇指指腹自足内侧缘从第1跖骨小头到第1跖骨粗隆处推压。

【作用】有助于肩背酸痛及各种胸椎疾患的治疗与保健。

（三）腰椎反射区

【位置】位于足内侧缘楔骨至舟骨的下方。前接胸椎反射区，后连骶骨及尾骨反射区。

【操作】拇指刮压法：以拇指第一指指关节刮压反射区。

【作用】有助于急性腰扭伤、腰背酸痛、腰椎间盘突出、骨质增生及其他腰椎疾患的治疗与保健。

（四）骶骨及尾骨反射区

【位置】位于腰椎反射区后方，两足内侧缘距骨下方到跟骨止。

【操作】拇指刮压法：以拇指第一指指关节刮压反射区。

【作用】有助于骶骨、尾骨骨质增生，骶骨、尾骨受伤，坐骨神经痛等的治疗与保健。

（五）臀部及坐骨神经反射区（内侧）

【位置】位于两足跟后缘至内侧缘一带状区域。

【操作】示指关节刮压法：用示指第一指指关节顶端在沿跟腱向足后跟刮压，至足底时拐向足内侧止。

【作用】有助于坐骨神经痛，尾骨受伤后遗症等的治疗与保健。

（六）前列腺或子宫反射区

【位置】位于双足后跟内侧，内踝后下方的三角形区域。男性为前列腺反射区，女性为子宫反射区。

【操作】拇指腹推法：用拇指指腹推压双足后跟内侧，内踝后下方的三角形区域；示指关节刮压法：即用示指第一指指关节刮压。

【作用】有助于男性前列腺肥大、前列腺炎等前列腺疾患治疗及女性子宫肌瘤、子宫内膜异位、宫颈炎、子宫下垂及痛经、月经不调等疾患的治疗与保健。

（七）尿道（阴道）反射区

【位置】位于双足跟内侧，自膀胱反射区斜向后上方延伸至舟骨与距骨之间缝的一带状区域，男性为尿道反射区，女性为尿道及阴道反射区。

【操作】拇指推法：用拇指指端自膀胱反射区斜向后上方延伸推按；拇指刮压法：即用拇指关节沿上述方向刮压。

【作用】有助于尿道及阴道各种疾患（如炎症）的治疗与保健。

（八）髋关节（内侧）反射区

【位置】位于双足内侧内踝下后缘。

【操作】以拇指指腹或指端施力，沿着内踝下缘推压反射区。

【作用】有助于髋关节痛、坐骨神经痛、腰背痛等疾患的治疗与保健。

（九）直肠及肛门反射区

【位置】位于双小腿内侧，胫骨内侧后方，趾长屈肌腱间，内踝尖后方向上延伸四横指的一带状区域。

【操作】拇指推法：以拇指指腹或指端推压；示指扣拳法：用示指第一指关节由膝关节向足跟刮压。

【作用】有助于痔疮、便秘、直肠脱垂、直肠炎等直肠及肛门疾患的治疗与保健。

（十）腹股沟反射区

【位置】位于双小腿胫骨内踝尖上方2横指略前方，胫骨与肌肉相连骨缝凹陷处。

【操作】以拇指指腹或指端施力按揉。

【作用】有助于腹股沟疝及生殖系统疾患的治疗与保健。

四、足外侧反射区

足外侧的反射区包括以下8个反射区（图8-3），分别是：睾丸或卵巢反射区（生殖腺反射区之二）、臀部及坐骨神经反射区（外侧）、膝反射区、肘反射区、肩反射区、肩胛骨反射区、髋关节（外侧）反射区、下腹部反射。

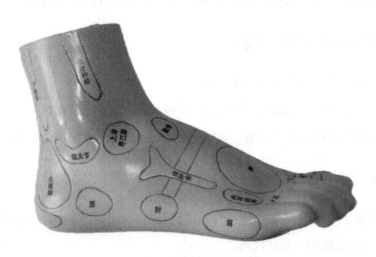

图8-3　足外侧反射区模型图

（一）睾丸或卵巢反射区（生殖腺位置之二）

【位置】足后跟外侧，外踝后下方，跟骨前方的三角形区域。

【操作】拇指刮压法：即以拇指指端或指腹在足外踝下方三角区域内推按；示指关节刮压法：即以示指第一指指关节顶端刮压反射区。

【作用】有助于性功能低下，不孕症，更年期综合征，月经不调，痛经等生殖系统疾患的治疗与保健。

（二）臀部及坐骨神经反射区（外侧）

【位置】位于两足跟后缘至外侧缘一带状区域。

【操作】示指关节刮压法：即以示指第一指指关节顶端由膝关节向足跟方向刮压，至足跟外侧止。

【作用】有助于坐骨神经痛，尾骨受伤后遗症等的治疗与保健。

（三）膝反射区

【位置】位于双足外侧，外踝前下方，骰骨与跟骨前缘形成的陷凹处。

【操作】拇指刮压法：用拇指关节在凹陷处刮压。

【作用】有助于膝关节炎、膝关节痛等膝部及下肢疾患的治疗与保健。

（四）肘反射区

【位置】位于双足外侧第5跖骨粗隆凸起的前、后两侧。

【操作】双指钳法：即示指、中指避开粗隆，在前后两侧按压。

【作用】有助于肘关节软组织损伤、肘关节酸痛、肘关节炎等肘部及上肢疾患的治疗与保健。

（五）肩反射区

【位置】位于双足外侧第5跖趾关节处。

【操作】拇指刮压法：即以拇指关节在凹陷处刮压。

【作用】有助于肩周炎、肩酸痛、手臂无力、手麻等肩部及上肢疾患的治疗与保健。

（六）肩胛骨反射区

【位置】位于双足肩反射区后方，足背第4、第5跖骨之间延伸到骰骨的一带状区域。

【操作】拇指推法：即以双手拇指指端同向前后推压反射区。

【作用】有助于肩背酸痛，肩周炎，肩关节活动障碍等肩胛部疾患的治疗与保健。

（七）髋关节（外侧）反射区

【位置】位于双足外侧的外踝下缘。

【操作】以拇指内侧缘沿双足外踝下缘刮压反射区。

【作用】有助于髋关节痛、坐骨神经痛、腰背痛等疾患的治疗与保健。

（八）下腹部反射区

【位置】位于双小腿腓骨外侧后方，外踝尖向后方向上延伸4横指的一带状区域。

【操作】拇指推法：以拇指指腹或指端推压；示指扣拳法：用示指第一指关节由膝关节向足跟刮压。

【作用】主要用于妇科疾患如月经不调、痛经等的治疗与保健。

五、足背反射区

足背的反射区共有13个（图8-4），分别是上颌反射区、下颌反射区、扁桃体反射区、喉与气管及食管反射区、胸部淋巴结反射区、内耳迷路反射区、胸反射区、膈反射区、肋骨反射区、鼻反射区、甲状旁腺反射区、上身淋巴结反射区和下身淋巴结反射区。

（一）上颌反射区

【位置】位于双足背拇趾趾间关节横纹前方一条横带状区域。

【操作】示指关节刮压法：即示指第一指关节顶端刮压。

【作用】有助于牙痛、牙周炎、牙龈炎、口腔炎症或溃疡，味觉障碍、鼾病等疾患的治疗与保健。

（二）下颌反射区

【位置】位于双足拇趾趾间关节横纹后方一条横带状区域。

【操作】示指刮压法：用示指第一指指关节顶端刮压。

【作用】有助于牙痛、牙周炎、牙龈炎、口腔炎症或溃疡、味觉障碍，鼾病等疾患的治疗与保健。

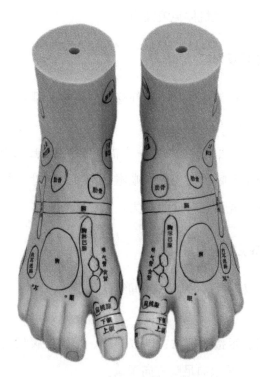

图8-4 双足背反射区模型图

（三）扁桃体反射区

【扁桃体反射区的位置】位于双足背拇趾的第一节上，肌腱的左右两侧。

【操作】拇指推法：即以双手拇指指腹推压反射区；以示指第一指指关节顶端刮压。

【作用】有助于上呼吸道感染扁桃体炎等疾患的治疗与保健。

（四）喉与气管及食管反射区

【位置】位于双足背第1、第2趾间缝向后延伸，即第1、第2跖骨之间的陷凹处的一带状区域，偏内侧。

【操作】拇指刮压法：以拇指指腹或指端侧缘自足趾向足跟方向推压。

【作用】有助于上呼吸道感染及咽喉、声带、气管、食管等处疾患的治疗与保健，抗炎症，增强机体免疫能力。

（五）胸部淋巴结反射区

【位置】位于双足背第1、第2趾间缝向后延伸，即第1、第2跖骨之间的陷凹处的一带状区域，偏外侧。

【操作】示指扣拳法：以示指第一指指关节顶点点压反射区。

【作用】有助于上呼吸道感染及咽喉、声带、气管、食管等处疾患的治疗与保健，抗炎症，增强机体免疫能力。

（六）内耳迷路反射区

【位置】位于双足背第4、第5趾间缝向后延伸，即第4、第5跖骨之间的凹陷处。

【操作】拇指、示指对捏法：即以拇指、示指指腹相向用力挤压，示指在上、拇指在下，由足跟向足趾方向牵拉。

【作用】有助于眩晕、晕动病、高血压、低血压、耳鸣、平衡障碍等疾患的治疗与保健。

（七）胸反射区

【位置】位于双足背第2、第3、第4趾后方，即第2、第3、第4跖骨所形成的一片区域。

【操作】以双手拇指指腹施力在足背自足趾向足跟推按。

【作用】有助于胸部及乳腺疾患（如乳腺炎、乳腺增生、乳腺肿瘤等）的治疗与保健。

（八）膈反射区

【位置】位于双足背，第1与第5跖骨粗隆连线形成的曲面。

【操作】拇指对推法：即以双手拇指指腹对向同时施力；以双手示指侧缘同时施力，自足背中央向两侧刮压。

【作用】有助于呃逆、膈肌痉挛、膈疝等疾患的治疗与保健。

（九）肋骨反射区

【位置】内侧肋骨反射区在双足背第1楔骨与舟骨间；外侧肋骨反射区在骰骨、舟骨与距骨间。

【操作】以双手示指指端点揉。

【作用】有助于肋膜炎及肋骨的各种疾患的治疗与保健。

（十）鼻反射区

【位置】双足拇趾内侧面，自拇趾端向拇趾根部再延伸到拇趾背面趾甲的根部，呈"L"形的一带状区域。

【操作】拇指推法：用拇指指端自拇趾内缘向甲盖边缘推按，至拇趾甲盖中部止，外侧自上而下推压反射区。

【作用】有助于鼻部各种疾患及上呼吸道感染的治疗与保健。

（十一）甲状旁腺反射区

【位置】双足掌内侧缘，拇趾根部的后方，第1跖趾关节前方凹陷处。

【操作】拇指刮压法：以拇指关节顶端沿足大趾内侧向下均匀推压。

【作用】有助于甲状旁腺功能低下引起的缺钙症状如筋骨酸痛、手足麻痹或痉挛、指甲脆弱、骨质疏松、白内障等的治疗与保健；加强胃肠蠕动；癫痫发作时急救。

（十二）上身淋巴结反射区

【位置】双足背踝部，外踝的前下方陷凹处。

【操作】拇指推法：即以拇指指端或指腹在足外踝前下方陷凹处按压；指关节刮压：即以示指关节在足外踝前下方陷凹处点按。

【作用】有助于炎症、发热的治疗，增强机体免疫能力。

（十三）下身淋巴结反射区

【位置】位于双足背踝部，内踝的前下方陷凹处。

【操作】拇指推法：即以拇指指端或指腹在足外踝前下方陷凹处按压；示指关节刮压：即以示指关节在足外踝前下方陷凹处点按。

【作用】有助于炎症、发热的治疗，增强机体免疫能力。

附：中西医的交汇与冲突

进入20世纪90年代，由于西方文化大量传入中国，关于中医学如何发展、中医学是存是亡的问题，又一次严峻地摆在中医学界乃至整个中华民族的面前。由于视角不同，观点纷呈，因而构成了很多学术流派，大体上主要有传统派与改造派。改造派立足于打碎传统，传统派立足于保持传统。其实，中医存亡的大问题发端于20世纪初，不同的是那时无论如何还强调中医的主体地位，现在的争论却已经隐含着主体性的丧失。

第一节　历史上的争论

一、关于"废止中医案"

近现代中国医学史的核心问题是中西医的比较与抉择。西方医学的大举进入，造成了国内中医、西医两种医学并存的局面，因此，通过比较做出抉择便成为中国医学界必须面对的重要问题。中西医的正面论争，是民国建立之后的事情。1916年，余云岫出版《灵素商兑》，率先向中医发难。1922年，恽铁樵著《群经见智录》正面回应余氏的挑战，一场关于中医理论是否科学，是否有存在必要的大论战就此展开，延续至今，这场战斗的硝烟依旧弥漫。

余云岫（1879—1954年），1904年东赴日本东京物理学校，1908年入大阪医学预科，1916年回国。历任南京国民政府中央卫生委员会委员、医学校学制与课程编制委员会委员、《中华医学杂志》编辑主任等；1949年后，在新政府卫生部门任要职。

1895年2月，日本以105票对78票否决了汉医界提出的《医师执照规则修改法案》，成为世界上消灭传统医学的一个典型。这一事件在20年后深深地影响了当时的留日学生余云岫。他认为：日本近代医学的兴盛是废止汉医的结果。中国要发展医药卫生事业，也应该效法日本——废止中医。余云岫主张"废医存药"，他的观点主要反映在《灵素商兑》一书中。

他首先对《黄帝内经》发难，认为《黄帝内经》无一字可取，是数千年来杀人的秘本与利器。他用西医的解剖理论攻击中医的五脏六腑之说等，以经脉、络脉分别是动脉、静脉来肢解中医理论，为废止中医做理论上的准备。《灵素商兑》一书成为民国历史上历次大规模中医抗争浪潮的主要根源。

1929年，余云岫提出《废止旧医以扫除医事卫生之障碍案》，认为中医学是"二千年来传统的神话、古典哲学、占星术、唯心论、主观唯物论和庸俗经验论的杂货店"，企图彻底消灭中医而大倡西医。1929年3月17日，全国中医药界联合请愿，虽然阻止了法案的通过，但无法改变南京政府歧视和排挤中医的态度与政策，但从此之后，中医在中国的巨大影响开始被西医取代，使得一些中医不得不备听筒、购注射器而为权宜之计。从此，曾被日本尊为"医药始祖"、被阿拉伯赞为"宝藏"、被越南封为"国师"的中医的地位开始一落千丈。

"我当时的办法是：不论中医的出身和学历如何，即使还在私塾里的学徒，都把他们登记起来，以后不再产生新的中医。我计算，当时登记之中医，年龄最轻者，大约不下二十岁，假如一个人活满六十岁，不过四十年之光阴，大都可以把中医肃清掉。"20年后的1949年，余云岫说出了他当时做提案时的愿望。

新中国成立后，余云岫希望新的中央政府会支持他的中医革命。在一本书的序中，他写道："自从中央人民政府掌握政权以来，我的三十多年的医学革命运动已经不需要了。因为共产党是坚固地把握唯物辩证法的，绝不会像蒋政权那班主观唯物论的庸俗经验论样的杂货店样的旧医，庇护起来，支持起来，增加反动势力，来和自然科学的新医学对立。既然这样，在共产党为主体的人民政府的医学教育和卫生机构，当然没有旧医继续存在之余地了。"

二、中医科学化之路

20世纪30年代，鉴于中医保留还是废止的巨大争议，"中医科学化"运动兴起。这个运动的中心内容是"以科学的方法整理中国固有的文化，以科学的知识充实中国现在的社会，以科学的精神光大中国未来的生命"。

20世纪初，"科学"一词由日本传入中国。1923年，胡适在《科学与人生观》一文说："近三十年来，有一个名词在国内几乎做到了无上尊严的地位，无论懂与不懂的人，无论守旧和维新的人，都不敢公然对他表示轻视或戏侮的态度，那名词就是科学……我们至少可以说，自从中国变法维新以来，没有一个自命为新人物的人敢公然毁谤'科学'。"

早在1920年，作为主张科学的著名人物胡适患了肾炎，他请来西医为他诊治。当时既没有抗生素，又没有激素，西医对这个病束手无策，让胡适一筹莫展。后来，一位友人向胡适推荐了中医陆仲安，陆仲安来后，很快开出处方，其中以黄芪四两、党参三两为主。看到药的分量这么重，让大家着实捏一把汗。但几剂药下去，病就痊愈了。这在当时成了一件盛传社会的大事，陆仲安也因此成了大名。但是，胡适却自始至终对陆仲安医好他肾炎之事有所隐讳。胡适的学生、著名历史学家罗尔纲说出了其中的真情：胡适一向主张"充分世界化"倡导科学，怕此事张扬过大，会对科学的发展有害。像胡适这样认为"中医不科学"的看法，在当时的知识界成了一股风气。梁启超曾说过："阴阳五行说为二千年来迷信之大本营，直至今日在社会上犹有莫大势力。今当辞而辟之。"

当时中医的研究分为三派："一曰取消派，持近世自然科学之见解，以分析《黄帝内经》，以为其出混沌荒谬，一切不根，宜删除之。"这一派以余云岫为代表。二曰保存派，这一派以名老中医为代表，但他们缺少近代科学知识来阐发中医理论，"心知其故而不能言"。三曰折中派，认为《黄帝内经》尚气化，西医重解剖，二者道并行而不悖。这一派以恽铁樵为代表。

恽铁樵（1878—1935年）的《群经见智录》共分3卷，一改以往以经解经的方法，以四时立论，对构成中医学基础的阴阳、五行、六气等难解之处做出了令人信服的解释。

恽铁樵指出："五行为四时之代名词"，《黄帝内经》言五行配以五脏，其来源本于天之四时。他关于五行生克提出自己的创见，"《黄帝内经》认定人类生老病死，皆受四时寒暑之支配，故以四时为全书之总骨干。四时有风寒暑湿之变化，则言六气之说，以属于天；四时有生长收藏之变化，则言五行之说，以属于地，五行六气皆所以说明四时者也"。五行既为配属四时而设，因而五行相生次序与时序一致："其云木生火者，谓春既尽，夏当来，夏从春生也。火生土者，谓夏之季月为长夏，长夏从夏生也。土生金者，遗长夏尽为秋，秋从长夏来也。金生水者，秋尽为冬日也。水生木者，冬尽则为春也。春主生，所以能成生之功者，实拜冬日秘藏之赐。夏主长，所以能成长之功者，拜春日发陈之赐。秋主收，所以能成收之功，拜夏日长养之赐。冬主藏，所以能成藏之功，拜秋日成实之赐。故曰相生也。"（恽铁樵《群经见智录·五行之研究第八》）这种别开生面的解释，既不同于先秦两汉的五行含义，也不是后人望文生义的臆测。

恽铁樵进而提出中医的五脏乃"四时的五脏"的命题，揭示了中医基础理论奥秘之所在。"《黄帝内经》以肝属之春，以心属之夏，脾属之长夏，肺属之秋，肾属之冬。则肝当授气于心，心当授气于脾，脾当授气于肺，肺当授气于肾，肾当授气于肝。故《黄帝内经》之五脏，非血肉之五脏，乃四时之五脏，不明此理则触处荆棘，《黄帝内经》无一语可通矣！"（恽铁樵《群经见智录·四时为主第九》）

而最为倡导"中医科学化"的是恽铁樵的学生陆渊雷。陆渊雷有坚实的国学基础，他习医的目的就在于沟通中西医学，"不仅欲振中医于本国，且欲传中医于彼邦也。"他受老师革新中医思想的影响，更进一步指出用科学的方法研究中医学理，欲融中西医于一炉，使中医研究西医之科学原理，使西医用中医之简效疗法。

三、中西医结合论的提出

1953年，毛泽东提出："把中医中药的知识西医西药的知识结合起来形成我国统一的新医学、新药学。"1958年，媒体提出"中西医结合"，但其定义从未确定，在实践中始终有很大的盲目性。"中西医结合"一般指以下几种做法：

临床方面：

1. 中医、西医并用治疗同一病人。

2. 中医或西医用输液加中药，或西药加针灸、推拿、导引等。

3. 西医治疗中，先用中药，后做手术；或相反的程序。

4. 中药西药并用。

5. 针刺或中药麻醉西医外科手术。

6. 小夹板固定治疗骨折，"动静结合"。

7. 所谓"辨证辨病相结合"。

书面文字方面：

1. 西医学病名、理论，附一个中药处方或附分型几个中药处方。

2. 西医术语加中医术语杂拼。

西方医学传入中国已经150多年了，在此期间，虽然出现过"全盘西化"的潮流，并以1929年"废止中医案"达到顶峰，但中医始终取而不消。同时也有人提出要像抵制洋货那样抵制西医以维护"国粹"，同样未为人们接受。

因为客观事实是：中医能治很多病，包括使西医棘手的某些疑难病，且有数千年的实践成效为证；而西医，则有解剖学、生理学、细胞学、化学、物理学等实证为其基础，且征服了许多曾经威胁人类生命的疫疾，使人类的健康水平和平均寿命显著提高。有鉴于此，凡不抱偏见的中医和西医，都觉察到两种医学各有所长，可以互为补充。

但无论如何，在这场中西医的持续论争中，中医的地位始终处于弱势是个不争的事实。这就好像一场中国"武术"同西方"拳击"的对抗赛，仲裁依据是西方的拳击规则，拳击裁判是唯一执法人，因此，这场比赛的结果是不言自明的。可是，自从20世纪初"科学"一词传入中国，我们对"科学"的推崇已达到迷信的程度，而中医所受到的伤害最为深重。

四、中医药现代化的提出

中医药现代化这一概念是林中鹏教授于1979年最先提出来的。20多年来，中医药现代化及国际化进展如何呢？早在20世纪初，我国学者开始对茯苓、使君子、当归等进行化学分析；1924年，北京协和医校教师陈克恢与C.F.Schmidt联名发表麻黄研究论文，因麻黄碱的成功分离和多种药理作用的肯定，国内外医药界为之震动，从此揭开了中药实验研究的序幕。但恽铁樵指出，不应把中药的改进简单理解为采用化学方法加以提炼。

中医药现代化的目的是要把当代最新科学技术、手段、方法、设备融入中药研究、生产、应用从而发展完善中医药的一个过程，而不是要把中药西化为西药。中药现代化是要得到新中药而非西药。

而近些年来不少人认为，中药现代化就是要弄清中药的有效成分，就是搞植物提取物，就是与国际接轨，就是得到美国FDA的认可，就是进入世界主流医药市场。甚至更有人说："中药现代化就是要研究开发像青蒿素这样的Ⅰ类新中药。""植物药向化学药发展是中药类产品的一大发展趋势。"

如今，当初的这批研究者已经认识到自己的这些观点有明显的错误，但这些观点指导科研与生产的后果是，会导致中医药的消亡。青蒿素是由中药青蒿中提取出来的，但它是西药而不是中药；因为谁也没有弄清它的中药药性，它也无须辨证使用，只要是得的疟疾，谁都会用。

西药的特点是结构清楚、药理药效明确。中药也有结构清楚者，如冰片、朱砂、生石膏，但为数甚少；即使单味中药，成分也极复杂；人参至少已被人们研究了100年，迄今其成分和作用也未真正研究清楚，但中医大夫用起来却得心应手。

不要以为成分决定一切。生石膏和煅石膏相比，仅相差6个结晶水，然而药性有天壤之别。人参与人参叶都含有人参皂苷，古人却不用人参叶而用人参。今天检测仪器那么先进，茶叶和酒却不能以检测成分定优劣，而必须品茶师品酒师品尝。中医从来都不是唯成分论，而是重在临床表现。

20世纪80年代，西方人逐渐认识到西医的局限性的西药的毒副作用，且西方国家日益感到承受不了医疗费用高涨的深重负担，才出现了回归自然、采用天然药物的潮流。但是，中药也不等于西方的植物药，也不是天然药物。虽然中药大多数也是用植物入药，但中药是指纳入了中医药理论体系的药物，是按照中医药理论而使用的经过炮制，也就是经过了化学过程，且有些中药如密陀僧等就是化学方法合成的，因而不能称为天然药物。

总之，中医药学与西医药学应该是平起平坐、相互补充，而又不能相互取代的两大医疗保健体系。二者理论与实践完全不同，不能相互作为证伪的标准，更不能拿西医药当作中医的历史审判庭。

中药现代化绝不是将中药西化为西药，把中药"提高"到西药水平。绝不是按照西药要求搞出几个"中药"进入国际医药主流市场就是现代化了。也绝不是研究植物化学成分就算是现代化了。如果如此"化"下去，那不是中药现代化，而是中医药消灭化！

第二节　外部对中医的质疑

一、关于"存药废医"

"存药废医"导致了西方医学对中医药学的发难。1999年，英国首先发难，据称有人因服用含马兜铃酸的中成药而引发肾病。虽无充分根据，事实也含糊不清，但立即发令禁止若干中成药的销售，随后比利时、西班牙、法国也都颁布禁令。2000年美国FDA还突然宣布70种中药停止进口、制造和销售。这既反映了国外一些人对中医药的偏见，也反映了西方文化对东方文化的排斥。2001年2月，马来西亚卫生部也宣布了13种中成药为非法。无独有偶，在此期间，日本最大的新闻媒体《朝日新闻》通栏标题称有人服用张仲景医圣千古名方"小柴胡汤"毒死人的消息，引起社会极大震动。曾几何时，美、欧、亚诸国还对中国医药学还赞不绝口，何以一时间风云突变？其实，这正是欧、美、日诸国为入世后的中国中药产业设置的第一道"绿色壁垒"。

实际上，脱离中医学的"中药学"其实是"植物化学"。《说文解字》释"药"为"治病草"，释"医"为"治病工"。二者在"治病"活动的基础上紧密结合，没有"医"就无所谓"药"；没有"药"，也就不成其为"医"。只有医术高明，才能发挥药物的更大效能。医之不存，药将焉附？废医存药的后果是，在医院，纯中医不受重视，大多数医生开中药的思路不是中医传统，而是西医的思路。如动辄以某药杀病毒，某药可提高免疫力等，但这不是传统中医的思路，中医从不为查清变异极快的病毒而伤神，而是注意祛邪，使邪有出路，和调护病人的正气。中医所谓祛邪，可以汗解，也可以从小便解，从古至今，中医的祛邪之法可谓丰富多彩。西医知道发汗可以退热，今天不少青年中医也学了西医用退热针剂退热，而不知应该出微汗才能祛邪，大汗淋漓病必不除。出大汗虽能一时退热，但过后又会发热。西医还有一个理论就是高热会损脑，故一遇高热便用冰敷，不知一冰便使邪气内伏，邪无出路，病必缠绵或有后遗症，故中暑证冰敷者多有死亡。

不可不论，广防己、关木通、马兜铃等含有马兜铃酸，长期超量服用肯定有害。但我们知道，马兜铃酸不等于马兜铃，这正是东、西方药学思想的根本分歧。我们从不认为中药无毒，但五千年的临床已总结出系统理论，合理配伍、辨证使用即可增效减毒。但西方人怎么也理解不了这一点。专家们指出，中药是在中医药理论指导下使用的药物，否则不能称为中药。中医历来主张"聚毒药以供医事"，并非有毒就不能使用；俗话说，"是药三分毒"，含毒性的中药很多，但是在中医药理论指导下使用，从古至今一直发挥着不可替代的作用。《医法圆通》云："病之当服，附子、大黄、砒霜皆是至宝；病之不当服，参、芪、鹿茸、枸杞皆是砒霜。"只要辨证论治，配伍得当，即可化毒为利。所以"药之害在医不在药"。还有的学者一针见血地强调指出，国内外中药之声喧哗纷乱，其本质是激烈的市场竞争和不同种族文化冲突的表现，一定透过现象看本质，不能人云亦云。

现代化的第一个特征是个性化，因此中西医两种医学的健康发展，必须求异存同。只有各自医学的优势才有可能促进未来医学的进步。将中医改造很像"西医"，或者相反，只有两败俱伤。

二、行政管理上的问题

前卫生部官员吕炳奎说：卫生系统方面，对中医是排斥态度，没有平等对待中医，中医没有独立的地位，处于从属地位。已故的原卫生部部长崔月犁说：一部分中国医院挂着中医的牌子，唱着西医的调子，人民群众得不到真正的中医治疗。中医队伍内部忧心忡忡，担心长此下去，中医很可能名存实亡。今天，中医人员只有西医人员的五分之一，中医院数目只有西医院数的四分之一，中医院校在校生只有西医在校生的五分之一，而且中医院校和中医院的经费要少得多。如此下去，中医如何走向世界！？

首先，中医药是以中国系统思维为导向，经过长期的发展、积累，形成了比较系统的生命科学认知体系和疾病诊疗体系，属于自然与人文相结合的、系统的、非线性科学。它保障了中华民族的繁衍生息，也为世界医学科学的进步做出了积极的贡献。我国曾以世界1%的卫生费用解决了世界22%人口的医疗保健问题，且人均寿命与发达国家不相上下，惠及城乡居民的公共卫生体系使医疗覆盖率高达85%，其中中医药以"简、便、廉、验"的优势起到关键作用。但遗憾的是，近年中医药发展相当迟缓，其临床运用受限，随着农村赤脚医生及三级医疗制度的溃解，中医药在全民医疗保健系统中的作用更是江河日下。这与体制变革、经济杠杆运作及政策导向等不无关系。但不可否认，其中更有中医药自身原因，包括中医药基础理论的研究不够深入，研究方向把握得不够准确，研究人才的匮乏等等。

三、中医教育的问题

中医教育的危机由来已久。早在民国时期，我国已有著名的"教育系统漏列中医案"。1912年9月，北洋政府教育部颁布《中华民国教育新法令》，其中有关医药学教育的部分均没有中医药方面的规定。"教育系统漏列中医案"震惊了中医界，全国舆论反响非常强烈。一个月后，在舆论压力下，北洋政府宣布中西医并重，"并非于中医、西医有所歧视"。

新时代的中医教育任重道远，现行的中医教育缺乏中医特色，中医教材改写的速度越来越快，寿命越来越短，中医基础理论中掺杂的牵强附会的西医学诠释内容越来越多，这种教育模式培养不出能用中医的思维方式和独特方法看病的医生，而在毕业生参加工作后，所在医院浓浓的西化、西医氛围更是将学校里学到的一点中医知识"消解"了。中医药研究生教育，更是令人忧虑，几乎所有的研究生论文都是实验研究性质，根本没有突出中医药学术特色，甚至有的除涉及中药名外，论文所有内容根本与中医药无关，完全是西医药学的实验研究，这种研究结果，既不能指导中医临床，也不能对中医基础理论的发展产生任何实质性的影响。

第三节　关于中医的"科学性"

众所周知，现代科学必须满足三个条件：逻辑推理、数学描述、实验验证。而这三点，中医都不具备，于是有人说：中医不科学。

真实的情况是，如果没有西方科学的主动侵入，中国文化凭自身确实孕育不出现代意义的科学来，因为这不是一个时间的问题，而是一个文化特质的问题。

我们知道，某种文化的指向取决于该文化群体的生存"意欲"。汉文化的意趣在于人与人之间的和谐，是一种"向内用力"的文化；而西方文化的意趣则在于人对物的征服，是一种"向外用力"的文化。

前者偏向社会伦理，后者执着于理智、分析。

从本质上说，汉文化不会孕育出西方的系统科学，中国古代的"科技"只是某些经验的结晶，没有理论意义上的必然性，科学的成果须以数学的介入为条件，这是中国思想所缺乏的。

由于现代科学运动以"科学"为中心，所有知识都需要接受其检验，或被科学化，或被迫放弃其存在的权力，这对中医学是一种压力，以至于现代中医学研究有一种趋势，有意地放弃自己、扭曲自己以达到所谓的"科学性"和"唯物性"，并由此导致了中医学内部的问题，其具体表现为：概念的置换、理论的异化、主体性的丧失。

一、概念的置换

概念的置换表现如下：

将"气"定义为功能或微小物质，以示"唯物"（现代科技对物质的认识已经达到了很深的层面，那么，"气"到底是什么物质，是粒子还是分子）。

将"藏象"解释为"脏器"，以示有解剖学基础。

将"脉"解释为血管；"血"解释为血液；"精"解释为精微物质；"营气"解释为血管中流动的营养物质……

如此将中医的概念范畴降到最低层次，一反中医重无，重象的本质，而一味地落入唯物的圈套，并以此来寻找中医是科学的理由。

确实，如何实现中西医的对话是一个艰巨的任务。最初徐寿在翻译西方化学时采取了音译，所以没有引起根本性的分歧。而中国在翻译西医学时，却采用了大量的中医学术语，这便导致了后来的许多混乱，因为二者根本是不相容的。

而且，中文是多义项的，其语义往往有多义性、隐秘性、情感性和模糊性。汉字不是抽象的符号，它是形、音、义的统一体，它有着含蓄的力量和丰富的情感内容，并富于暗示性的想象。如五色青、赤、黄、白、黑，即源于古人对光和火的感觉，你如果没有这种感受性，就必须去读《说文解字》《尔雅》等，你可以通过解读文字创始之秘来感受古人给事物命名时的那种感受性。而翻译却是单义项直译。比如对"科学"一词的训解，就颇有意味，在西方，science 是指"分科的学问"。而《说文》释"科"为"程也，正也。""学"，"觉悟也"。因此，中国的科学指对真知的觉悟，与西方完全不同。

中医以汉学为基础，没有深厚的东方文化基础是不可能懂得中医的。西方是实体论，以现代科学的严密性和科学性为基础的西医，只能认为中医的"医者，意也"是一派胡言。

二、中医理论的异化

中医理论的异化，突出表现在对经络的研究中，国家花大量的金钱去找经络实体，结果却无功而返。

事实上，经络是生命活动现象，就像情感一样，无法定量、定性，当一个情窦初开的少女说出"我恨你"时，也许表示的真正意思是"我爱你"。离开了生命活动，经络是不存在的。所谓经络现象，只是生命（气）传递的一个无形网络，正如鲁迅先生所言：走的人多了，也便成了路。气血充满形成能量和场，便形成气血通路；生命活动终止了，这些现象就不存在了。因此寻找经络的物质基础，犹如西绪弗斯的痛苦，永远不会有结果。

再比如对"气"理论的认识，也存在着很大的误区。我们只有从中医理论所指的功能状态下来看待人体气结构的物质性，才能更好地理解"心脑关系""气机流布""五脏互补"等重要概念的物质性内涵。如果我们把"气机"当成是气的运动状态或运动规律的抽象，把"命门""丹田""元神"等看成是虚设的概念，在此前提下讨论传统养生实践活动是没有什么意义的。

三、主体性的丧失

当今的西方科技在深刻地影响着人类对世界的总体认识。面对西方科技的巨大冲击，中国传统医学正在经历某种意义上的主体性丧失。由于我们的古老，由于我们中国文化有着只可意会难以言传的性质，我们在与世界的对话中似乎隔着一层无形的障碍，如何才能让世界听懂我们的声音……

事实上，西方科学正在大踏步地否定自己，如20世纪以来的一系列物理学革命，已使"牛顿经典物理学穷尽自然界的底蕴"的神话破产。而我们则需要鼓起勇气通过一种西方人能接受的语言方式，来诠释并进一步肯定我们以往灿烂的文明。

如果是在谈生命，人类就可以沟通。一切改变我们对世界看法的科学的重大发现都是自然哲学，而生命，正是这个先行军。

西方人认为，要想认识生命，熵是不可回避的。它肯定宇宙的一切都是从有序向无序的演化，并且任何局部的有序运动都是以整体的无序增长为代价的。比如，白天，地球从太阳获得能量，夜晚，地球向外层空间释放能量，而释放的能量却使太阳的无序度增加，因此，地球上利用的能量使生命从无序变为有序是以太阳增加无序度为代价的。所以它的结论是：混乱与死亡是宇宙间的必然规律，就自然界而言，生命毫无意义。

于是，生命成了有罪过的一种存在。

但是，对未来世界如此悲观的理论和对生命的谴责在东方却没有市场，无论知识分子怎样悲天悯人、悲观绝望，老百姓一如既往地对生命和世界持有一种乐观的态度。这种乐观并非一种虚妄，而是有其理论渊源和技术支持的，这便是源远流长的气文化和火爆东西方的东方"气"的炼养术——内丹术。

实际上，在关于世界本体意识和生命主体意识的认识上，西方科技始终处于困顿之中，因为自笛卡儿和牛顿两大天才始，西方文化就已彻底分裂为物质与精神两个世界，这种科学无法解释人的主体意识，无法量化意识与情感，而中国古代的气一元论从一开始坚持世界的统一性，相形之下，西方的二元论虽然对各领域的研究有卓越贡献，但它必然要面对最后的否定，于是在因现代之经典力学而起的相对论、量子力学、模糊理论、混沌学说中，东方思维及文化不再古老而陈旧，而一跃成为极富魅力的关于未来的学说。而东方关于气的学说更成为开掘生命意识的一个伟大新契机。

第四节　传统的回归

几乎可以这样说：20世纪是东方遭遇西方的时代，21世纪却是西方遭遇东方的时代。

一、震惊西方的经络

1972年初夏的一天，上海第二医科大学附属第三人民医院（即现在的仁济医院）手术室无影灯下，医生们正在为一名儿童施行体外循环心脏手术，奇怪的是这次手术没有按惯例先注射麻醉药物，而是在患儿身上扎了几根银针。这名儿童也没有处于全身麻醉的昏迷状态，而是非常清醒地看着医生在自己身上动刀。主刀医生问他："疼吗？"他回答："不疼。"……是什么力量使这名儿童不知疼痛？原来就是这被外国人称为"东方魔针"的小小银针！原来是针灸麻醉的神奇！1982年以后，卫生部开始对各种针刺麻醉进行鉴定，首先通过了针刺麻醉甲状腺手术，这是我国针麻史上第一个经部级鉴定的针刺麻醉成果。其后，针刺麻醉下的胃大部切除术、肺切除术、颅脑手术、子宫切除术、颈椎前路骨科手术等，都通过了鉴定。一根小小的银针引起了世界的震惊。

让西方人接受经络与针刺实际上是件很不容易的事，最简单的例子就是：当初在美国用针灸给人治病，是伤害人体，是犯罪。1972年，尼克松访华目睹了针刺麻醉的神奇效果，加上记者的渲染，美国专家的考察，美国才接受了针灸。但针灸在西方被广泛接受并不意味着中医药理论的全方位大胜。

几年前的一部电影——《刮痧》就讲了一个发现在美国密西西比河畔圣路易斯城的故事，主人公许大同先生5岁的儿子丹尼斯闹肚子发烧，在家的爷爷因为看不懂药品上的英文说明，便以中国民间流传的刮痧疗法给丹尼斯治病，而这就成了许大同虐待孩子的证据，接连不断的灾难噩梦般地降临，原来美好幸福的家庭转眼间变得支离破碎，努力多年以为实现了的美国梦被这场从天而降的官司彻底粉碎……

电影《刮痧》"刮"出的其实是中国人和美国人、中国文化与西方文化的差异，它既是浅层次的习惯差异，更是隐藏在背后的思维方式的差异。对待丹尼斯闹肚子发烧，西方人要用内治法，中国人则用外治法。外治以中医经络学说做指导，通过外治方法达到内治目的。通过疏通经络，打开体内邪气向外排泄的通道，而驱除了体内的邪气，那么正气自然就上升了、加强了，人的身体也就健康了。中医有一句名言：有诸内者必形诸外。内在的疾病一定会反映在外表，所以通过外在表现可以揣测内在的病理变化，这叫作"司外揣内"。同样通过外在的治疗也可以达到内在治疗的效果。外治法不用药，没有药物毒副作用，这种"非物质疗法""自然疗法"正在当今世界兴起。

也许说不清的不仅仅是刮痧，经络、气、精等等都说不清。因为两种文化的背后有漫长的历史，同样是电影里的一句话：道不同不相与谋。电影在最后也试图说清楚："刮痧可以造成局部毛细管扩张……重建人体生理循环。"但这是讲给外国人的说法，与真正的中医理论相差甚远，张介宾说："五藏之系，咸附于背，故向下刮之，则邪气降……毒深病急者，非治背不可也"，这才是刮痧能治病的意义所在。经络"内属藏府，外络肢节"，如针刺在西医看来是一个物理干涉，中医则认为是干涉一个能量系统（中药的作用也如是，是使能量重新流动舒畅，是帮助调"气"的）。中医认为人体是一个整体。西方人并不能理解针灸机制，除了知道针刺使大肠产生脑啡肽止痛以外，但西方还是接受了针灸，原因在于他们看到了实实在在的疗效。

二、东方与西方

1. 文化与个性

中医文化从本质上说是一种人类生命文化。它要求从人的生命存在出发去考察与生命存在息息相关的社会存在、文化存在，要求从人的生命健康与疾病和诊治法则出发去诊治人类社会文化的"疾病"，要求不仅对生命、社会、文化做出符合人性的解读，而且要进一步促进人类群体的健康行为方式和人类社会的健康的发展。

从文化学角度看，中医和西医是两种不同的文化形态，人类的文化形态是多元的，并没有什么高低、上下、优劣、先进落后之分，所谓的"西方文化中心论""西方文化优等论"是必须批判的，后现代文化的特征之一就是"多元并存"，中医学作为一种独特的文化形态是不应该让它消亡的。上海三位名老中医说得好："我们认为中医与西医不能简单地、机械地用'先进'与'落后'来定位……譬如，能说太极拳比广播体操落后吗？能说京剧比西洋歌剧落后吗？能说国画比西洋油画落后吗？能说二胡比小提琴落后吗？"

中国古代文化是与西方文化迥异的、从未发生过断裂的文化，几千年来，它始终因循着"观乎天文，以察时变；观乎人文，以化成天下"（《易经》）的原则，记录着人们探索自然及人文的艰辛历程，而中医学这门关涉宇宙与生命内在统一性的性命之学作为中国古代文化当中的独特的文化创造，在认识生命的本质、规律问题上，有着不同于西方的鲜明的个性色彩，以其丰富性、多义性及博大精深，而成为东方文化这个"东方之谜"中的谜中之谜。

2.中医与西医

关于中西医，已故的中医理论大家任应秋教授曾有一个妙喻，他说："好比现代交通发达，有飞机、轮船、汽车、火车，但也有小毛驴在爬山路。西医再科学，再现代化，也代替不了中医这头小毛驴。"仔细想来，自动化机械有机械力学的原理，小毛驴爬山负重有生物学原理，各有各的科学原理。因此，中医与西医，不是科学与科学的分野，而是研究对象、方法和策略的分野。

面对同一个病人，中医和西医大夫看到的是不同的情况。已故赵锡武大夫生前诊治的一个病倒发人深省：一个老妇因便秘20多天住院，西医疑为肠道肿物，剖腹探查未见异常。而患者从此每日腹泻，发低烧不已。最后确认为"肠道菌群失调"，常规需肛灌健康人新鲜粪汁，但为老妇所拒绝。后经赵老诊断为"太阳阳明合病"，投以"葛根汤加减"，3剂而愈。如果把肠道菌群比作"青草",那么滋生"青草"的肠道就好比"土壤"。西医大夫看到的是:"草"没了,因此要播种"草籽"——接种健康人的肠道菌种;中医大夫看到的是"土地"已经沙漠化了,解决的办法是兴修"水利",改良土壤。只要土地肥沃,水源充足,"天涯何处无芳草"?两种医学理论,两种诊疗手段,最终都有可能治好病,但认识问题的方法差别竟如此之大!中西医是完全不同的学术体系。中、西医学在基本概念、理论等方面的差异是客观的、全面的、深刻的,二者不能混淆,也不能简单地判定其是非优劣。而对"天人合一"问题的讨论不仅关系到中西文化从根源上的分野与不同,而且也关系到中西医学的过去与未来。"天人合一"可以使我们由自我的存在可以推知天地万物的真实不虚。而自我修养的最终目的是自我求取在人伦秩序与宇宙秩序中的和谐,这也是中医医道的最高境界是养生而非治病的根本所在。养生的根本在于激发一种与生俱来的自觉的能力,它靠的是自我的努力,督促自我不断地修整、上进。

因此,中西医的根本分歧是,它们是在不同的文化背景和哲学基础上产生的医学:实体是西方哲学最核心的范畴;中国不重物质实体,而重关联实在。

国医:是关于人的生命过程及其运动方式的相互关联的学说(与西医对象不同)。它以促进人的自我实现,自我发展,自我和谐为宗旨,强调生命的动态的统一与和谐,即形气相感,形神合一。

(1)它是治人的医学,以病人为本。"人为本,病为标",病人是治病的根本,病为本,医为标。"医者,意也。"这些最早的关于医学的定义是我们学习中医、理解中医的要旨。

(2)以调动人体自愈为主。重视人体的自我康复能力和人体的再造功能。

(3)治疗方法强调身心互动。通过对身心的调整来达到健康,从来都不忽视心灵对生理的影响,是一种整合疗法。

(4)重视人文关怀。强调生命对生命的直接探索,重视交流与对话。其实，学中医远比学西医难，学西医，整个现代科学都在帮助你，但即使现在的检测仪器多么灵敏，茶叶与酒必须由品酒师和品茶师来定其假劣，因此，学中医，你必须启动你全部的感官与灵力，你必须让自己的感官非常灵敏，甚至比仪器还要灵敏，这样，你才能治病如神。

西医：是关于人的生命结构及其功能的学说。它人为地分裂了精神和肉体，它的治疗观是切除病灶，改变病理，取代和干扰人的生命活动。是讲究定性、定量、定位的学问。

目前，西医治疗学存在四个难题：

（1）人不是主体，医生是主体。病人与医生的交流越来越少，其媒介——检测仪器的作用越来越大。但人并不靠指标活着，而是靠感觉在生活。

（2）以确认疾病为前提，误诊率越来越高。这会造成医药的大量浪费，并对病人造成不必要的伤害。

（3）大量使用抗生素。医学专家已开始恐慌他们的对手——微生物具有极强的进化优势。据称，发现青霉素仅一两年，第一批耐药生物便出现了。从那时起，西方医学就陷入了一场生物学领域的"军备竞赛"。一些医学专家不无忧虑地说，"一旦所有的致病微生物对抗生素都产生了抗药性，那将是公共卫生领域的一场灾难。"如果人类无法根绝有害病菌的存在，那么西方医学与病菌及病毒之间的硬性对抗，将会迫使他们永远陷入这场无何止的战争。

（4）用药物代替人的自愈力。现在整个社会文化都在鼓励吃药，滥用药物的趋势越来越重，以至于出现由药物依赖而造成的精神疾患。有统计分析显示：药物治疗在诸多因素中其实对健康的维护作用只占了8%，而身体自我康复能力的维护作用对人体健康的贡献达到50%之多。近些年来，药害使人类深受其害。（近几十年化学药剂的使用对地球生物及人类本身的伤害影响可能是极其深远而无法预知的！）

而21世纪人类正面临四大健康忧患：

（1）生活条件、物质条件、医疗条件大改善，使人类身体素质下降、亚健康状态比比皆是。

（2）过分讲究卫生、讲究舒适，使机体接触病原体的机会减少，抵抗力下降。

（3）环境污染，生态失衡，威胁到人类的生存和繁衍。

（4）交通便捷，来往频繁，使疾病扩散机会明显增大，新的病原体不断出现。

的确，随着现代科学技术的迅猛发展，伴随着人类社会物质精神生活的提高，生活方式的改变，自然生态环境的恶化，人类的疾病谱发生了结构性变异，人类受到现代综合征、癌症、心身疾病、医源性疾患等的困扰，这就更需要全人类的携手合作来抵消各自的局限性。无论如何，只有二三百年历史的现代医学，目前还难以全面评价并认识具有几千年历史渊源的中医文化。但我们必须清楚的是，古老的中医与年轻西医都是我们人类航程上的守护神，如何实现医学的跨文化沟通，如何在21世纪，使中医大有作为，使伟大的中医医道复兴、昌盛，是我们的目的所在。

三、现代物理学与东方之道

当我们对中医学妄下"唯心主义"或"玄学"等特定意义的结论时，我们应该对整个世界文化有更缜密的反思。当我们设法将中医学从"经验"之学中剥离出来而纳入"现代科学体系"的时候，现代科学的前沿却已经开始神往东方之道。

1.现代物理学与中医学

现代科学是从17世纪开始的，思维和物质，笛卡儿、牛顿等，将世界一分为二：形而上学，形而下学，人为地割裂了物质与精神。而在东方则始终强调宇宙的基本统一性，宇宙是不可分割的实在，是生命有机体，既是精神又是物质的。人们追求的最高目标是认识这种统一，并使自己与终极的实在归于统一。

19世纪后半叶，现代人整个世界观受实证科学的支配，并迷惑于实证科学所造就的"繁荣"，只见事实的科学造成了只见事实的人，而存在主义的兴起则是用非理性主义反对理性的实证主义。

实际上，从20世纪初，经典物理学就已经乌云密布，1905年，在爱因斯坦相对论的影响下，量子论产生；1925年，不确定（性）原理出现；然后随着靴祥假说的问世，使现代物理学最终放弃了机械世界观，由一组具有基本性质的基本实体构成的牛顿的宇宙完全改观。

于是场、信息、概率等新的概念向我们袭来。人类必须改变以往对事物的观念，世界的新面目开始呈现。

这一切变革中最伟大的变革是从科学的客观主义向超验的主观主义的转变。所谓超验主义：即世界的存在并不是自在的第一性的东西，自在的第一性的东西是主体性。

现代物理学的概念与东方思想有着惊人的平行性，但一个是从外部世界出发，代表的是一种理性的能力；一个是从内部世界出发，代表的是一种直觉的能力。

例如，气明确地表达了场的思想，按照量子场论，场是连续的，在空间中无处不在，但它又是非连续的，具备"粒子性"，二者是矛盾的，是同一实在的不同方面，而其统一是在运动进程中实现的。

西人沃尔夫·瑟林说："场无时不在，无处不有，永远无法去除，是一切物质现象的载体……粒子的存在和消失只是场的运动形式而已。"与中国张载"太虚即气，则无无"的观念非常相近。

从生（生命状态）到死（非生命状态）之间到底丢失了什么？现代科学的解释是，丢掉了粒子的振荡，即辐射。这可能是对经络现象无法通过尸体解剖找到的最好的阐释。

量子物理学家珀尔说：要描述原子内部粒子运动很可能需要类似于中国的老子说过的那种语言。这不仅仅是一种对老子的尊重，而是一种存在的真实。

2.关于现代与传统的反思

近些年，在教学的过程中，我与学生就现代文明与我国传统文化这个问题进行过很多次交流，感慨颇多。因为现代性与传统性的冲突与联系始终困扰着广大学生，是固守传统？还是坚持现代化？在全球化的热潮下，文化如何保持自己的个性等等问题，十分严重地摆在每一个学子面前。一位美国总统在观赏西安古城后说：中国要在几十年建成美国那样的城市，是很容易的事，但我们要建成西安和北京故宫那样有文化底蕴的城市要花上几千年。而我们中国人现在正在做的好多事，是忘却传统，追在别人的身后，造就一个没有文化个性的、被"化"掉的新事物。

通常，人们习惯于把"传统"与古老的事物等同起来，即，将传统作为一个"过去"的时间概念来理解。如果传统仅仅是历史上形成的或曾有过的事物，处心积虑地研究传统继承传统就没有必要，事实上，传统是一个开放的动态系统，它是在时空中延续和变异的，它存活于现在，连接着过去，同时也包蕴着未来，因此，我们才有可能在现实中研究传统。

所以，探讨现代社会和现代性离不开对传统的思考，这不仅因为我们需要在与传统的对比中认识现代性，而且因为二者存在着内在的关联，"现代性在消解传统的同时又重建了传统"。

当今是科技文明的时代，它带给我们空前的物质财富，但同时也建立了一种对物质利益无限追求的世界观。而传统社会的人更关心的是追求美德和思想上的卓越。近代科学与一切传统文化的范式不同，体系根本性的不同，范式有着不可通约性。

事实上，现代性的核心要素和工具——科学及其权威的光环正在面临着与传统同样的命运："没有什么是神圣的"这一原则是普遍性原则，科学权威也不例外。反观历史，我们发现科学史上充满了科学的非理性行为：魏格纳的大陆漂移理论、罗巴切夫斯基的非欧几何体系都曾被主流科学排除在科学之外。中国在20世纪50年代批判过摩尔根的遗传学，60～70年代批判过相对论和量子力学。因此，近代科学有着不宽容的、排他性的、物质化、反传统道德的一面。而传统文化则注重精神和人的内在道德律。从哲学上讲，100年来试图证明科学可靠性的努力已经失败。人类理性思维的局限性下在走向突破。

实际上，所谓科学实际当指一种精神追求，是一种对绝对性或神性的渴望。而现代中医学的所谓现代化恰恰忽略了西方科学的精神成分而过多地强调科技，西方如今已经不把科技当作正面的价值了，生态的破坏、原子弹毁灭的危险、能源危机等对人类文明的威胁已经使人们认识到科技对人类的主宰与控制。因此，我们必须牢记，现代化并不等于西化，现代化不必在价值取向上以西方文化为归依，民族文化才是最经得起时间考验的精神力量。

无论如何，传统对于有着悠久历史的中国而言，是异常沉重的。我们关于过去的"集体回忆"可谓太多太多，而西方的现代语境又与我们的传统截然不同。但整体地看，中国的价值系统是经得起现代化乃至后现代的挑战，而不致失去它的存在根据的，中医亦如是。

我们民族100多年来的现代化进程使我们对传统怀有极其复杂的心理感受，真可谓爱恨交织，哀怒有加。其实，传统是一个文化的结构整体，不能实用主义地"取"和"弃"，这会导致整个文化大厦的倾覆。

当我们对自己以往的传统充满疑虑之时，我们也必须警惕，在全球化过程中，被"化"的并不只是经济，还有其自身的文化、价值体系乃至整个社会建构，欧美发达国家"全球化"目标的本质当然是西方化，当自己的利益和文化受到损害时，如果我们还满足地自说自话，一厢情愿地以为可以搭乘着"全球化"的大船遨游五洲，那么，我们就在犯历史性的错误。

无论如何，全球化的过程，是作为国家间、跨国公司间、国际资本间各种利益的不断调整和组合，是百舸争流的残酷竞争，是人、财、物的综合较量，但归根结底是人的较量，文化的较量。辜鸿铭曾言：要估价一个文明，我们最终必须问的问题，不在于它是否修建了和能够修建巨大的城市、宏伟壮丽的建筑和宽广平坦的马路；也不在于它是否制造了和能够制造出漂亮舒适的家具、精致实用的工具、器具和仪器，甚至不在于学院的建立、艺术的创造和科学的发现。要估价一个文明，我们必须问的问题是，它能够生产出什么样子的人（Want type of humanity），什么样的男人和女人。事实上，一种文明所生产的男人和女人——人的类型，正好显示出该文明的本质和个性，也即显示出该文明的灵魂。

西方耗散结构理论的创始人普里高津指出："中国传统的学术思想是着重于研究整体性和自然性，研究协调与协和。现代新科学的发展，近10年物理和数学的研究，如托姆的突变理论，重正化群，分支理论等，都更符合中国的哲学思想。"因此，"中国思想对于西方科学来说始终是个启迪的源泉"，"我们相信我们已经走向一个新的综合，一个新的归纳，它将把强调实验及定量表述的西方传统和以自发的自组织世界这一观点为中心的中国传统结合起来"（张岱年，方克立《中国文化概论》）。有人已经在预言：网络时代真正到来之时，城市向乡村的反向运行可能会发生，到那时，城市存在的唯一用途便是作为一片废墟和遗迹让后人凭吊，让后人知道落后的前人曾在一个怎样受到污染的环境中生存……这，也是对传统回归的一个预言。

参考资料

1. 何晓辉. 中医基础理论. 第一版. 北京：人民卫生出版社. 2005.
2. 孙广仁. 中医基础理论. 第一版. 北京：中国中医药出版社. 2002.
3. 王洪国. 内经讲义. 第一版. 北京：人民卫生出版社. 2002.
4. 奚中和. 中医学概要. 第三版. 北京：人民卫生出版社. 1997.

5. 方家选. 中医学. 第二版. 西安：第四军医大学出版社. 2011.

6. 王坤山. 黄帝内经养生智慧手册. 北京：中国画报出版社. 2009.

7. 匡调元. 现代中医病理学基础. 上海：上海科学普及出版社. 1998.

8. 刘兆杰. 中国体育养生学. 北京：中国古籍出版社. 2004.

9. 周学胜. 中医基础理论图表解. 北京：人民卫生出版社. 2004.

10. 赵历生. 中外养生术. 北京：团结出版社. 1992.

11. 王全年. 走进中医. 北京：中医古籍出版社. 2004.

12. 黄长义. 养生荟要. 武汉：湖北教育出版社. 1996.

13. 肖林榕. 中医临床思维. 北京：中国医药科技出版社. 2004.

14. 权依经. 五运六气详解与应用. 兰州：甘肃科学技术出版社. 1987.

15. 邵湘宁. 推拿学. 北京：人民卫生出版社. 2005.

16. 曲黎敏. 中医与中国传统文化. 北京：人民卫生出版社. 2005.

17. 杭雄文. 反射疗法师（四、五级）. 北京：人民军医出版社. 2008.